TRAITÉ PRATIQUE

DU

RÉTROCEPS

(Forceps asymétrique)

Par le docteur L. HAMON (de la Rochelle)

Membre correspondant de la Société de Médecine de la Seine; de la Société des Sciences médicales de Paris; des Sociétés Médico-pratique et de Médecine pratique de Paris; de la Société de Médecine de Bordeaux; de l'Académie royale de Médecine de Florence; Lauréat des Hôpitaux militaires, des Académies de Médecine de Bruxelles & de Paris, etc.

NOUVELLE ÉDITION, REVUE ET COMPLÉTÉE.

ADRIEN DELAHAYE, libraire-éditeur,
PLACE DE L'ÉCOLE DE MÉDECINE, PARIS.

1873.

TRAITÉ PRATIQUE

DU

RÉTROCEPS

TRAITÉ PRATIQUE

DU

RÉTROCEPS

(Forceps asymétrique)

Par le docteur L. HAMON (de la Rochelle)

Membre correspondant de la Société de Médecine de la Seine ; de la Société des Sciences médicales de Paris ; des Sociétés Médico-pratique et de Médecine pratique de Paris ; de la Société de Médecine de Bordeaux ; de l'Académie royale de Médecine de Florence ;
Lauréat des Hôpitaux militaires, des Académies de Médecine de Bruxelles & de Paris, etc.

NOUVELLE ÉDITION, REVUE ET COMPLÉTÉE.

ADRIEN DELAHAYE, libraire-éditeur,
PLACE DE L'ÉCOLE DE MÉDECINE, PARIS.

1873.

INTRODUCTION

Les recherches de Mulder (de 1670 ? à 1794) de Rist (de 1794 à 1817) et de M. Sontagg (de 1817 à 1850), qui se sont surtout occupés de l'historique du forceps, nous font savoir que, à cette dernière date, les variétés de cet instrument étaient à ce point nombreuses qu'elles s'élevaient déjà au chiffre véritablement fabuleux de 250 à 300.

Que l'on tienne compte, en outre, du contingent non moins respectable en rapport avec les tentatives ultérieures, et j'oserai dire journalières, et l'on aura justement lieu de s'étonner d'une fécondité qui, à mes yeux, constitue la meilleure preuve du peu de bonheur avec lequel les copistes de Chamberleyn ont su modifier l'instrument primitif qui leur a servi de modèle.

Après tant de laborieux efforts, comment se fait-il que, de l'aveu de tous les accoucheurs, la perfection soit encore aussi loin d'être atteinte ? J'en trouve la principale raison dans le principe même sur lequel a été construit l'instrument de l'accoucheur anglais ; principe auquel se sont fidèlement astreints tous ses imitateurs, dans la ferme conviction que, en dehors de lui, la préhension de la tête fœtale devenait matériellement impossible.

Ce principe, c'est celui de la *diamétrocepsie*. Nonobstant les modifications infinies, et plus ou moins heureuses qu'on leur a fait subir, tous ces engins de délivrance, sans en excepter un seul, ont, en effet, pour objet de saisir bilatéralement la tête, suivant les deux extrémités de l'un quelconque de ses diamètres.

C'est dans ce champ trop circonscrit que, jusqu'ici se sont agités tous les accoucheurs. Or, il ne faut pas chercher ailleurs la cause d'une stagnation réelle dans l'art des accouchements. N'en est-on pas encore à notre époque, ainsi qu'au temps de Chamberleyn? Qu'est-ce donc, en effet, que le forceps, pour la génération obstétricale contemporaine? Une *ultima ratio*, une arme tellement dangereuse d'un si difficile emploi, que les accoucheurs même les plus habiles ne peuvent se résoudre à en faire usage que lorsqu'il y a réellement péril en la demeure. — Voilà cependant d'où nous en sommes, hélas! dans la dernière moitié de ce siècle de progrès et de lumières!

Un pas immense, j'ose le dire, a été franchi par l'inauguration d'une méthode obstétricale reposant sur un principe jusqu'ici inappliqué dans l'espèce. Je veux parler de la *retrocepsie*. Ce nouveau mode de préhension, a pour objet, ainsi que son nom l'indique, de saisir la tête non plus bilatéralement, mais suivant sa partie postérieure, quelle qu'elle soit d'ailleurs, et abstraction faite de toute notion anatomique.

Les principaux avantages de cette méthode sont les suivants :

L'instrument destiné à la mettre en œuvre, et qui, de son auteur, a reçu le nom de *Retroceps* est d'une exiguité telle qu'il peut trouver place dans les poches du pantalon.

Son aspect n'a absolument rien d'effrayant pour les malades et les familles.

Son introduction au sein des organes maternels est tellement facile que, dans les cas mêmes où la tête est au détroit supérieur, la dilatation du col étant à peine de 4 centimètres, il n'est, le plus ordinairement, nécessaire de faire subir aucun déplacement à la femme.

Dans ces conditions, pourtant si peu favorables, l'intromission des cuillers s'effectue en quelque sorte spontanément et sans nulle douleur pour la patiente.

Comme conséquence de ces précieux avantages, le retroceps peut être mis en œuvre dans une foule de cas où il serait absolument impossible de faire usage de tout autre forceps connu.

Avec le Retroceps, il n'y a nul souci de déterminer au préalable la position exacte de la tête. Les cuillers de l'instrument sont appliquées en arrière de l'organe ; qu'elles affectent sur lui une prise suffisante, il ne reste plus qu'à l'utiliser, j'oserai dire presque les yeux fermés.

Les positions vicieuses de la tête, qui sont de nature à tenir en échec les accoucheurs les plus expérimentés, n'ont nullement lieu de préoccuper tout accoucheur pourvu du nouvel engin. Dans les cas les plus ordinaires on peut avoir, grâce à son précieux concours, raison *avec trois doigts* d'une présentation de la face ou de l'oreille.

Le Retroceps, avant tout, est un instrument de douceur. En principe, il exclut donc l'emploi de la force brutale. Il a essentiellement pour objet d'imiter le *processus* de la nature, de suppléer à l'effort utérin, de venir à son aide; de restituer, en un mot, autant qu'il est possible, à l'accouchement son caractère physiologique, qu'on parvient presque constamment à lui rendre, toutes les fois que l'on n'a pas à triompher d'obstacles en vérité plus ou moins insurmontables.

On peut se convaincre, par cet aperçu sommaire, que le retroceps inaugure une ère complètement nouvelle, dans le domaine de l'obstétricie.

Il fallait, d'ailleurs, que cet instrument se recommandât réellement, par de biens réelles qualités, pour expliquer le rapide succès qu'il a de suite obtenu, nonobstant sa tache originelle. Produit de l'imagination d'un simple praticien de petite ville, il lui a suffi (les listes de mon fabricant sont là pour en faire foi), de quelques mois pour faire le tour du monde, et pour mériter à son inventeur d'aussi nombreuses que précieuses sympathies, sans lesquelles il lui eût été bien difficile de poursuivre son œuvre et de la mener à bonne fin.

La manœuvre du Retroceps est d'une facilité sans égale. Comme, toutefois, le principe sur lequel elle repose est contraire aux notions universellement acceptées, tout accoucheur qui ne l'a pas mis au moins une fois à l'épreuve, se fait une très-fausse idée du *modus agendi* éminemment propre au nouvel instrument. Il est même résulté de cette particularité un fait assez étrange.

J'ai vu des professeurs d'accouchements condamner systématiquement, et sans la moindre expérimentation préalable, un engin dont ils n'ont su comprendre, à la pointe de l'esprit, ni l'objet, ni la manœuvre. J'ai vu, par contre, une foule de praticiens fort peu habiles obtenir, de son emploi, les plus brillants résultats. Ils se sont fort peu préoccupés de toutes les subtilités de la théorie ; ils ont pris, tout d'abord, le parti le plus sage : celui d'expérimenter, sauf à raisonner ensuite.

Le rétroceps n'a, jusqu'ici, failli à l'espoir d'aucun des nombreux accoucheurs qui ont su le mettre convenablement en œuvre. Divers confrères, parmi lesquels je citerai MM. Lambert, de Gœtzembruck (Moselle) ; Devaux, de Colombières (Calvados) ; Phélippeaux, de St-Savinien (Charente-Inférieure) ; Ch. Duval, de Gournay-en-Bray (Seine-Inférieure) ; Damoiseau, d'Alençon ; Thierry-Mieg, de Paris ; Liégey, de Choisy-le-Roi (Seine-et-Marne) ; Duplessy ; Chassagny, de Lyon (qui n'a pas craint de se compromettre vis-à-vis de la science officielle, en appelant le rétroceps *un instrument admirable*) (1) ; divers confrères, dis-je, mus par le louable motif de contribuer à la vulgarisation d'un instrument qui a pour principal mérite d'aplanir une foule de difficultés tocologiques, n'ont pas craint de descendre, à leur tour, dans la dangereuse arène de la publicité. Les nombreux articles publiés par eux dans le *Bulletin général de thérapeutique*, l'*Abeille médicale*, le *Journal de médecine et de chirurgie pratiques*, le *Journal des connaissances médicales pratiques*, la *Tribune médicale*, le *Courrier médical*, etc., témoignent assez des précieuses vertus du nouvel engin, et de la confiance qu'il

(1) Voir le n° du 6 septembre 1868 de la *Tribune Médicale*.

a droit d'inspirer à quiconque sait, et surtout veut fermement en faire un bon usage.

A tant de témoignages, rendus publics, s'en ajoutent une foule d'autres, émanant d'un grand nombre de confrères, qui ont bien voulu me faire part des succès que leur a procurés le nouvel instrument. Les faits qui consacrent la supériorité de la méthode de la rétrocepsie s'élèvent aujourd'hui, *à ma connaissance*, à environ cinq cents. Or, il a suffi de quelques années pour faire parcourir au rétroceps une carrière, certes, bien peu en rapport avec l'humble sphère que la Providence a jugé bon d'assigner à son inventeur. N'est-ce pas là la meilleure apologie que l'on puisse faire d'un instrument ?

Quoi que puissent tenter les susceptibilités jalouses, la nouvelle méthode a, désormais, pris dans la pratique ses lettres patentes de naturalisation. Le rétroceps, aujourd'hui, appartient à la science ; il ne s'agit plus que de travailler à sa rapide vulgarisation. Lorsque ses vertus spéciales seront suffisamment connues et appréciées, il sera bientôt, je n'en fais aucun doute, entre les mains de tous les accoucheurs.

Malgré les très-nombreux travaux épars dans les divers organes de la presse périodique, une foule de praticiens se font encore une très-fausse idée de la nouvelle méthode. N'ai-je pas vu récemment un praticien recommandable soutenir que les cuillers devaient être posées en arrière du pubis, *pour s'appliquer sur le derrière de la tête, sur l'occipital ?...* Le nom du Rétroceps, assurément, est aujourd'hui connu de tous ; mais quiconque ne l'a point expérimenté, ne conçoit clairement ni son objet, ni son mode d'emploi.

Quelques articles détachés, dont on a pu prendre connaissance, dans tel ou tel journal, sont en réalité impropres à fixer les idées, sur des principes, j'oserai dire, éminemment subversifs. Il ne suffit pas que le rétroceps remplisse fidèlement son mandat, entre les mains de quiconque se décide à tenter l'expérience. Avant de faire l'acquisition du nouvel engin, avant même de le mettre en usage, un grand nombre d'esprits positifs veulent encore se pénétrer des raisons qui militent en sa faveur, et lui assurent, sur les autres forceps, une incontestable supériorité.

En conséquence, j'ai pensé que le moment était venu d'entreprendre le présent ouvrage. Je me propose, aujourd'hui, de faire un exposé complet de la méthode rétrocépitale. Il me sera aisé de démontrer combien ce nouveau mode de préhension est plus rationnel que celui qui, jusqu'ici, a été mis en œuvre.

Les notions si simples, si élémentaires que j'exposerai dans la première partie de ce travail qui sera consacrée aux données didactiques, suffiront pour donner la clef de tant de succès des plus faciles obtenus, tant par de nombreux confrères que par moi-même, au moyen du rétroceps, dans divers cas où le forceps croisé avait été en vain préalablement essayé.

Pour compléter cette première partie, je consacrerai quelques pages à l'exposé de mes idées, touchant la conduite que doit tenir l'accoucheur, pour abréger le cours de tout travail dont les allures ne sont pas suffisamment franches et rapides. En un mot, je me propose de traiter succinctement de ce que j'ai nommé l'*accouchement physiologique artificiel*, nouvelle méthode que j'ai inaugurée, *et qui ne peut être mise en œuvre que par le moyen du rétroceps*. On pourra se convaincre que cette manière de faire; qui rompt en visière avec toutes les notions qui ont encore aujourd'hui cours dans la science, constitue un véritable progrès ; car elle réalise des plus heureusement, ce triple objectif de toute intervention de l'homme de l'art, dont on trouve l'expression dans le fameux précepte : *cito , tuto et juconde*.

Dans la seconde partie de cet ouvrage, j'aurai à m'occuper des applications de mon instrument dans les divers cas de dystocie, qui sont le plus susceptibles de se présenter dans la pratique.

La troisième partie, enfin, sera constituée par divers documents complémentaires.

Je ne me dissimule nullement les imperfections de cet ouvrage. Pour satisfaire à de nombreuses demandes, j'ai dû me résoudre à rééditer mon œuvre, et à la compléter beaucoup plus tôt que je n'eusse osé l'espérer (le Manuel du rétroceps a été publié en 1869). Pressé par le temps, et ne pouvant accomplir ma tâche avec toute la maturité désirable, j'ose compter sur l'indulgence de mes confrères. La forme, je le crains, pourra laisser à désirer. Quant au fond, j'ai fait tous mes efforts pour m'acquitter consciencieusement de ma tâche. Aussi, j'en ai le ferme espoir, après la lecture de cet ouvrage, il ne sera plus d'incrédules que parmi ceux qui ne voudront pas être convaincus....

La Rochelle, 9 août 1873.

PREMIÈRE PARTIE.

NOTIONS DIDACTIQUES.

§ 1. — **Dénominations. — Historique.**

Ainsi que l'indique son nom, le *Rétroceps* (retro capio) *saisit la tête par derrière, quelle que soit la portion circonférencielle sur laquelle il s'applique.* Véritable main d'acier, il embrasse l'organe suivant un quart ou, tout au plus, un tiers de cercle. Rompant avec tous les préceptes traditionnels, qui ont conduit à établir tous les forceps successivement proposés, jusqu'à ce jour, sur le principe de la *diamétrocepsie* (préhension symétrique de la tête, invariablement saisie suivant l'une et l'autre extrémité de l'un quelconque de ses diamètres), l'instrument que je propose est, à ce point de vue, essentiellement asymétrique. Ce n'est pas un *diamétroceps ;* aussi justifiait-il fort bien la première dénomination que je lui avais imposée. Je l'avais, tout d'abord, proposé sous le nom de *forceps asymétrique.* Depuis, j'ai cru bon, tant pour abréger ce nom un peu long, que pour lui en donner un autre qui rappelât mieux son mode tout spécial d'action, de lui donner celui sous lequel il est aujourd'hui connu de tous les accoucheurs.

Nonobstant ces deux dénominations, qui excluent également toute idée de diamétrocepsie, la plupart des accoucheurs qui ont jugé le rétroceps sans le mettre en œuvre, ou sans considérer les stigmates laissés sur la tête fœtale par les becs de ses cuillers, l'ont quand même considéré comme un instrument symétrique. M. Delore, le premier peut-être, a parfaitement compris que la conformation des cuillers les rendait impropres à saisir l'organe à la manière des autres forceps. Voici en quels termes il s'exprimait lorsque, le 16 octobre

1867, il voulut bien présenter à ses collègues de la Société des sciences médicales de Lyon le rétroceps dont, plusieurs fois déjà, à cette époque, il s'était servi avec succès.

«..... Cet instrument mérite bien le nom de forceps asymétrique, attendu qu'il ne peut être placé dans une position symétrique, *à cause de l'écartement trop considérable qu'offriraient les cuillers dans cette position, et de l'impossibilité qu'il y aurait alors à saisir convenablement la tête.* » (1)

Dans mes premiers modèles, le placement symétrique des cuillers, inexécutable au sein de l'utérus, pouvait être effectué sur le manche. Il n'en a pas fallu davantage pour égarer le jugement, *a priori*, de plus d'un accoucheur habile. Pour bien faire comprendre, dès le premier coup d'œil, que le rétroceps ne saurait être, en aucun cas, un forceps diamétrique, j'ai rendu le placement asymétrique des cuillers impossible, en rapprochant de sa congénère, la mortaise de la branche pivotante.

Le mot rétroceps, mieux que tout autre, convient donc pour désigner le mode suivant lequel *les deux cuillers doivent être appliquées sur la tête, qu'elles sont destinées à embrasser par derrière, sans distinction, je le répète, de telle ou telle de ses régions anatomiques.* Retro capio.

La question de priorité, relative au rétroceps, est des plus aisées à trancher. Cet instrument consacre un principe tout nouveau en matière d'obstétricie. Avant moi, il n'est venu à l'esprit d'aucun accoucheur d'imaginer un instrument de préhension saisissant invariablement la tête suivant sa partie postérieure.

M. Tarnier, dans sa leçon clinique du 16 septembre 1867, n'hésita pas à reconnaître l'originalité d'un instrument, dont j'eus l'honneur de faire moi-même la démonstration, devant les nombreux auditeurs qui assistaient à sa clinique.

Un des accoucheurs les plus éminents de notre époque, M. le docteur Chassagny, a tranché, non moins péremptoire-

(1) *Gazette médicale de Lyon*, n° du 1er novembre 1867.

ment, cette question de priorité par les paroles suivantes, qu'il a prononcées dans la susdite séance de la Société des Sciences médicales de Lyon. « Le forceps de M. Hamon, dit cet illustre confrère, n'a d'analogie avec aucun forceps connu. »

Le nouvel instrument est donc bien mien; la nouvelle méthode qu'il consacre est donc bien mienne. La paternité exclusive que je m'attribue ne m'est, du reste, aujourd'hui contestée par aucun accoucheur.

§ 2. — Des inconvénients et des dangers du forceps croisé, pris comme type de tous les instruments symétriques. — Avantages du Retroceps.

Les imperfections du forceps croisé sont notoirement connues de tous les accoucheurs. On lui reproche avec raison un grand nombre de défauts, dont plusieurs entraînent, comme conséquence, les plus graves dangers, tant pour la mère que pour l'enfant. Jetons un simple coup d'œil sur les principaux griefs qui lui sont imputables.

Le poids excessif et l'extrême longueur de l'instrument classique ne le rendent pas seulement fort peu portatif; ils en font en même temps, pour les familles, un objet du plus légitime effroi.

La grande longueur des cuillers, presque tranchante à leur extrémité, la puissance considérable de cet interminable levier, en rendent le maniement superlativement dangereux dans le premier temps de la manœuvre.

La difficulté de son articulation, *qui ne peut s'effectuer qu'à la condition que les deux cuillers soient appliquées sur les points diamétralement opposés de la tête fœtale* est, trop souvent, insurmontable pour toute main insuffisamment exercée.

Il est loin d'être facile de régler convenablement l'emploi de la force, au moyen d'un instrument qui, indispensablement, comporte l'emploi des deux mains.

Les conditions de ce même instrument font une nécessité, pour l'accoucheur, de brusquer, par son moyen, les manœuvres de l'extraction. *Vi capiendum caput.*

Extrêmes sont les dangers qu'entraîne pour l'enfant l'action des cuillers, qui exercent sur la tête une compression d'autant plus forte, que les tractions effectuées sur le manche du forceps sont plus énergiques.

En somme, difficultés trop souvent insurmontables dans sa manœuvre; dangers de mort, tant pour la mère que pour l'enfant, telles sont les inconvénients que comporte l'emploi d'un instrument qui, ainsi que l'a dit le professeur Verrier, n'est vraiment inoffensif qu'entre les mains expérimentées des maîtres de l'art.

Les recueils périodiques ne cessent de nous faire entendre le cri d'alarme, en signalant chaque jour de nouveaux désastres, triste fruit de l'impéritie de tout accoucheur non spécialiste, dans le maniement de ce formidable levier. *Chaque application de forceps*, a dit si justement M. Verrier, peut être considérée *comme une grande opération chirurgicale* (manuel des accouchements, 1867, p. 450). Les dangers de son emploi, du reste, sont tellement redoutés de tous les accoucheurs, que ce n'est qu'en tremblant, et en désespoir de cause, qu'ils se déterminent enfin à tenter de cette dernière planche de salut.

Il y avait donc, au triple point de vue de la mère, de l'enfant et de l'accoucheur un important *desideratum* à combler. Je crois que le retroceps a marqué cet immense progrès dans le domaine de l'obstétricie. Il se recommande, en effet, par des qualités qui lui sont éminemment propres, que je vais esquisser à grands traits :

Le retroceps, à branches pliantes, peut, au complet, trouver place dans une des poches du pantalon. Chaque branche, une fois fléchie, ne mesure, en effet, qu'une longueur de 0^{m},15.

Les branches sont d'une telle légèreté, qu'elles se manœuvrent tenues entre l'index, le medius et le pouce, à la manière d'une plume à écrire.

La disposition des cintres des cuillers rend leur intromission en quelque sorte spontanée, au sein de l'organe gestateur.

En principe, *leur engagement s'effectue en avant de la lèvre postérieure du col utérin.* c'est-à-dire suivant le point le plus éminemment perméable de l'orifice cervical. Les conditions mêmes des cuillers, établies de manière à contourner plus aisément l'orbe de la tête; le point de pénétration des becs mousses et parfaitement inoffensifs, rendent suffisamment compte de la facile exécution de ce premier temps de l'opération et de l'innocuité absolue d'un instrument dont la voie se trouve tout naturellement frayée devant lui.

Quant à l'articulation des deux leviers sur leur support commun, le mécanisme spécial de l'instrument en fait un véritable jeu d'enfant pour l'accoucheur le moins exercé, dans les positions même les plus défavorables de la tête. Ainsi se trouve supprimée une difficulté de premier ordre, triste apanage du forceps croisé, qui voue, chaque année, à la mort un nombre incalculable d'enfants.

Pour ce qui est des manœuvres de l'extraction, rien de plus simple que la formule du retroceps. Elle se réduit à ce simple précepte : *tirer dans le sens, quel qu'il soit, où la prise est la plus solide.*

En dehors des cas exceptionnels, tout effort violent doit être soigneusement évité. *Le retroceps*, encore une fois, *est un instrument de douceur ; il ne doit être considéré que comme l'auxiliaire du muscle utérin.*

Autant que possible, il faut se contenter de deux ou trois doigts pour opérer les tractions. Toutes les fois qu'il n'existe aucune disproportion entre les organes maternels et la tête fœtale, fut-ce même dans les présentations vicieuses de cet organe, il suffit, d'ordinaire, d'une force manuelle de 20 à 30 kilogrammes pour mener à bien l'opération de l'extraction.

Il est, malheureusement, un trop grand nombre de circonstances qui, même avec le retroceps, nécessitent un déploiement de force considérable. Alors encore cet instrument est non moins fidèle à son mandat, et réalise, ainsi qu'on le verra en son lieu, des avantages marqués sur le forceps croisé.

D'après cet aperçu sommaire, il est déjà assez aisé de se

convaincre que le retroceps a réalisé un immense progrès dans le champ de l'obstétricie. Bientôt, du reste, nous le verrons à l'œuvre, et chacun pourra se convaincre que, grâce à lui, l'art des accouchements, sorti enfin d'une éternelle stagnation, est décidément entré dans une phase toute nouvelle, pour le plus grand bien de chacune des parties intéressées.

§ 3. — Description du Retroceps.

Le Retroceps se compose de deux branches, s'articulant sur un manche transversal commun; c'est un levier du troisième genre, ou interpuissant.

Les deux cuillers de cet intrument se posant à peu près invariablement en arrière de la tête, et ayant pour objet de saisir solidement cet organe, ainsi que le ferait une main puissante, le problème à résoudre consistait à trouver les moyens d'assurer aux leviers les divers mouvements nécessaires pour imiter, aussi fidèlement que possible, à ce point de vue, le le plus parfait des organes de préhension.

Pour réaliser de telles vues, un double mouvement a été dévolu aux branches: à la droite, celui de rotation sur son axe (branche pivotante); à la gauche, mobilité de dehors en dedans, ou de latéralité (branche basculante). C'est pour assurer aux leviers ce double mouvement de pivot et de bascule que leur support commun a été muni d'un mécanisme particulier.

Le Retroceps se compose donc de trois pièces : de deux branches et d'un manche commun transversal. Occupons-nous successivement de la description de chacune d'elles.

Dans chacune des branches on peut distinguer deux parties : une cuiller et une tige.

Comme cet instrument est destiné à aller, au besoin, saisir la tête au-dessus même du détroit supérieur, il fallait assigner aux deux leviers une longueur appropriée.

En conséquence, j'ai fait en sorte que mes deux branches,

une fois articulées, présentassent, à partir de la face supérieure du manche, une dimension de 27 centimètres.

Il était une autre considération, non moins importante, dont il importait grandement de tenir compte. Les cuillers de l'instrument ayant pour objet d'englober la tête fœtale, leur longueur devait être calculée suivant les diamètres de l'organe, de manière à s'adapter sur lui de la façon la plus convenable. Or, le plus étendu d'entre eux, l'occipito-mentonnier, est de 135 millimètres. Mais j'ai dû tenir compte de l'allongement fréquent de la tête, dans le cas où la filière pelvienne, relativement ou absolument rétrécie, apporte un obstacle à son passage. En vue donc d'éviter toute compression dangereuse, et susceptible de s'opposer à la libre évolution de l'organe, j'ai donné à mes cuillers une longueur de 16 centimètres.

Après ces données générales, passons à la description de chacune des parties de l'instrument.

1° *Branches.* — Dans l'un et l'autre levier, il faut considérer trois parties : les cuillers, les tiges et l'extrémité digitale. Comme cette dernière seule diffère dans chacune des branches, je vais d'abord donner une idée des deux premières dans une description collective ; je m'occuperai ensuite spécialement de l'une et l'autre portion terminale.

Les cuillers présentent une double courbure : courbure sur le plat, courbure sur le champ. La première, destinée à mettre cet agent de préhension en rapport avec la configuration d'un organe sphéroïde, est beaucoup plus prononcée que dans le forceps classique ; à sa partie moyenne, la plus excavée, la profondeur de chaque cuiller est de 0^{m},045 pour le bord antérieur, et de 0^{m},05 pour le bord postérieur. Dans le forceps classique les mêmes cintres ne sont tous deux que de 0^{m},033 à 0^{m}035, la longueur des cuillers, jusqu'au pivot articulaire, étant de 0^{m},24, à 0^{m},26.

La courbure sur le champ des cuillers du Retroceps, est ménagée en vue de la conformation du bassin ; elle limite le cintre antérieur de la double cuiller, et est calculée de manière à saisir convenablement la tête, quelle que soit la partie du bassin dans laquelle elle se présente. Mesurée en abaissant du point le plus extrême des becs, sur la ligne de prolongement des tiges, cette même courbure est de $0^m,07$.

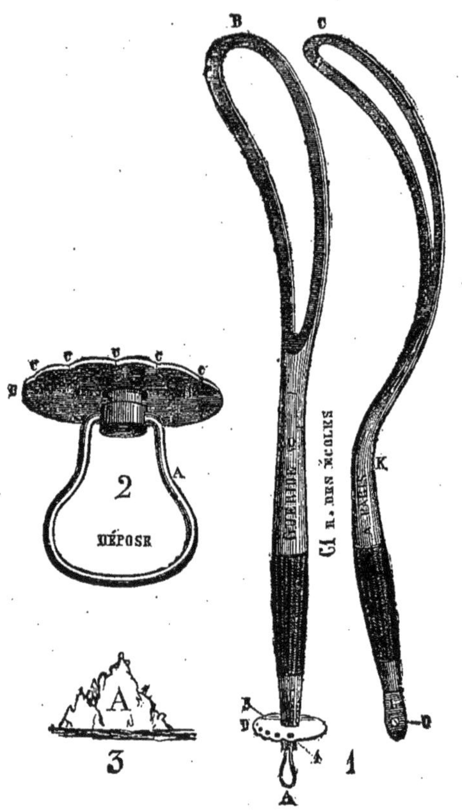

Je ne prendrai point ici, pour point de comparaison, le même cintre sur le champ du forceps croisé, l'objet des deux instruments devenant, au point de vue actuel, essentiellement distinct.

Les cuillers du Retroceps sont beaucoup plus étroites que celles du forceps croisé. De $0^m,05$ à $0^m,06$, elles sont réduites à $0^m,037$ dans leur plus grande largeur. Cette condition leur permet de pénétrer beaucoup plus aisément au travers du col utérin, insuffisamment dilaté : sans elle, il serait impossible d'effectuer, ainsi que je le pratique chaque jour, l'accouchement physiologique artificiel, ainsi que d'intervenir efficacement dans une foule de cas, où tout délai met en péril une double existence.

Tiges. — Comme c'est par les tiges que sont saisies les branches, pour effectuer le placement des cuillers, il importait qu'elles fussent disposées de manière à bien tenir, je ne dirai pas en main (car les leviers doivent toujours être tenus légèrement, ainsi qu'une plume à écrire), mais dans les doigts. A cet effet, une portion de ces mêmes tiges a été finement taillée (fig. I, T). J'ai dit finement, car les branches peuvent être engagées, presque dans leur totalité, dans le sein des organes gestateurs (plus d'une fois, pour saisir convenablement la tête, elles ont dû pénétrer à une profondeur de 26 centimètres), et l'on conçoit que des aspérités trop prononcées seraient susceptibles de contondre, de déchirer les parties molles de la mère, dont la délicatesse est excessive à la région vulvaire.

Extrémités digitales. — Arrivons maintenant aux extrémités digitales.

Commençons par la branche gauche ou basculante C, comme étant la plus simple. Sa portion terminale (fig. 1, L) est amincie sur le champ, en vue de pénétrer dans une mortaise préparée à cet effet dans la partie droite du manche (fig. 4, S). Elle ne présente qu'une seule particularité à noter : vers son extrémité inférieure, on y voit pratiquée une ouverture circulaire O, ménagée pour le passage d'une goupille (fig. 4-I-G), destinée à articuler cette branche sur le support commun.

La figure 2 va me permettre de faire très-bien comprendre la disposition de la portion digitale de la branche droite.

Sa partie la plus extrême est munie d'un anneau A. Ce dernier est utilisé comme levier, pour la manœuvre de la branche pivotante, une fois en place. C'est par son moyen que se règle le degré d'ouverture de la double cuiller ; que s'articule et se désarticule cette même branche, par le mécanisme dont j'ai maintenant à dire quelques mots.

Au-dessus de l'anneau A, qui, le plus ordinairement, est tenu entre le pouce et l'index droits, se remarque une rondelle D. A la partie supérieure de ce petit disque sont pratiquées quatre ouvertures circulaires (1, 2, 3, 4), destinées à livrer passage à une tête saillante (fig. 4-I-N), dont se trouve muni le manche à sa face inférieure. C'est ce système d'arrêt qui permet d'articuler la branche droite, et qui contribue, pour ce qui a trait à cette même branche, à régler le degré d'ouverture de la double cuiller. Lorsque la tête d'arrêt, N, est introduite dans l'ouverture portant le nº 1, l'instrument est ouvert au maximum. Lorsque l'articulation peut se faire au troisième trou, condition qui ne s'obtient guère qu'après quelques tractions, la prise des cuillers est d'ordinaire des plus solides. La plupart de mes derniers modèles ne sont pourvus que de ces trois ouvertures, que je considère comme suffisantes.

Le rebord supérieur du disque D est taillé en dents de feston *c c c*.

Voici le but que je me suis proposé en faisant pratiquer ces dentelures. Souvent on opère dans les plus mauvaises conditions d'éclairage. Il est bon, cependant, de savoir le degré d'ouverture de la double cuiller ; car, pour que l'instrument affecte une prise solide, il convient, d'ordinaire, que la tête d'arrêt, N, soit engagée au moins dans le deuxième trou. Cette notion permet aussi d'estimer approximativement le volume, ou tout au moins l'étendue du diamètre saisi de la tête. Eh bien ! rien de plus facile que de déterminer le degré de l'articulation, dans les plus profondes ténèbres. Il suffit, pour cela, de passer l'ongle du pouce où de l'index sur le rebord et vers la face inférieure de la rondelle, jusqu'à l'encontre de la partie saillante de la tête d'arrêt. Il devient, par ce moyen, très-facile d'apprécier, les yeux fermés, si cette même tête est engagée dans le premier, dans le deuxième, ou dans le troisième trou du disque, et, par là, le problème est résolu en un instant.

Au-dessus du disque, dans une longueur de 0m,026 environ, la portion terminale de la tige droite (fig. 1, J) affecte une disposition cylindrique, disposition nécessaire pour l'exécution des mouvements de rotation sur son axe dévolu à cette même branche. Cette partie est destinée à s'engager dans une mortaise circulaire (fig. 4, R), qui lui est ménagée dans la portion gauche du manche.

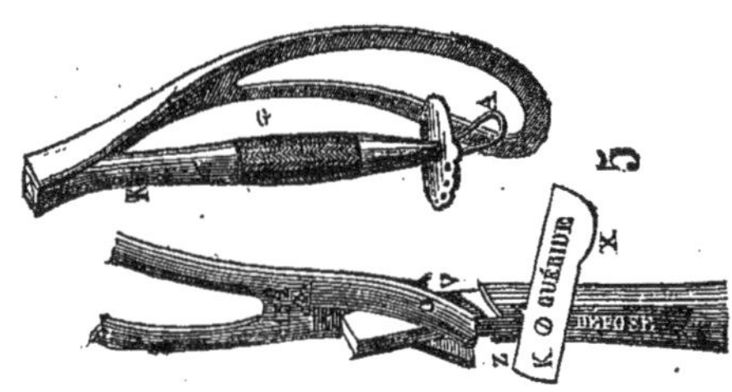

Encore une particularité, et j'en ai enfin fini avec les deux leviers.

Trouvant encore trop considérable, pour la commodité du transport, un instrument déjà si réduit, comparativement à l'extrême longueur du forceps classique, j'ai tenu à lui assigner des dimensions tellement restreintes qu'il devînt possible de lui faire trouver place dans la poche du pantalon.

A cet effet, les branches ont été rendues pliantes, vers leur partie moyenne (fig. 1, Q; fig. 5, V). Cette dernière figure permet de se rendre compte de ce genre de génuflexion. Elle s'exécute par le moyen du levier tournant K. Dans la figure 1, les branches sont redressées, et le même levier K est figuré en place. Pour opérer leur flexion, il suffit de soulever légèrement la pièce à ressort par son onglet X; et de lui faire affecter une direction perpendiculaire par rapport à la tige (fig. 5). Le talon Z devenu libre, il n'y a plus qu'à rapprocher les deux extrémités des branches, qui se referment de la sorte, à la façon d'un couteau de poche : le levier est ensuite remis en place. Pour redresser les branches, la manière de procéder est exactement la même.

Voilà pour les branches; passons maintenant au manche.

2° *Manche.* — Le manche, ou support commun, présente quelque analogie avec un couteau, constitué, comme chacun sait, par une chasse et une lame. La chasse de mon manche, c'est le corps de la poignée; la lame, c'est un appendice (fig. 4, H) que j'ai nommé pont-volant, lequel se meut par le moyen d'une solide charnière Y, préparée à la partie antérieure droite dudit manche. La figure 11 représente cet appendice rabattu et fixé par son crochet d'arrêt E; I simule ce même appendice levé.

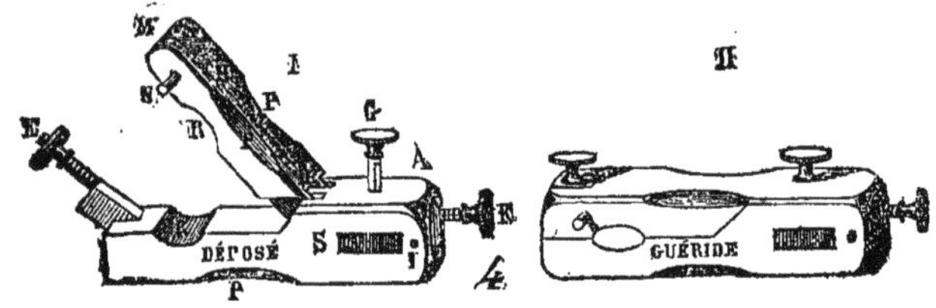

Pour la description du manche, je le supposerai fermé, et reposant sur une table, tel qu'on le tiendrait à la main, pour articuler perpendiculairement ses leviers. Je lui distinguerai quatre faces : supérieure, inférieure, antérieure et postérieure, et deux extrémités : la gauche et la droite.

La *face supérieure*, ainsi que l'inférieure, présente deux mortaises : une circulaire (R), taillée aux dépens et du corps du manche et du pont-volant (R, R'), dans la portion gauche de la poignée, destinée à recevoir la portion cylindrique de la branche pivotante; une en carré long, S, préparée pour l'engagement de la partie aplatie L de la branche basculante.

La *face inférieure*, indépendamment des deux mortaises dont je viens de parler, présente encore deux particularités : en avant et en dehors de la mortaise circulaire, se voit implantée dans le pont-volant, la tête saillante N, destinée à l'articulation de la branche pivotante. Cette tête d'arrêt doit être assez longue pour dépasser de $0^{m},002$ environ la surface inférieure du disque D. Ce petit excès de longueur assure la solidité de l'articulation, durant les manœuvres de l'extraction. Ce relief permet, en outre, de reconnaître, ainsi que je l'ai établi plus haut, celle des ouvertures de la rondelle dans laquelle est engagée la tête d'arrêt du manche.

A la partie extrême du manche en dehors de la longue mortaise S, se voit une petite ouverture. Elle a pour objet de fixer solidement, sur le support commun, par le moyen d'une goupille d'arrêt, diverses pièces accessoires indispensables, si l'on tient à être prêt à tout événement, accessoires se pouvant visser sur la poignée au lieu et place de la vis F. Je veux parler d'un perce-crâne, d'un crochet mousse ou aigu, à volonté, d'un porte-lacs, etc. (Voir la planche, p. 22).

La *face postérieure* est munie de graduations, qui permettent à l'accoucheur de se passer des mesures métriques, qu'il est loin de trouver, en tous lieux, sous la main, s'il désire prendre note de l'étendue des diamètres de la tête, du bassin.

Sur *la face antérieure* se remarquent deux boutons. A la partie extrême gauche est établi le système de fixation du pont-volant E. Dans mes anciens modèles, c'était un simple crochet, analogue à celui du sécateur des jardiniers. J'ai fini par lui trouver deux grandes imperfections. Assez souvent, dans le cours des manœuvres laborieuses, le petit doigt de la main droite venait à le repousser en dehors, et le pont-volant, cessant d'être maintenu, la branche droite se trouvait tout à coup désarticulée. De plus, dans un certain nombre de cas, il arrive que la portion cylindrique de cette même branche ne s'engage pas carrément dans sa mortaise. Dans ces conditions, il devient impossible, au moyen de son crochet, de fixer l'appendice, dont l'extrémité se trouve distante d'un ou de plusieurs millimètres du point correspondant de la chasse. Pour sortir d'embarras, il fallait alors, durant les tractions, maintenir le pont-volant avec la main gauche, ou, ainsi que l'a fait une fois M. Lemariey (de Pont-Audemer), le fixer au moyen d'une ficelle ou d'une bandelette de toile. Pour parer à ces divers inconvéniens, j'ai fait tarauder l'extrémité libre de cette petite pièce fixatrice, et lui ai adapté un bouton à vis. Par ce moyen, qu'il soit ou non rendu à place, le pont-volant se trouve maintenu avec une solidité à toute épreuve.

Le deuxième bouton G est la tête de la goupille articulaire de la branche basculante. Cette même goupille placée à la partie moyenne et inférieure de la longue mortaise, est à système de baïonnette. Il faut faire exécuter à la tête, un quart de tour, pour fixer solidement la goupille une fois engagée dans l'ouverture O de la branche basculante. Pour désarticuler cette dernière, il suffit d'effectuer le même mouvement en sens inverse, puis de retirer de $0^m,008$ cette même goupille hors du manche, sur lequel elle est, d'ailleurs, fixée à demeure.

Nous n'avons plus à nous occuper que des extrémités du manche.

L'extrémité gauche ne présente qu'une mortaise, dans laquelle est établi le système d'arrêt E du pont-volant, dont j'ai déjà donné la description.

A la partie supérieure de l'*extrémité droite* se voit une petite ouverture circulaire taraudée. Elle est destinée, soit à la vis F, soit aux accessoires (fig. 6) qui se montent sur le support commun.

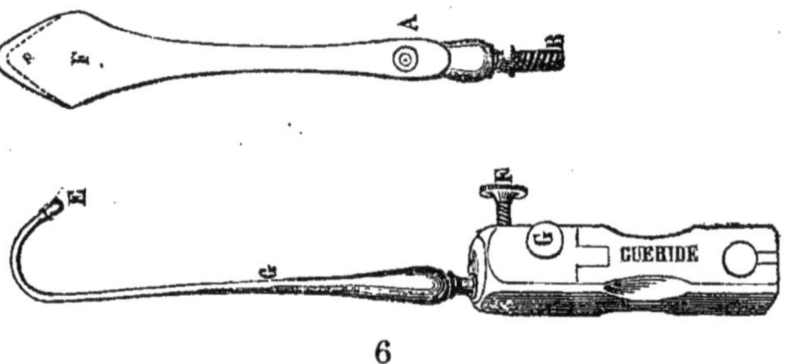

6

C'est donc la vis F, qui règle le mouvement de bascule de la branche C; mouvement qui, presque toujours, porte son bec en dedans, vers le bec congénère. L'effet opposé, c'est-à-dire en dehors, n'a lieu que par exception, soit dans les cas où la tête présente des dimensions anormales, soit dans ceux où l'instrument est employé en tant que symétrique. Il suit de là que la branche gauche, plus ou moins inclinée vers la droite (nécessairement perpendiculaire au manche, eu égard à la condition de sa mortaise), affecte, sur ce même manche, une obliquité variable, mais à peu près constante.

Enfin, un dernier trait. Ainsi qu'on le voit, simulé sur les figures 4 et 5, tous les angles de la poignée sont soigneusement effacés. Un évidement même a été pratiqué à la partie moyenne des quatre angles, qui réunissent entre elles les quatre faces dont j'ai donné la description, P, P, P. Ces évidements ont pour triple objet d'alléger assez notablement le poids de la poignée, toute métallique, et de la rendre, à la fois, plus douce et plus solide en main.

Comme cet instrument est livré à mes confrères sous ma propre garantie, j'ai dû prendre quelques précautions, pour leur assurer la bonne et fidèle exécution de mes récents modèles. A cet effet, j'ai exigé de mon fabricant qu'un numéro d'ordre fût marqué sur chaque branche, ainsi que sur le manche. De plus, chacune des pièces porte empreint un poinçon de maître, représentant un A dans un mont (fig. 3, p. 16). Cet instrument, en raison de son rapide succès, a déjà eu le malheur de tomber dans le domaine de la contrefaçon. Malheureusement, les copies ont été peu heureuses. Il est donc de mon devoir de tenir mes confrères en garde contre un genre de fraude que je dois ici me garder de qualifier.

§ 4. — Manœuvre du Retroceps.

1° *Attitude de la femme ; position de l'accoucheur.*

Toutes les fois qu'un obstacle sérieux ne vient pas s'opposer à la progression de la tête, le Retroceps s'accommode de toutes les positions de la femme. L'attitude classique, en travers du lit, n'est de rigueur que dans les cas où l'accoucheur se trouve en présence des plus grandes difficultés. En principe donc, il faut laisser à la patiente le choix de la position qu'elle désire affecter.

Les femmes de ce pays accouchent souvent sur une simple ballière posée sur le sol. Dans ces conditions, l'accoucheur n'a qu'à s'agenouiller entre les jambes, préalablement écartées, de la patiente, où, d'ordinaire, il se trouve très-convenablement placé pour effectuer les manœuvres de l'extraction au moyen du Retroceps.

La femme préfère-t-elle accoucher sur son lit? Ainsi que dans le cas précédent, on lui fait affecter l'attitude dorsale, en ayant soin de la faire se rapprocher, autant que possible, du bord droit de sa couche. L'accoucheur se tient debout, auprès du lit, pouvant, dans de telles conditions, disposer librement de la main droite, la plus puissante, pour opérer des tractions sur le manche de l'instrument.

Cette position convient parfaitement dans tous les cas où l'homme de l'art n'a point à faire dépense d'une somme d'énergie musculaire excédant 40 à 50 kilogrammes.

En est-il différemment? Il est indispensable d'assigner à la femme une autre posture; l'accoucheur lui même doit, si besoin est, changer d'attitude.

Souvent il m'est arrivé de placer la patiente en diagonale, le membre pelvien gauche seul reposant sur le lit de misère, son congénère écarté et maintenu par un aide; les organes sexuels correspondent ainsi au rebord de la couche, et se présentent carrément au devant de l'opérateur. Une telle posture de la parturiente est très-convenable par cette double raison, qu'elle ne nécessite le concours que d'un seul aide, et qu'elle permet à l'homme de l'art de prendre appui avec les genoux contre le bois du lit de misère.

Il est un moyen auquel j'ai eu recours un jour, moyen qui m'a permis de faire une dépense de 80 kilog. de force, sans faire subir à la femme le moindre déplacement. Je m'assis auprès d'elle, en dehors du membre pelvien droit, me contentant durant le cours de mes tractions, que j'effectuai à deux mains, d'arc-bouter mon pied gauche contre les mains que m'opposait un vigoureux campagnard.

Je dois aussi signaler une position de laquelle s'est parfaitement trouvé mon distingué confrère le docteur Damoiseau, d'Alençon. Il s'était installé, pour effectuer ses tractions, sur le lit de misère, entre les jambes de la patiente. Eprouvant une résistance considérable, il arc-bouta ses propres genoux contre ceux de la femme, les fit solidement maintenir par un aide placé de chaque côté du lit, constituant ainsi un *nouveau parallélogramme des forces* (1). Trois efforts vigoureux représentant une force de 80 kilogr. lui suffirent pour avoir raison d'une résistance considérable, occasionnée par l'enclavement de la tête transversalement engagée entre les ischions. L'évolution se fit tout spontanément et le dégagement fut occipito-pubien.

La position, on le voit, importe peu; le Retroceps s'accommode de tout. L'essentiel, c'est que la puissance soit en raison directe de la résistance.

2° *Placement des branches.*

Il est parfaitement loisible de procéder tout d'abord au placement de telle ou telle branche. Comme, toutefois, on est d'ordinaire plus adroit de la main droite que de la gauche, il est préférable de réserver pour le second temps, toujours plus ou moins délicat, l'usage du premier organe. Il peut cependant arriver que l'on réussisse mieux, en plaçant la branche droite la première. C'est donc à l'accoucheur de s'arrêter au parti le plus convenable.

Lorsque les organes sexuels sont suffisamment lubrifiés par les produits utéro-vaginaux, il n'est nullement nécessaire de perdre son temps à enduire au préalable d'un corps gras la surface externe des cuillers. En pareils cas, elles pénètrent spontanément telles quelles, avec la plus grande facilité.

Lorsque la femme repose sur le bord droit de sa couche, la branche gauche ou basculante est d'une intromission des

(1) Voir le n° du 15 septembre 1868 de la *Tribune médicale*.

plus aisées, alors même que le col est à peine dilaté de 0m,04, et que la tête se trouve encore située au détroit supérieur. Quant à la branche droite, il se peut faire, dans ces mêmes conditions, que l'accoucheur éprouve quelque difficulté pour effectuer son placement. En pareils cas, pour éviter toute tentative inutile, il n'est qu'un bon parti à prendre. L'homme de l'art, n'a qu'à poser le pied gauche sur une chaise et à s'installer commodément sur le lit, la jambe droite croisée sur celle de la malade, en regard des organes sexuels. De cette façon, il lui devient très-facile d'utiliser la main gauche, pour diriger convenablement le bec des cuillers. Ce levier, une fois placé, l'accoucheur n'a plus qu'à descendre à terre.

Le placement des cuillers doit constamment s'effectuer avec une extrême douceur et une très-grande légèreté de main. Elles doivent toujours pénétrer en quelque sorte spontanément dans le sein des organes, comme par le simple contre-poids des tiges. Grâce à leurs cintres fortement prononcés, grâce au lieu où s'effectue leur pénétration, cette intromission est, j'ose le dire, tout automatique. *Si l'on éprouve de la résistance, c'est que le bec n'a pas été conduit entre la tête et la lèvre postérieure du col utérin* (1.)

Les tiges doivent être tenues légèrement, par leur partie taillée, entre le médius, l'index et le pouce.

Les becs doivent être carrément présentés suivant chacune des commissures latéro-postérieures de la vulve. Le levier, alors, dans son ensemble, affecte une direction plus ou moins oblique, par rapport à l'axe du corps, la tige, aussi, sensiblement inclinée vers l'aîne opposée au point de pénétration.

A mesure que s'effectue l'intromission de la cuiller, le levier exécute un mouvement général de bascule, par suite duquel l'extrémite digitale de la tige s'abaisse graduellement, jusqu'au contact du plan du lit de misère. Cette partie extrême de la branche a donc à exécuter un arc mesurant, dans le sens de l'axe du corps, plus d'un quart de cercle.

(1) Voyez plus loin : Accouchement physiol. artif., obs. V.

En vertu de l'heureuse combinaison des cintres, et de la liberté entière laissée à chaque cuiller de s'aller poser, comme à la garde de Dieu, ce premier temps de la manœuvre du Retroceps est d'une incroyable facilité et de l'innocuité la plus absolue.

Même au détroit supérieur, il est complètement inutile d'introduire la main toute entière pour préparer la voie aux leviers. Le plus ordinairement, je me contente de porter l'index à l'encontre de la tête. Sur ce conducteur, je fais glisser l'un ou l'autre bec et, pour mettre les cuillers en place, il suffit de les laisser glisser entre la tête et le col utérin.

Lorsque le premier levier a été introduit, si les organes sexuels sont peu perméables, et laissent une place insuffisante au doigt conducteur, je me contente d'utiliser la première tige, qui conduit sûrement le second bec vers l'orifice utérin. *Comme cette manœuvre doit invariablement s'effectuer avec la plus grande légèreté de main, on est toujours parfaitement sûr de n'opérer aucun délabrement des parties molles,* traumatisme, d'ailleurs, assez difficile à produire, eu égard aux dispositions d'un bec mousse, épais et fortement cintré. *A la première résistance, du reste, il convient de s'arrêter. Il faut,* je ne saurais le répéter trop à satiété, *que la pénétration des cuillers s'effectue en quelque sorte par le contre-poids des tiges.* Nombre de fois déjà j'ai procédé de la sorte au détroit supérieur, au travers des vulves arides et étroites de femmes primipares. J'ai constamment effectué cette manœuvre de la façon la plus rapide et la plus heureuse.

Voilà donc les deux leviers en place en arrière de la tête, quelle que soit d'ailleurs sa position, laquelle, du reste, ne me préoccupe en aucune façon. Je sais qu'il s'agit bien d'une présentation de cet organe; cela me suffit. Reste maintenant à articuler les branches.

3° *Articulation des deux branches sur leur support commun.*

Les deux tiges reposent l'une près de l'autre, sur la commissure postérieure de la vulve. Invariablement la branche gauche ou basculante, doit être articulée la première. Voici comment il convient de procéder à ce temps de l'opéraion.

I. *Branche basculante.* Il faut tout d'abord assurer une complète liberté à la longue mortaise S, en retirant suffisamment la vis modératrice F, ainsi que la goupille d'arrêt G (fig. 4). Alors, premier temps : on engage carrément la portion aplatie L de la branche dans sa mortaise ; deuxième temps, on pousse la goupille G, qui s'engage spontanément au travers de l'ouverture qui lui est ménagée. Pour prévenir tout dégagement de cette même goupille G, troisième temps, on lui imprime sur son axe un mouvement de rotation d'un quart de cercle (mouvement de baïonnette). Son retrait, par là, est aussitôt rendu impossible. Cette première branche est alors solidement articulée. Cette opération, d'apparence si complexe, ne demande, par le fait, que quelques secondes.

II. *Branche pivotante.* Le pont-volant H est préalablement levé, pour rendre la mortaise circulaire accessible.

1° La portion cylindrique J de la branche pivotante y est aussitôt engagée ; 2° le pont-volant est rabattu ; 3° il est ensuite fixé par quelques tours de vis du bouton E. Comme quatrième et dernier temps, on saisit l'anneau terminal A entre le pouce, l'index et le médius droits ; par son moyen, on imprime à la branche un léger mouvement de rotation sur son axe, de gauche à droite et de bas en haut, par rapport à l'accoucheur, à l'effet de présenter l'une quelconque des ouvertures du disque D à la pointe d'arrêt N. Pour opérer cette manœuvre, le concours de la main gauche devient indispensable, pour maintenir la poignée, et faciliter la rencontre de la tête N, avec l'ouverture au travers de laquelle il s'agit de l'engager. Cette intromission une fois effectuée, la branche se trouve enfin articulée. Encore une fois, ces quatre temps ne demandent, pour s'accomplir, qu'un intervalle de quelques secondes.

La figure ci-contre représente l'instrument articulé et saisissant la tête engagée en OIDA, au détroit supérieur.

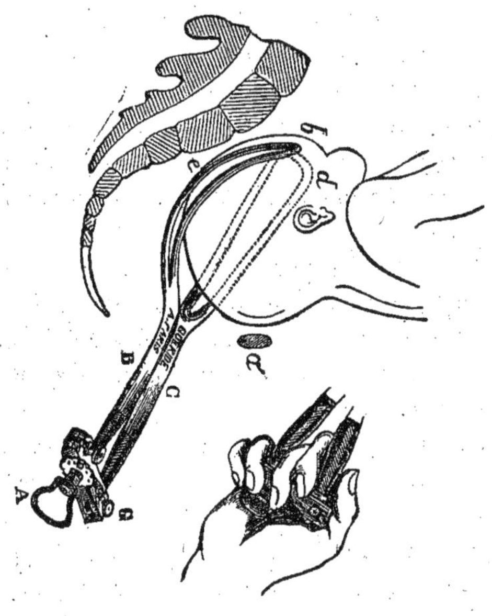

4° *Aspect extra-vulvaire de l'instrument.*

Le Retroceps est un instrument asymétrique. Ses portions extra-vulvaires sont donc loin d'affecter ainsi qu'on pourrait se l'imaginer *a priori* une disposition régulière et symétrique Comme ces conditions diffèrent essentiellement de celles de l'engin traditionnel, il est bon de les signaler à l'attention des accoucheurs, afin de leur éviter toute surprise. La première fois que l'on fait usage du Retroceps, s'il arrive que le manche se présente dans une position jugée superlativement défectueuse, il est difficile de se persuader qne l'instrument est placé d'une façon convenable. Il suit de là que l'on n'ose l'utiliser qu'en tremblant pour effectuer les manœuvres de l'extraction

Or, il faut bien se pénétrer de cette notion : *la position du manche, par rapport au grand axe de la vulve, ne doit, en quoi que ce soit, préoccuper l'accoucheur.* Il n'a à se soucier que d'une seule chose; de la prise solide des cuillers. Lorsque l'instrument tient bon, quelle que puisse être la direction du support commun, on peut, en toute confiance, en faire usage pour opérer des tractions méthodiques.

Toutes les fois que la tête est saisie un peu haut, voici l'aspect que présente la portion externe ou manuelle du Retroceps.

Le manche affecte une triple obliquité : obliquité de gauche à droite, de haut en bas et d'avant en arrière, par rapport à l'accoucheur.

La branche pivotante, par sa condition même est, comme toujours, perpendiculairement implantée sur la poignée. *La basculante* affecte, au contraire, une double obliquité, plus ou moins prononcée, et par rapport à sa congénère, et par rapport à la poignée.

Disons-le de suite, dans la majorité des cas, il n'est nullement nécessaire de consolider cette dernière branche au moyen de sa vis fixatrice, F. Elle se trouve suffisamment fixée par l'anneau pelvien, qui maintient l'instrument appliqué sur l'organe, à la manière de l'anneau dont sont pourvues certaines tenailles. Ce n'est qu'alors que, sous l'influence des tractions, on s'aperçoit que ce levier a de la tendance à basculer en dehors (ce qui devient une cause de dérapement) qu'il convient de prévenir tout échappement du bec, en poussant cette vis d'arrêt jusqu'à l'encontre du point correspondant intra-mortaisique de la tige.

C'est donc à tort que l'on s'imagine que, dans toute application bien faite du Retroceps, le manche doit affecter une direction perpendiculaire au grand axe de la vulve. Cette direction, au contraire, est presque constamment plus ou moins oblique. Un très-habile accoucheur de Paris, M. Thierry-Mieg, en vue d'obtenir l'aspect symétrique du manche, a fait tordre à 35° la portion digitale aplatie de la branche basculante. Cette petite modification a, certainement, atteint son but, pour ce qui a trait aux application les plus fréquentes du Retroceps. Mais il est des cas où la poignée affecte une direction parallèle au *grand axe de la vulve.* La disposition nouvelle n'aurait donc pour effet que de changer ce parallélisme en une obliquité plus ou moins marquée.

Somme toute, il ne s'agit ici que d'un détail sans grande importance réelle. Que le manche du Retroceps soit perpendiculaire au grand axe vulvaire, qu'il lui soit oblique ou parallèle, la chose importe fort peu. *Le tout,* encore une fois, *c'est que les cuillers tiennent bon;* la poignée une fois articulée, offre toujours la même prise, quelle que soit la direction qu'elle présente.

5° *De la position des cuillers sur la tête fœtale. — Des stigmates qu'elles impriment sur cet organe.*

Lorsque la tête est descendue sur le plancher périnéal, les deux cuillers affectent une disposition à peu près symétrique sur la portion de l'organe répondant à la concavité inférieure du sacrum. S'il s'agit d'une position occipito-pubienne, chacun des becs prend son point d'appui sur l'une et l'autre région sus-sourcilière, où il laisse d'ordinaire des stigmates si légers, qu'il suffit de quelques heures, au plus, d'un ou deux jours pour les faire disparaître. Si c'est le front qui, se trouve situé en arrière de l'arcade pubienne, les deux cuillers vont se poser sur l'occiput; leur impression est si peu marquée, qu'elle disparaît, d'ordinaire, au simple lavage. Dans ces conditions, l'accoucheur n'a guère à vaincre que la résistance des parties molles. Aussi lui suffit-il presque constamment de faire usage de deux ou de trois doigts pour opérer l'extraction de la tête.

Lorsque cet organe est plus haut situé, il s'agit le plus souvent d'une position transversale ou diagonale de la tête. Quatorze fois sur vingt on est en présence d'une occipito-iliaque gauche antérieure. En pareils cas le bec de la cuiller droite porte sur la région sus-orbitaire gauche; celui de la congénère prend son point d'appui sur la région temporale ou auriculaire du même côté, avec un engagement toujours un peu moins considérable, tenant à l'obliquité de cette même branche, condition qui diminue d'autant son degré de pénétration. De là double asymétrie dans la position des deux cuillers; asymétrie suivant la circonférence de la tête; asymétrie suivant la hauteur périmétrique ou équatoriale. La dénomination de *forceps asymétrique*, à quelques exceptions près, est donc non moins juste que celle du *Retroceps.*

D'après ce qui précède, on peut se convaincre que, dans les présentations du vertex, 9 fois sur 10, peut-être, on n'a à noter qu'une seule empreinte; le stigmate frontal. La plupart des applications du Retroceps ont, en effet, leur raison dans les positions transversales ou diagonales de la tête, soit au détroit supérieur, soit au sein de l'excavation. En pareils cas, la condition même de l'instrument veut que l'un des becs s'applique sur l'un des côtés du front, le bec congénère (auquel est d'ordinaire dévolu le rôle le plus important dans la manœuvre de l'entraînement de la tête), prenant appui vers la région temporale homonyme. Bien souvent, je l'ai déjà dit, ce dernier ne laisse aucune empreinte. Plusieurs fois il m'est arrivé de ne constater cette dernière que *post mortem.*

Il faut même grandement tenir compte de cet effet cadavérique, qui est de nature à impressionner péniblement les familles et à faire croire aux parents que la prompte mort de l'enfant a été occasionnée par le fait des manœuvres instrumentales.

Dans un cas très-épineux, dont j'ai triomphé au moyen du Retroceps (brièveté excessive du cordon ombilical), l'enfant vint au monde dans un état d'asphyxie dont j'eus la plus grande peine à le faire sortir. Le stigmate frontal était presqu'imperceptible. Le second bec avait laissé une empreinte légère sur la région temporale gauche. Je m'assurai que la boîte crânienne n'était le siège d'aucune fracture. Onze heures plus tard, l'enfant avait cessé de vivre. Presque aussitôt après sa mort, l'empreinte temporale se convertit en une large ecchymose, qui me fit accuser de la mort de cet innocent. Cette triste issue m'a fait perdre la confiance de cette famille, qui antérieurement m'était fort attachée.

Depuis cette époque, j'ai pour constant, après toute application de Retroceps, de bien faire constater par chacun des assistants, et les empreintes laissées par les cuillers, et l'intégrité de la voûte crânienne. J'ai bien soin, aussi, à tout évènement, de mettre les parents en garde contre les apparences fallacieuses en rapport avec les phénomènes cadavériques.

Les empreintes des cuillers permettent d'établir parfaitement, *a posteriori,* la position primitive de la tête.

La partie qui s'est présentée à l'orifice cervical correspond toujours au point le plus déclive situé en avant des stigmates. Lorsque la résistance a été considérable, s'il y a eu tendance au dérapement et nécessité de remettre en place, à plusieurs reprises, l'une des cuillers, on trouve presque toujours plusieurs impressions plus ou moins profondes sur la région frontale. Quant à la région pariétale, l'empreinte y est toujours beaucoup moins prononcée, eu égard à sa contexture moins délicate, ainsi qu'à la présence des produits pileux qui la protégent.

Pour que l'enveloppe tégumentaire, toutefois, se trouve réellement endommagée, il faut, ou que le bord antérieur des becs de l'instrument ait été insuffisamment affranchi par le fabricant, ou que l'accoucheur ait été contraint de déployer une très-grande force. Sur 57 applications heureuses de Retroceps que j'ai moi-même effectuées, une fois seulement l'enfant a porté des marques, peut-être indélébiles, de l'action de l'instrument. Encore dois-je ajouter que le bec vulnérant avait porté sur une partie éminemment délicate. Je veux parler de l'angle de la branche horizontale du maxillaire inférieur, à sa partie moyenne.

Dans tous les cas où il n'y a aucune disproportion entre les organes, s'agit-il même d'une présentation vicieuse de la tête, on a souvent de la peine à constater même l'impression d'une seule cuiller.

Lorsque la tête est sensiblement inclinée et défléchie, lorsque la réduction nécessite d'assez grands efforts, on trouve l'empreinte de l'une des cuillers, la gauche dans les positions OIG (dont nous nous occupons surtout ici, en raison de leur plus grande fréquence) vers l'angle, ou sur le rebord de la branche horizontale gauche du maxillaire inférieur.

En pareils cas, la compression a, quelquefois, pour effet de déterminer une paralysie du nerf facial, dont la durée d'ailleurs n'excède guère 24 ou 48 heures. J'ai eu, pour mon compte, quatre fois, sur mes 57 cas, occasion de noter cette légère lésion, qui a toujours disparu spontanément au bout de quelques heures.

Il va de soi-même que la double cuiller ne va pas se poser mathématiquement à l'extrémité postérieure même du diamètre sacro-pubien. Elle peut souvent correspondre à l'une ou l'autre aire postéro-latérale du bassin. Il ne faut prendre aucun souci de ce point de détail. On la laisse prendre la place qu'elle affecte le plus naturellement. Encore une fois, la seule condition qui importe, c'est que les becs trouvent, sur l'organe, une prise suffisamment solide.

Dans les positions dites vicieuses de la tête, la formule du placement des cuillers est non moins simple. Elles sont successivement conduites en arrière de l'organe vers l'une quelconque des aires postéro-latérales du bassin. L'un des leviers, d'ordinaire, correspond à la concavité du sacrum ; le second se place en regard de l'une ou l'autre symphyse sacro-iliaque.

Ainsi qu'on peut s'en convaincre, le Retroceps est si heureusement conçu qu'il se place, on peut dire, de lui-même, et évite, à ce point de vue, toute perplexité à l'accoucheur. Il en résulte une telle simplification, au point de vue du diagnostic que, grâce à lui, il n'est nullement utile de se préoccuper de la position exacte de la tête.

Pour ce qui me concerne, mon unique soin, dans les circonstances ordinaires, c'est de m'assurer qu'il s'agit bien réellement d'une présentation quelconque du sommet. Au lieu de procéder à l'examen minutieux des sutures, je m'efforce de saisir une pincée de cheveux. Parfaitement sûr, dès-lors, que que j'ai bien affaire à un engagement du vertex, je m'en remets entièrement, pour le reste, aux précieuses vertus de mon instrument.

S'agit-il d'une présentation vicieuse de l'organe? Je n'ai d'autre souci que de faire affecter sur l'un des points de sa circonférence postérieure, une prise suffisante aux becs de mes cuillers. Me trouvé-je, par exemple, en présence, d'une présentation de la face, en mento-iliaque droite? Les deux cuillers iront d'elles-mêmes se placer dans l'aire latéro-postérieure gauche du bassin. La cuiller gauche prendra son point d'appui sur la région temporale ou auriculaire gauche; la droite embrassera le sommet de la tête vers l'aire postéro-latérale gauche du pelvis.

Il est aisé de se convaincre, d'après tout ce qui précède, que le Retroceps n'a point d'analogue pour ce qui a trait au mode de préhension de la tête. On le voit, il agit absolument à l'instar de la main, le plus parfait des modèles, que je me suis efforcé de copier aussi fidèlement que possible.

Après ces notions préliminaires on comprendra beaucoup mieux ce qu'il me reste à dire pour ce qui a trait aux manœuvres de l'extraction.

6° *De la mise en œuvre du Retroceps.*

Lorsque l'on n'a pas de trop grandes résistances à vaincre, quelles que soient d'ailleurs la hauteur et la position de la tête, on peut laisser la femme étendue en supination sur sa couche.

Si l'instrument affecte sur l'organe une prise solide, il suffit souvent d'utiliser deux ou trois doigts pour opérer des tractions, *dont la durée ne doit jamais excéder quelques secondes.* Après quelques minutes d'arrêt, on recommence la même manœuvre. *Durant chacune des tractions la main restée libre sera constamment utilisée, soit pour écarter les parties molles qui font obstacle au passage de la tête, soit pour les protéger, si elles courent quelque risque de se contusionner ou de se déchirer.*

Pour le faire remarquer incidemment, le *Retroceps est le seul forceps connu qui soit susceptible d'être ainsi manœuvré d'une seule main, quelle que vicieuse que puisse être la présentation de la tête.* Il est, je crois parfaitement inutile de faire ressortir l'immense avantage que réalise cette précieuse condition de mon instrument.

Lorsque la tête est descendue sur le plancher du bassin, il suffit souvent d'une seule cuiller, montée ou non sur le manche commun, pour opérer l'extraction de l'organe.

Il est encore d'autres cas dans lesquels on peut retirer un immense parti de cette courbure exagérée sur le plat des cuillers, qui leur assure les avantages d'un *véritable crochet mousse*. C'est ainsi, notamment que, dans un cas très-grave de dystocie, le docteur Phelippeaux, de Saint-Savinien, après avoir vainement tenté d'articuler normalement son Retroceps, eut l'idée d'opérer des tractions avec les branches saisies à pleine main par leurs tiges. Il lui fut ainsi donné d'entraîner une tête d'un volume monstrueux et hydrocéphale, pour l'extraction de laquelle trois séries d'applications préalables de forceps croisé avaient été infructueusement effectuées. (1)

Mais, dans les conditions ordinaires, il arrive souvent que quelques doigts n'apportent qu'un insuffisant contingent de force à l'accoucheur. Alors le manche doit être saisi à pleine main. L'effort acquiert dès-lors plus de puissance. A part cette circonstance, le reste de la manœuvre demeure exactemement le même.

Contrairement à ce qui a lieu pour l'instrument classique, ce n'est nullement le sens des axes du bassin qu'il faut avoir en vue, pour donner une direction aux tractions manuelles. *Quelles que soient la position, la hauteur de la tête, règle générale, il convient toujours de tirer dans le sens, quel qu'il soit, de la résistance.*

C'est pour ne s'être point conformé à ce précepte fondamental, que plus d'un accoucheur, à ma connaissance, a pu douter de la fidélité d'action de mon instrument. D'ordinaire, *lorsque la tête est encore à une hauteur quelconque, au-dessus du plancher du bassin, les tractions doivent s'effectuer dans une*

(1) Voir les détails de cette très-remarquable opération dans le n° du 21 septembre 1868 de l'*Abeille médicale.*

direction souvent inférieure au sens de l'axe du corps de la femme. Si, dans de telles conditions, les cuillers ont tendance à lâcher prise, il faut chercher une meilleure voie. L'instrument sera donc remis en place, soit qu'il devienne possible de le remonter doucement dans son ensemble et d'une seule pièce, soit qu'on prenne le parti de repousser successivement l'une et l'autre branche au sein de l'organe. Il suffit souvent alors de désarticuler la pivotante, le manche pouvant être utilisé pour replacer la basculante toute montée.

L'instrument une fois en position, au lieu de tirer à soi directement, *on dirigera l'effort de gauche à droite.* Si cette voie n'est pas plus sûre que les précédentes, les cuillers seront de nouveau replacées, s'il y a lieu, puis on obliquera de *droite à gauche; on abaissera fortement le manche, on s'efforcera, par tous les moyens, d'ébranler la tête, et de trouver un point d'appui plus solide.* On évitera soigneusement les efforts violents; en procédant, en quelque sorte, à petits coups. Cette manœuvre pourra exiger un peu de patience, mais le succès est à peu près assuré à quiconque sait bien se servir du Retroceps.

Il est pourtant des cas dans lesquels il importe d'éviter de tracer, en quelque sorte, la voie à l'instrument. S'il a tendance à se déplacer en tel ou tel sens, *il faut lui rendre la main. C'est alors à l'accoucheur, non de lui donner l'impulsion, mais de céder, d'obéir à la sienne.*

Les cuillers affectant une prise solide, a-t-on besoin d'un plus grand déploiement de force ? Il faut saisir la poignée à pleines mains. Souvent l'accoucheur peut effectuer des tractions suffisamment énergiques tout en restant debout, près du bord droit du lit, et sans faire subir à la femme aucun déplacement.

Mais il est des cas où cette posture devient trop fatigante pour l'homme de l'art. Il est alors préférable de faire placer la femme, soit diagonalement, ainsi que je l'ai dit plus haut, soit transversalement au travers du lit, dans l'attitude classique, si l'on se trouve en présence de grandes difficultés tocologiques.

Il peut devenir indispensable, pour effectuer des tractions suffisamment énergiques, de faire usage des deux mains et de prendre un appui avec un ou deux genoux, contre le bord du lit de misère. Il m'est arrivé, une seule fois, de me faire suppléer dans un cas très-grave de dystocie, et de mettre en jeu le puissant système musculaire d'un vigoureux campagnard, qui a pu faire, dans ses tractions, une dépense de 115 kilogr. de force.

Dans les cas de cette nature, il serait infiniment préférable de recourir aux appareils à traction, qui auraient pour infaillible résultat de réduire de plus de moitié la dépense de force. C'est en vue de semblables éventualités que j'ai imaginé et fait exécuter un *tracteur obstétrical*, que je considère comme appelé à rendre les plus signalés services aux accoucheurs.

Il est bien rare, du reste, que les manœuvres de l'extraction nécessitent une aussi grande dépense d'énergie musculaire, lorsque l'on met en œuvre un instrument qui laisse à la tête toute liberté d'accommoder à la filière utéro-pelvienne ses diamètres les plus favorables. On sait combien il est loin d'en être de même lorsque l'on fait usage des divers forceps symétriques qui ne laissent à l'organe aucune latitude, et l'entraînent tel quel, par la force brutale, dans la position même où il a été saisi. Dans les cas qui nous occupent, les difficultés de l'extraction viennent presque toujours du volume disproportionné de la tête. Or, on le comprendra à merveille, ces conditions exigent, nécessairement, une puissance proportionnée à la résistance.

La tête, une fois descendue sur le plancher périnéal, il devient indispensable de changer la direction des tractions. A mesure que l'organe achève son évolution infra-pubienne, il convient de relever le manche de l'instrument et d'incliner ses tiges dans la direction du pubis, en évitant toutefois d'exagérer ce mouvement d'élévation qui aurait pour effet d'entraîner à vide les cuillers.

Vient bientôt le moment suprême de l'énucléation périnéale. Entre tous les instruments, il n'en est pas de plus heureusement conçu que le Retroceps pour prévenir la rupture des parties molles distendues. Il suffit, pour cela, de procéder avec une grande lenteur, et de soutenir soigneusement d'une main le plancher musculaire, tandis que de l'autre on effectue des tractions très-douces et ménagées, tantôt à gauche, tantôt à droite. *La rupture du périnée ne se produit qu'alors que, au lieu de modérer l'effort utérin, de contenir la tête, on procède trop brusquement à son extraction.*

§ 5. — De l'opportunité de la mise en œuvre du Retroceps.

Les conditions du Retroceps permettent à l'accoucheur d'intervenir dans l'acte de la parturition à une époque où tout autre engin de délivrance ne saurait encore être utilisé. Ses étroites cuillers, je l'ai déjà dit, peuvent trouver un passage alors que le col utérin présente à peine $0^m,04$ d'ouverture. Dans ces conditions, l'instrument peut être appliqué même au-dessus du détroit supérieur, et cela, sans le moindre danger pour la patiente, sans être, bien plus, pour elle la source d'aucune douleur.

Il faut bien savoir, toutefois, qu'il ne suffit pas que les deux cuillers soient en place pour qu'il devienne facile de les articuler sur leur poignée commune. *Cette articulation n'est possible qu'à la condition que le col utérin soit assez dilatable pour permettre un degré convenable d'écartement des deux tiges.*

Lorsque la dilatation du col n'est pas assez avancée pour favoriser l'exécution de cette manœuvre, il convient de se garder de toute violence. Il est bon, en pareils cas, de saisir les deux tiges à pleine main, et de s'en servir pour effectuer quelques tractions méthodiques qui ne tardent pas, par la stimulation du col, à opérer un effacement suffisant pour rendre possible, au bout d'un laps de temps fort court, l'articulation des deux branches.

Si on le trouve plus opportun, on peut retirer les deux leviers pour recourir à la simple dilatation digitale, par laquelle on obtient assez vite le degré de perméabilité nécessaire pour remettre bientôt en place les leviers. C'est grâce à ces conditions favorables qu'il est donné à l'accoucheur de venir puissamment en aide à la femme, sans lui faire courir le moindre danger. Tel est le principe sur lequel repose une nouvelle pratique tocologique à laquelle j'ai donné le nom *d'accouchement physiologique artificiel*, dont j'aurai dans quelques instants à m'occuper.

§ 6. — **De la sûreté d'action du Retroceps. — Du dérapement de ses cuillers.**

On a peine à concevoir qu'un instrument, qui n'embrasse la tête qu'en arrière, et suivant un quart ou un tiers seulement de sa circonférence, puisse affecter sur elle une prise quelque peu sûre : mais que l'on veuille bien réfléchir à la manœuvre de la réduction manuelle céphalique. Que manque-t-il souvent à la main pour opérer heureusement cette dernière ? Que lui manque-t-il, bien plus, pour effectuer convenablement l'abaissement, l'extraction de la tête, dans tous les cas où l'on fait usage de la tenaille traditionnelle ? Une seule condition : une force suffisante, qui est si loin d'être le propre de ce frêle et si délicat organe de préhension. Eh bien ! la qualité essentielle qui lui manque, le Retroceps la possède à un haut degré. Cet instrument, je le répète, n'est autre chose qu'une toute puissante main d'acier.

Deux conditions sont indispensables pour assurer la sûreté d'action à cette double cuiller. D'une part, il est indispensable que la tête trouve, à l'opposite, un point d'appui solide, qui ait pour effet de la maintenir dans la sphère d'action de ces nouveaux doigts d'acier.

Il est, en second lieu, de rigueur que la prise des cuillers soit assurée par leur contact intime, avec l'organe qu'elles embrassent. S'il se trouve, en effet, entre ce dernier et l'aire postérieure du bassin, un espace en rapport avec l'étendue du cintre, qui fait des leviers autant de crochets mousses, nul doute que ces derniers ne soient arrachés à vide, sous l'influence de tractions peu méthodiquement dirigées.

Au détroit supérieur, et souvent même au-dessus, cet échappement est peu à craindre, lorsque l'on sait utiliser l'instrument avec quelqu'intelligence. La tête, en pareils cas, plus ou moins inclinée prend, au-dessous (je parle anatomiquement) de la bosse du pariétal engagée, un solide point d'appui contre l'arc du pubis. Les deux becs des cuillers trouvent, à l'opposite, une prise solide au-delà de l'autre bosse pariétale, qu'elles embrassent. Les tiges, et plus tard les cuillers, d'un autre côté, sont solidement maintenues par les divers plans osseux, ligamenteux et musculaires qui, ainsi que le disait Baudelocque, agissent sur elles à l'instar de l'anneau coulant de certaines tenailles.

Ces conditions expliquent suffisamment la sûreté d'action du Retroceps, sûreté d'action de beaucoup supérieure, en pareils cas, à celle du forceps croisé, ainsi qu'en font foi des faits déjà fort nombreux, empruntés tant à ma propre pratique, qu'à celle d'une foule de confrères, qui ont bien voulu me communiquer leurs observations.

Les mêmes conditions existent, à un variable degré, dans les divers plans de l'excavation. Là où elles sont convenablement réalisées, le Retroceps présente la même sûreté d'action. L'instrument vient-il à se montrer infidèle? De deux choses l'une : ou l'opérateur ne sait point en faire convenablement usage, ou il se trouve en présence de difficultés réelles, parfois même insurmontables, et susceptibles de défier l'action de tous les autres forceps.

Il convient de rechercher les causes de nature à expliquer les insuccès du Retroceps qui, ainsi que tous les forceps possibles, mais assurément plus rarement qu'eux, peut encore quelquefois faillir à l'espoir de quiconque, surtout, ne sait point bien l'utiliser.

Au détroit supérieur, des faits nombreux sont là pour en faire foi, c'est le plus sûr, le plus maniable de tous les forceps connus.

Au-dessus même du détroit supérieur, il a plusieurs fois été employé avec le plus grand succès. M. le docteur Thierry-Mieg l'a deux fois utilisé avec bonheur, en le faisant pénétrer à 26 centim. de profondeur, au sein des organes maternels. Le docteur Ch. Duval l'a employé non moins heureusement une fois, dans les mêmes conditions, pour un cas de rétrécissement du détroit supérieur à $0^{m},085$. L'instrument a, par lui, été engagé jusqu'à la poignée.

Deux fois, à ma connaissance, le Retroceps a échoué dans des conditions analogues (au-dessus du détroit supérieur). Dans un cas, l'accoucheur a pratiqué la version; manœuvre qui, pour le dire en passant, a occasionné la mort de l'enfant. Dans l'autre cas, l'accouchement a été terminé par l'application du forceps Hattin. Mais, notons bien cette particularité, il s'agissait, cette fois, d'un vieux professeur d'une école secondaire de médecine!

Or, c'est le cas de le répéter avec M. Ch. Duval : « A cette élévation, en principe, pratiquez la grande version : forceps croisé, si vous l'osez! »

Dans les conditions ordinaires, 5 ou 6 cas de dérapement du Retroceps se sont produits, à ma connaissance, au sein même de l'excavation du bassin.

Il est pour moi hors de doute que, dans tous les cas, mes confrères n'ont point su se servir de leur instrument. Ils ont manifestement tiré dans une mauvaise direction, souvent, sans doute, en relevant trop fortement le manche du Retroceps. Or, ainsi que le fait très-justement remarquer le docteur Ch. Duval, « il ne faut, en pareils cas, accuser que la vicieuse façon de procéder de l'accoucheur. *Il est, en effet, de la plus grande évidence que tout mouvement dans l'axe de courbure des cuillers, aura pour conséquence de les extraire du vagin.* »

Il est, cependant, diverses conditions susceptibles par elles-mêmes de favoriser le dérapement.

Trois ou quatre fois je me suis trouvé moi-même aux prises avec cette difficulté. Or, j'en suis toujours sorti à mon honneur, sauf un cas dans lequel la mutilation préalable de l'enfant est devenue une nécessité, à laquelle d'ailleurs l'usage de tout autre forceps n'eût pu me soustraire.

Les conditions dans lesquelles se produit d'ordinaire le dérapement, sont les suivantes :

Au-dessus du détroit supérieur, la tête peut fuir en avant des cuillers au-dessus du pubis.

Il ne faut pas l'oublier : l'excavation est plus étendue de $0^{m},01$ que le détroit supérieur, pour ce qui a trait au diamètre antéro-postérieur, qui peut encore être accru par l'exagération de la concavité du sacrum.

Dans ces conditions, l'instrument, au lieu de prendre appui sur la base même du crâne, ainsi qu'au détroit supérieur, repose d'ordinaire sur un point moins résistant du périmètre moyen de la tête.

Plus ou moins notablement engagée, la voûte osseuse est beaucoup plus susceptible de céder sous la pression, de s'allonger, de fuir en avant des becs de l'instrument, alors surtout que le degré d'ossification est peu prononcé.

A ces conditions peut se joindre le décoiffement de la tête. Le col alors cesse d'agir sur les deux leviers à l'instar d'un anneau.

Que se surajoutent une grande lubréfaction des organes sexuels, la souplesse, le relâchement des parties musculaires et ligamenteuses, et l'on aura une idée des principales conditions organiques susceptibles de donner lieu au dérapement des cuillers.

En dehors de ces causes différentes et pouvant s'y adjoindre, on peut ajouter diverses circonstances inhérentes au produit de la conception. Par exemple : un volume disproportionné de la tête ; certaines présentations vicieuses ; la brièveté excessive du cordon ombilical ; l'hydrocéphalie (double cause de dystocie, par excès de volume et par ostéomalacie), etc., etc.

Mais, il faut bien le dire, de telles difficultés sont tout exceptionnelles. La meilleure preuve s'en peut tirer de l'examen des faits que j'ai pu colliger.

Aujourd'hui, 9 août 1873, j'ai pu réunir un effectif de près de cinq cents applications heureuses du rétroceps. Pour opposer à ces faits, déjà assez imposants par leur nombre, je ne connais que quelques insuccès réels de cet instrument. Ces faits, d'ailleurs, seront plus loin l'objet d'un exposé spécial (V. p. 358).

Je me hâte d'ajouter que toutes les fois que, entre mes mains, le rétroceps a été frappé d'impuissance, le forceps classique a également échoué, et le sacrifice intra-utérin de l'enfant est devenu une obligation suprême.

La même remarque a été faite par MM. Delore, de Lyon, Delamarre, de Seès, Thierry, Duplessy, De Henne, etc.

Ces accoucheurs, après avoir échoué au moyen du rétroceps, ont eu recours, sans plus de succès, à l'engin classique de délivrance. Pour eux aussi l'embryotomie est devenue une suprême nécessité.

Ce fait est pour moi hors de doute: la plupart des insuccès que j'aurai à enregistrer, en ma qualité d'historien impartial, ont essentiellement tenu à la façon défectueuse suivant laquelle ont été effectuées les tractions, par des confrères novices en fait de rétrocepsie.

Je connais, par contre, de nombreux faits dans lesquels le rétroceps a merveilleusement agi, après des tentatives multiples et stériles de l'engin traditionnel.

J'ajouterai, comme dernier trait, que vingt fois le rétroceps a été appliqué dans autant de cas de présentation de la face, deux fois dans celle de l'oreille. Il a pu obtenir, à ceux qui l'ont mis en œuvre, vingt-deux succès, dont vingt-et-un des plus faciles.

On peut voir, par ce qui précède, combien en somme est réelle, indiscutable, la supériorité d'action du rétroceps sur tout instrument symétrique.

Quant au dérapement des cuillers, on a pu se convaincre, par les chiffres qui précèdent, combien cet inconvénient, par le fait, est rare. J'ajouterai que, avec un peu d'expérience de patience, dans les limites du possible, il est toujours onné à l'accoucheur d'en triompher.

Si l'on faisait la même étude pour ce qui a trait au forceps roisé, on ne tarderait pas à se convaincre que sa production st beaucoup plus fréquente, que ses effets, surtout, sont inniment plus meurtriers.

Du reste, ceci soit dit une fois pour toutes, *il faut bien se arder de faire de la retrocepsie quand même.* Il est pour moi ositif que, sur 20 conditions qui comportent l'emploi d'un nstrument de préhension, 19 fois les avantages les plus arqués doivent demeurer, en réalité, tout à l'avantage du Retroceps. Mais qui nous dit que le fait qui vient à nous incomber, ne soit pas précisément ce 20e cas, qui comporte ustement l'usage de l'instrument classique?

Je suis convaincu que quiconque est pourvu d'une dose suffisante d'intelligence, de patience et d'adresse manuelle, peut presque sûrement triompher de toutes les difficultés réellement non insurmontables, au moyen du Retroceps. Toutefois, lorsqu'après plusieurs tentatives infructueuses, on en est venu à désespérer des vertus de cet instrument, il faut, sans hésiter, en essayer d'un autre. Il se peut faire alors que le forceps croisé donne un meilleur résultat. Mais, je me hâte de le dire, de tels faits sont fort exceptionnels et ne se sont jamais produits, que je sache, entre les mains de quiconque a bien compris la manœuvre du Retroceps.

Sans parler des faits qui me sont propres et qui viennent à l'appui de cette assertion, je rappellerai que M. Phelippeaux, dans trois cas très-épineux, après plusieurs tentatives infructueuses effectuées au moyen du Retroceps, crut bon de renoncer à cet instrument pour essayer du forceps croisé. Ce dernier ne réussit pas davantage. Alors ce distingué confrère, face à face avec la barbare pratique de l'embryotomie, eut le bon esprit de tenter un dernier effort au moyen du Retroceps. Dans les trois cas, cet instrument lui a valu autant de magnifiques succès.

Encore une fois, je crois fermement que, en dehors de difficultés invincibles, la tête peut toujours être extraite heureusement au moyen du Retroceps. Le tout, c'est de savoir tirer un parti convenable d'un instrument dont, en fin de compte, la manœuvre est, en tous points, différente de celle du forceps. Ce dernier une fois en place, la force brutale doit, vite ou point, avoir raison du reste. Quant à l'autre, il exige assez souvent, dans *les cas réellement épineux*, une certaine adresse, et surtout une patience, une ténacité qui sont loin d'être le fait de la pratique ordinaire. Pour ce qui me concerne, combien de fois, déjà, pour prix de persévérants efforts, soutenus pendant plusieurs heures, n'ai-je pas eu la douce satisfaction de sauver de jeunes existences fatalement condamnées, si je n'eusse pu disposer que du forceps classique ? Cet instrument, en effet, par ses conditions mêmes, ne saurait se prêter à des manœuvres spéciales, si bien faites déjà, par elles-mêmes, pour assurer le succès du Retroceps.

§ 7. — Exposé des principes sur lesquels repose la méthode de la Retrocepsie.

Non-seulement le Retroceps l'emporte sur tous les forceps connus, lorsque l'on en fait usage au détroit inférieur et dans l'excavation, mais sa supériorité est, de plus, incontestable pour tout esprit non prévenu, lorsqu'on le met en œuvre au détroit supérieur, et souvent aussi au-dessus de ce même détroit. Ces précieuses vertus ne sont plus aujourd'hui contestées par aucun des nombreux accoucheurs qui ont tenté de mettre mon instrument à l'épreuve. Elles ne sont niées que par ceux d'entre eux qui ont eu la prétention de juger par l'induction, par le simple raisonnement, voire même *par la plus mûre réflexion* (1) (*sic*), un agent de préhension dont ils n'ont même point compris le mode tout spécial d'action.

(1) Allusion à un article publié dans le nº 25, 1868, de la *Tribune médicale*, par M. le docteur L. (de C.)

Comme la méthode que j'ai inaugurée diffère essentiellement de tout ce qui a été tenté jusqu'à ce jour, pour bien me faire comprendre, je dois exposer avez quelques détails les données sur lesquelles elle repose.

I. — *Les divers forceps symétriques sont-ils construits de la façon la plus convenable pour réaliser heureusement leur objet?*

Examinons d'abord si l'instrument traditionnel, que je dois prendre pour type, réalise les conditions les plus convenables pour opérer heureusement l'extraction de la tête.

Pour mener à bien une telle opération, tout agent de préhension a un double, je dirai même, un triple objet à réaliser. Il doit : 1° abaisser l'organe; 2° lui faire exécuter un mouvement de pivot en arrière et au-dessous de la symphyse pubienne; 3° la réduire enfin, toutes les fois qu'il y a lieu, au sein de l'excavation pelvienne.

Or, les divers engins obstétricaux, successivement proposés jusqu'à ce jour, remplissent-ils, aussi heureusement que possible, ce triple objet? Il s'en faut de beaucoup, je n'hésite nullement à le proclamer, et en voici les raisons.

Étant tous construits sur le principe de la *diamétrocepsie* et s'adaptant très-fortement sur l'organe fœtal, celui-ci doit nécessairement être entraîné dans la position même où il est saisi entre les deux cuillers. Nonobstant ces conditions éminemment défavorables, l'opération, je n'en disconviens pas, est le plus ordinairement conduite à bonne fin. Mais qu'est-ce que cela prouve? Uniquement une chose, à savoir : que les instruments les plus détestables sont encore susceptibles de fournir des résultats passables. Mais aussi à quel prix dans l'espèce? Je ne crains pas de le dire *per fas et nefas!*

Trois conditions sont ici de nature à donner gain de cause au pitoyable engin traditionnel : la lubréfaction des parties, si propre à favoriser le glissement des surfaces en rapport; la réduction parfois notable de l'organe fœtal; la somme de force, trop souvent considérable, dépensée pour effectuer les manœuvres de l'extraction.

Non-seulement les divers forceps symétriques ne laissent aucune latitude à la tête, fatalement entraînée telle quelle, et, j'ose le dire en aveugle, par la force brutale, mais encore la manière suivant laquelle, par leur moyen, s'opèrent les tractions, est contraire à la logique et au bon sens.

A quelles conditions peut-on le plus sûrement entraîner la tête au travers de la filière utéro-pelvienne? Il est indispensable de faire en sorte que l'organe présente constamment, à cette dernière, ses diamètres les plus favorables. J'ai, nombre de fois déjà, démontré que, jusqu'ici, on n'a cessé de prendre tout à contrepied cet important précepte.

Il est de rigueur que le centre de gravité de la tête parcoure successivement chacun des points de l'axe curviligne du bassin. Or, trop de circonstances sont susceptibles de faire varier ce même axe, pour qu'il soit donné à l'opérateur de déterminer sa direction. La réalisation de cet objet, d'une importance si capitale, ne peut être obtenue que par le moyen d'un instrument tellement conçu, que l'organe conserve assez de liberté pour se frayer, si je puis ainsi m'exprimer, à lui-même, son passage. Eh bien! les divers forceps symétriques sont-ils établis de telle sorte que la tête conserve, entre leurs mors puissants, une latitude devenue indispensable? Non-seulement cette partie fœtale est saisie assez solidement pour ne former qu'un tout avec l'impitoyable tenaille, mais les cintres sur le champ de ses cuillers ont été si malheureusement établis que, loin d'entraîner l'organe dans un sens convenable, ils l'attirent, au contraire, dans une direction toute opposée à celle qui lui est tracée par la nature.

On va croire que j'exagère? Que l'on veuille bien ouvrir le premier *Traité d'accouchements* et considérer toute planche représentant, vue de côté, une application quelconque du forceps croisé. La condition de rigueur, pour entraîner une tête préalablement saisie au moyen d'un engin symétrique, n'est-elle pas de tirer dans le sens des axes du bassin? Or, qui donc aurait la prétention de se conformer à cette règle, en faisant agir la force à l'extrémité digitale du levier coudé, formé par l'instrument classique ? Vous croyez entraîner l'organe au travers de la filière pelvienne ? Mais vous n'arrivez, bien loin de là, au moyen de vos tractions soi-disant méthodiques, qu'à le presser, en raison directe de la force déployée, soit au-dessus, soit en arrière de l'arc pubien, suivant la position où il se trouve saisi.

Nos maîtres, je le sais, nous donnent le conseil, lorsque la tête est au-dessus du détroit supérieur, ou en haut de l'excavation, de porter fortement en arrière les manches du forceps, afin de tirer dans le sens de l'axe du détroit supérieur. Mais, encore une fois, reportez-vous aux planches figurées dans les traités d'acouchements, et vous verrez combien vous suivez encore une vicieuse direction, alors même que vous portez l'extrémité manuelle de votre instrument assez en arrière pour contusionner, meurtrir, lacérer le plancher périnéal ; manœuvre détestable qui, pour le dire en passant, plus d'une fois à ma connaissance, a entraîné la gangrène plus ou moins étendue des parties molles. Abaissez, en effet, une perpendiculaire du centre du plan fictif représentant le détroit supérieur : elle vient aboutir vers la pointe du coccyx. Or, le plancher périnéal à l'état de repos, tel qu'il se présente lorsque la tête est encore en haut de l'excavation, n'a pas moins de $0^{m},08$ de longueur. De quelque façon que vous vous y preniez pour tirer dans le sens de l'axe du détroit supérieur, vous opérez donc d'autant trop en avant encore vos tractions.

Ce n'est pas tout. Plus vous portez en arrière et en bas les manches de votre instrument, plus aussi vous ramenez en avant les becs de ses cuillers. Au lieu donc d'engager la tête, vous la poussez contre l'arc pubien, et vous n'arrivez à lui faire franchir l'obstacle que sous peine d'un déploiement de force plus ou moins considérable.

Je ne conçois qu'un moyen de faire plus judicieusement usage de l'arme traditionnelle : au lieu de faire vos tractions à l'extrémité même de ce redoutable levier, rapprochez au moins la puissance aussi près que possible du centre de gravité de la tête. Etablissez à cet effet une traverse au centre

4

des fenêtres; prenez, si vous le préférez, un point d'appui en ce même lieu au moyen d'une petite ouverture pratiquée sur l'une et l'autre branche de chacune des cuillers, et fixez là des liens au moyen desquels vous effectuerez vos tractions.

Ce système, recommandé par une de nos illustrations obstétricales contemporaines, M. le docteur Chassagny (de Lyon), réalisera un double avantage : 1° celui de laisser à la tête une certaine latitude pour adapter ses diamètres les plus favorables avec ceux de la filière pelvienne; 2° celui d'éviter une grande dépense de force morte, en entraînant au moins la tête dans une bonne direction.

Si le forceps croisé ne se trouve pas, à l'avance, disposé de telle sorte que l'on puisse faire agir la puissance au point d'élection, que l'on porte du moins le lien unique destiné aux tractions sur l'un et l'autre enfourchement des fenêtres, ainsi qu'en agit M. Joulin, lorsqu'il met en œuvre son aide-forceps. On atténuera ainsi très-notablement encore les inconvénients sérieux en rapport avec l'établissement de la force à l'extrémité des manches du forceps, c'est-à-dire en un lieu d'autant plus défavorable et plus dangereux qu'il est plus éloigné du point rationnel de traction, lequel devrait, de toute nécessité, se trouver dans la ligne de prolongement des fenêtres.

J'en ai dit assez, je l'espère, pour démontrer les vices capitaux de construction du forceps classique pris comme type de tous les instruments établis sur le même principe, mis en œuvre surtout de la façon restée traditionnelle. Il est aisé, d'après ce simple aperçu, de se rendre compte, et des dangers de son emploi, et des déceptions de toute nature qu'il réserve à ceux qui, faute de disposer d'un meilleur engin, se voient encore réduits à en faire usage. Il me reste maintenant à faire connaître les raisons qui expliquent, au contraire, l'innocuïté et la supériorité d'action du *Retroceps*.

II. — *Du mode d'action spécial du Retroceps. — Des raisons qui rendent compte de la supériorité des effets de cet instrument.*

Après avoir démontré que l'instrument classique est construit aussi défavorablement que possible pour remplir convenablement ce triple objectif de tout accouchement, savoir : abaissement de la tête, rotation rétropubienne, réduction, il me reste à démontrer que le Retroceps, au contraire, est susceptible de le réaliser le plus heureusement. Envisageons donc successivement la question sous chacun de ces points de vue différents :

1° *Abaissement de la tête.*

Il ne faut pas perdre de vue la configuration de la filière utéro-pelvienne. Elle est constituée, on est beaucoup trop porté à l'oublier, par un conduit curviligne à parois d'inégale longueur. La paroi antérieure n'est représentée que par la symphyse pubienne, laquelle mesure seulement $0^m,04$ de hauteur. La paroi postérieure, au contraire, est fort étendue ; elle est constituée par le sacrum et le coccyx, dont la longueur est de $0^m,13$. Il faut y ajouter celle du plancher périnéal qui, au moment où la tête franchit la vulve, atteint jusqu'à $0^m,12$ à $0^m,15$. Somme toute, alors que l'organe fœtal n'a à parcourir en avant qu'une étendue de $0^m,04$, il doit décrire en arrière un arc de cercle qui ne mesure pas moins de $0^m,26$ à $0^m,28$.

Cette donnée élémentaire fait voir clairement qu'on se fait d'ordinaire une idée assez peu juste de *l'abaissement* de la tête. On n'est que trop porté à considérer ce phénomène en lui-même comme capital, quand il en est un autre qui l'est bien davantage : *c'est le mouvement de pivot rétro-pubien*, dont j'aurai bientôt à parler. Mais occupons-nous d'abord du premier, et voyons par quel mécanisme le Retroceps opère l'abaissement de la tête.

En vérité, le problème de la retrocepsie n'était pas aussi difficile à résoudre que celui d'Archimède. Pour opérer l'extraction d'un corps étranger quelconque (et à tout prendre, au moment de son expulsion, le fœtus n'est pas autre chose) du sein de nos organes, est-il donc indispensable de le saisir suivant les points opposés de l'un quelconque de ses diamètres? En aucune façon, fort heureusement, car, dans une multitude de cas, ce mode de préhension devient matériellement impossible, eu égard à l'extrême étroitesse des parties. Comment donc procède-t-on en de telles circonstances? On engage un agent convenable de préhension par le point le plus accessible, entre le corps à saisir et le conduit naturel ou accidentel où il se trouve engagé, et on s'efforce de l'entraîner en agissant sur une portion plus ou moins circonscrite de ce même corps étranger.

Ce procédé, si nouveau dans l'espèce, est aussi ancien que le monde; il est monnaie courante dans la pratique chirurgicale. Journellement on en fait application pour l'extraction des corps étrangers du conduit auditif, de l'œsophage, du canal de l'urèthre, etc., etc. La curette, le petit panier de Graeff, le parapluie de Rivière, la sonde à boule de baudruche à insufflation de Béniqué, les canules de Leroy et de Vidal (de Cassis), etc., etc., ne constituent-ils pas autant d'applications de ce même principe d'extraction? Mais, sans sortir du domaine de l'obstétricie, agit-on différemment lorsque l'on fait usage du crochet, soit mousse, soit aigu? Que fait donc autre chose M. Mattei lorsque, pour extraire la tête fœtale, seule restée dans l'excavation, il introduit la main dans l'aire postérieure du bassin, afin de saisir solidement et de dégager plus sûrement la tête? Cet ingénieux procédé est-il autre chose qu'une des plus heureuses applications de la retrocepsie manuelle?

En fin de compte, la retrocepsie instrumentale, au moyen de mon instrument, ne fait qu'appliquer à la tocologie un procédé des plus usuels dans la pratique chirurgicale courante. On ne peut, en vérité, s'étonner que d'une chose, c'est qu'il ne soit venu à l'esprit d'aucun accoucheur, avant moi, d'en faire l'application généralisée à l'extraction de la tête fœtale De tous les modes de préhension, c'est celui-ci, en effet, qui est le plus naturel, le plus aisément applicable, et le plus sûr dans ses effets. C'est assurément à lui qu'on s'empresserait d'avoir recours, si nos organes de préhension réalisaient les conditions indispensables de volume et de puissance pour mener à bien une opération de cette nature.

Quelle serait, en effet, en pareil cas, la ligne de conduite tracée par le bon sens ? On engagerait, non pas une main dans l'une et l'autre aire latérale du bassin, mais une seule d'entre elles ou toutes les deux à la fois en arrière de la tête fœtale, que l'on s'efforcerait d'embrasser à sa partie la plus élevée, afin de l'entraîner, au moyen des doigts recourbés et fortement appliqués sur elle.

Malheureusement, la main est trop volumineuse et surtout beaucoup trop faible pour être utilisée convenablement dans le plus grand nombre de ces circonstances. Eh bien ! le Retroceps n'a d'autre objet que de parer à ces deux défauts essentiels. Cet instrument, je le repetterai jusqu'à satiété, n'est autre chose qu'une main d'acier; c'est-à-dire un organe mécanique de préhension, puissant, irrésistible. Les cintres de ses cuillers sont conçus de telle sorte qu'il lui devient possible de s'adapter presque aussi exactement que leur modèle à la conformation d'un organe sphéroïde. Pour mieux embrasser, elles sont très-excavées ($0^m,045$ en avant, $0^m,05$ en arrière); très-prononcée, leur courbure sur le champ ($0^m,07$) assure aux becs une prise assez solide pour prévenir tout dérapement de l'instrument, pour peu qu'on sache l'utiliser avec quelque peu d'intelligence.

Après ces explications, il devient, je crois, très-facile de s'expliquer la sûreté d'action du Retroceps pour ce qui a trait à l'abaissement de la tête fœtale. C'est une main qui saisit et entraîne.

Un dernier trait, peut-être un peu vulgaire, va me permettre de rendre plus palpable encore le *modus agendi* de mon instrument, tout en mettant hors de doute que le principe consacré de la diamétrocepsie, tenu jusqu'ici, pour une condition *sine quà non* du succès, n'est nullement indispensable pour l'obtenir.

Soit un bouchon fortuitement engagé dans le sein d'une bouteille. Chacun connaît, pour l'avoir nombre de fois appliqué soi-même, le procédé à la fois le plus simple, le plus sûr et le plus expéditif pour obtenir l'extraction de l'agent obturateur. Il suffit d'utiliser à cet effet le premier bout de ficelle. Essaiera-t-on d'aller saisir le bouchon par les deux points opposés de son plus étroit diamètre, soit par le moyen de deux nœuds agissant à l'opposite, soit par celui d'une anse agissant, par le fait, d'une façon absolument identique? En aucune façon; on procédera d'une manière beaucoup plus simple. On engagera un gros nœud unique en arrière dudit bouchon, on tirera sur le chef libre de la ficelle, et, en un tour de main, l'opération sera conduite à bonne fin. Ce procédé infaillible, qu'est-il donc autre chose qu'une application des plus vulgaires du fécond principe de la retrocepsie? Eh bien! dans l'espèce, le goulot de la bouteille donne une idée de la filière utéro-pelvienne : le bouchon représente la tête fœtale; le nœud de la ficelle, ce sont les becs fortement cintrés sur le champ du Retroceps.

Mais voilà, j'ose le croire, pour ce qui a trait à l'abaissement de la tête, la sûreté d'action de cet instrument étayée sur tout un contingent de preuves d'une valeur indiscutable. Passons actuellement au second point de ma démonstration.

2° *De la rotation rétro-pubienne de la tête.*

Après les explications dans lesquelles je viens d'entrer, j'aurai peu de chose à ajouter pour faire bien comprendre le mode d'action spécial du Retroceps à ce second point de vue. Encore une fois, cet instrument n'a pour objet que de reproduire fidèlement la manœuvre que l'on s'efforcerait d'exécuter avec la main, si cet organe réalisait les conditions voulues de forme et de puissance qui, ainsi que je l'ai déjà fait observer, lui font si complétement défaut.

Raisonnons quelque peu, et posons-nous cette simple question : Voici un organe sphéroïde devant parcourir une filière curviligne dont la paroi antérieure n'a que $0^m,04$ d'étendue, alors que sa paroi postérieure mesure de $0^m,26$ à $0^m,28$. Quel est donc le moyen le plus sûr de lui faire effectuer un trajet dans lequel sa portion postérieure exécutera un arc de cercle considérable, alors que sa partie antérieure devra, en quelque sorte, pivoter sur place ? Ce moyen consistera-t-il à aller saisir bilatéralement la tête, en un point correspondant sensiblement à son centre de gravité ? Non, assurément ; car en procédant de telle sorte, on agira avec une force presque égale sur les points extrêmes du diamètre antéro-postérieur, tandis que, en bonne logique, l'action de la puissance doit surtout se reporter vers la partie destinée à effectuer le trajet le plus étendu. N'est-il pas, dès-lors, de la dernière évidence que l'effort devra, autant que possible, se rapprocher de cette dernière ?

Pour se faire une idée très-juste de ce qui se passe ici, on peut parfaitement se figurer un levier du second genre, ou interrésistant. L'appui est représenté par l'arc pubien ; la résistance correspond au diamètre antéro-postérieur de la tête ; la puissance, enfin, c'est l'agent de préhension. Or, n'est-il pas manifeste que plus ce dernier agira loin du point d'appui, plus sa puissance sera considérable ? Ce principe si élémentaire de mécanique n'établit-il pas de la façon la plus indiscutable que, pour faire évoluer convenablement l'organe dans les conditions toutes spéciales dont il s'agit, ce serait une faute grossière de faire agir la puissance au milieu du bras du levier ? Elle doit évidemment être reportée aussi loin que possible, c'est-à dire à son extrémité même, si faire se peut.

On doit maintenant parfaitement comprendre la différence des résultats obtenus au moyen du forceps classique et du Retroceps. Non-seulement le premier instrument est tellement vicieusement construit qu'il devient littéralement impossible d'effectuer les tractions dans le sens des axes de la filière pelvienne, mais encore il saisit, de toute nécessité, la tête suivant la partie moyenne ou centrale du diamètre antéro-postérieur.

De ces deux raisons découle, comme conséquence forcée, une dépense toujours plus ou moins considérable de force morte. Le Retroceps, au contraire, saisit l'organe à l'extrémité même de ce même diamètre ; il n'y a aucune dépense de force inutile ; le moindre effort est utilisé pour effectuer ce fameux mouvement pivotal, qui peut être considéré comme le temps essentiel et capital de la manœuvre. Saurait on, dès-lors, s'étonner que là où le forceps croisé nécessite la mise en œuvre d'une puissance considérable, ou même échoue de la façon la plus complète, le Retroceps procure, au contraire, à qui sait convenablement en tirer parti, les plus brillants résultats obtenus, dans une foule de cas, avec une facilité véritablement merveilleuse ?

Aussi, lorsque le col est largement ouvert, et qu'il n'y a aucun obstacle du côté des parties dures de la mère, deux ou trois doigts suffisent presque toujours pour opérer l'extraction de la tête, quelle que soit d'ailleurs la nature de la présentation...

3° *De la réduction de la tête.*

Dans l'immense majorité des cas, la tête se présente au détroit supérieur en position transversale ou diagonale. Elle est entraînée telle qu'elle dans l'excavation, où elle exécute son mouvement de rotation intérieure. Par quel mécanisme ce même mouvement est-il effectué si heureusement par le moyen du Retroceps ?

On sait que les cuillers de cet instrument ne correspondent qu'au quart, tout au plus au tiers postérieur du périmètre de la tête. Cet organe reste donc absolument libre en avant de l'agent qui le sollicite. Sous l'influence des tractions, il doit tendre, tout naturellement, à s'engager par la voie la plus favorable qui se présente devant lui.

Or, dans l'accouchement naturel, la descente de la tête ne s'opère que par le fait d'une évolution intra-pelvienne, en vertu de laquelle son plus grand diamètre, l'occipito-frontal, vient se mettre en rapport avec celui du détroit inférieur qui, par ses dimensions, s'en rapproche davantage, le diamètre coccy-pubien. De là ce mouvement spontané de rotation intérieure, qui a pour effet d'amener l'occiput en arrière de la symphyse pubienne.

Eh bien ! sous l'influence des tractions effectuées au moyen du Retroceps, ce même mouvement s'exécute d'autant plus facilement que la tête ne subit aucune entrave, n'étant nullement emprisonnée dans ses cuillers, ainsi que cela a lieu avec tous les instruments de préhension bilatérale.

Nombre de fois, déjà, j'ai vu de mes yeux s'opérer ce mouvement de rotation de l'organe, en avant de mes cuillers. Dans un certain nombre de cas, j'ai vu aussi la tête entraîner avec elle l'instrument, dans son ensemble, de manière à lui faire décrire, en un instant, sous l'influence, sans doute, d'une contraction utérine adjuvante, un arc de près d'un quart et même d'un tiers de cercle d'étendue. On conçoit sans peine combien de telles conditions, spécialement, exclusivement propres au Retroceps, sont susceptibles de faciliter les manœuvres de l'extraction.

Je dois dire maintenant quelques mots de la réduction de la tête, dans les positions dites vicieuses de cet organe.

Que ce dernier soit arrêté au détroit supérieur, qu'il soit plus ou moins engagé dans l'excavation, l'action du Retroceps est absolument la même. Dans tous les cas, cet instrument copie fidèlement la manœuvre de la réduction manuelle. Les deux cuillers, appliquées soit directement en arrière de la tête, soit dans une direction postéro-latérale, la sollicitent de haut en bas, d'arrière en avant. Obéissant à cet autre *vis à tergo*, l'organe cherche à trouver un passage. Encore une fois, il tâche d'accommoder, à cet effet, les diamètres les plus favorables à ceux de la filière ouverte devant lui. Il faut, pour cela, soit qu'il se réduise au préalable, soit qu'il s'engage tel quel, s'il trouve un espace assez largement ouvert pour son passage, sauf à se réduire, à évoluer ultérieurement, au moment même de son dégagement à la vulve, ainsi que cela se produit assez souvent dans certaines présentations de la face.

Ces explications si simples suffiront pour donner les raisons des succès si remarquables fournis par l'emploi de mon instrument, dans les conditions réputées les plus épineuses par les accoucheurs même du plus haut étage. Je veux parler des présentations de l'oreille et de la face, dont le Retroceps se fait littéralement un jeu. J'ai pu, en effet, recueillir aujourd'hui 14 faits de cette nature. Autant de succès, dont 13 des plus faciles, grâce à son précieux concours, ont pu être enregistrés. Qu'y a-t-il, d'ailleurs, dans ce brillant résultat, qui soit susceptible de surprendre? Que manque-t-il, encore une fois, à la mainpour opérer sûrement de semblables réductions? Une seule condition : une puissance de préhension suffisante. Eh bien! ce que ne peut faire ce frêle organe, mon instrument l'effectue des plus heureusement, car il possède, au plus haut degré, la qualité indispensable qui fait complètement défaut à son modèle, à savoir, la force. *Le Retroceps*, je ne saurais trop le répéter, n'est autre chose qu'une main d'acier.

Je ne saurais plus convenablement terminer ce chapitre, qu'en reproduisant les lignes suivantes, que je relève d'un très-remarquable article publié dans le nº 38, 1868, de l'*Abeille médicale*, par mon distingué confrère le docteur Phélippeaux, de Saint-Savinien. La comparaison qu'il établit donne la plus juste idée du mode spécial d'action du Retroceps.

« Accolez vos deux mains, dit cet habile accoucheur, par leurs doigts auriculaires; recourbez-les en crochets. Introduisez-les, par la pensée, derrière la tête, quelque soit le segment qui se présente, pour bien la saisir entre leur concavité et le pubis; puis faites des tractions méthodiques dans le sens, quel qu'il soit, où la prise est la plus solide. »

III. — *Quelques considérations relatives à la topographie pelvienne et à la mécanique obstétricale.*

Avant d'aller plus loin, il importe de s'entendre sur un point de topographie pelvienne, s'il m'est permis de m'exprimer ainsi, sur le compte duquel les accoucheurs sont loin d'être d'accord. Pour chacun, le détroit supérieur correspond au plan fictif s'étendant de l'angle sacro-vertébral à l'arc pubien. Comment se fait-il donc que l'on s'entende si mal, lorsqu'il s'agit de déterminer la situation de la tête? Pour l'un, cet organe sera situé au détroit supérieur, quand, pour l'autre, il sera engagé dans l'excavation. Pour celui-ci, il sera au détroit supérieur, quand pour celui-là, il sera encore au-dessus de ce même détroit. La même confusion qui règne dans le langage se reproduit dans les livres classiques. Dans un certain nombre d'auteurs, par exemple, on voit figurées des applications de forceps soi-disant au détroit supérieur, alors que la partie la plus déclive de la tête repose à peine sur le plan de ce même détroit! Avant tout, il s'agit donc de s'entendre.

Pour mon compte, je ne conçois point une présentation au détroit supérieur sans un certain engagement de la tête. Lorsque le point le plus déclivé de cet organe ne fait guère que correspondre au plan fictif du détroit supérieur, alors en un mot qu'il n'y a aucun engagement réel, je dis que la tête est *au-dessus* du détroit supérieur. Quand enfin les deux points extrêmes de son diamètre antéro-postérieur ont franchi ce même plan, je considère l'organe comme correspondant au tiers supérieur de l'excavation.

Ces prémisses posées, il ne peut plus y avoir ni confusion, ni surprise. Chacune saura ce que je veux dire en affirmant que le Retroceps peut s'appliquer au détroit supérieur, et même assez souvent au-dessus.

La raison de l'efficacité de cet instrument, alors que la tête occupe une position aussi élevée, tient à un double ordre de causes on peut dire palpables, mais méconnues, ou tout au moins fort mal appréciées au point de vue pratique. Je veux parler, d'une part, de la paroi antérieure de l'utérus qui, par sa seule consistance, en dehors même de son état de contraction, suffit presqu'à elle seule, à maintenir la tête dans la sphère d'action des cuillers; d'autre part, de l'obliquité de l'organe par rapport au détroit supérieur, obliquité d'autant plus prononcée que l'obstacle à franchir est plus considérable.

La première considération, dont on a trop peu tenu compte jusqu'ici, explique comment la tête, saisie par l'instrument, agissant en temps qu'*ultraceps*, éprouve une tendance beaucoup plus naturelle à s'abaisser qu'à fuir au-dessus du pubis, ainsi qu'ont pu l'avancer certains aristarques de cabinet.

Au début du travail l'utérus est toujours plus ou moins fortement incliné en avant, de telle sorte que son axe mesure, avec la perpendiculaire abaissée sur le centre du plan du détroit supérieur, un angle aigu, dont le sinus est en rapport avec le degré d'inclinaison de l'organe gestateur. L'obliquité de la tête est, à ce premier temps, extrême. Aussi, n'est-ce point le sommet qui se présente tout d'abord à l'orifice cervical, mais bien, dans les positions les plus fréquentes, l'une ou l'autre bosse pariétale. En pareil cas, le doigt explorateur a beaucoup de peine à rencontrer la suture sagittale, très-fortement rejetée en haut et en arrière, et masquée même complètement par la lèvre antérieure du col, si la dilatation est encore incomplète. A mesure que l'engagement s'opère, l'utérus se redresse, et son axe tend à se rapprocher de plus en plus de la perpendiculaire au plan du détroit. Comme conséquence de ce redressement, la suture sagittale s'abaisse et se rapproche du centre de l'excavation. Tel est le mécanisme de cette première phase de l'accouchement dans les positions transversales, à beaucoup près les plus fréquentes, toutes les fois qu'un obstacle quelque peu sérieux retient la tête au détroit supérieur.

Or, ce sont ces données, si élémentaires, de mécanique obstétricale qui vont me permettre de donner la raison des excellents effets que l'on retire en pareil cas du Retroceps, et surtout de son incontestable supériorité d'action sur le forceps traditionnel.

Voici donc une tête au détroit supérieur, et même au-dessus, dans une position tellement inclinée sur le plan de ce détroit, que l'extrémité postérieure de son diamètre antéro-postérieur se trouve très-fortement élevée au-dessus de l'extrémité opposée de ce même diamètre. Quelle est, en pareils cas, l'indication capitale à remplir ? Certes, il n'est pas besoin d'être si fort en mécanique pour reconnaître la seule voie à suivre. Mais il s'agit, tout simplement, de s'efforcer d'abaisser ce point relativement si élevé, alors qu'il devrait être si sensiblement inférieur.

En admettant, encore une fois, que la main de l'accoucheur réalisât les conditions indispensables pour l'exécution d'une telle manœuvre, de quelle façon conviendrait-il de s'y prendre pour la conduire à bonne fin, avec la moindre somme possible de force ? Irait-on, avec l'une et l'autre main, saisir l'organe dans chacune des aires latérales du bassin, pour lui faire exécuter, sur la symphyse pubienne prise comme point central, ce mouvement de pivot, qui ne peut être obtenu qu'en faisant décrire un arc de cercle d'une étendue relative si considérable à l'extrémité postérieure du diamètre antéro-postérieur de la tête ? On s'en garderait bien, et pour deux raisons. En premier lieu, il serait impossible d'opérer ainsi les tractions dans le sens même de l'axe des nombreux plans fictifs de la filière curviligne ; en second lieu, on comprendrait à merveille que pour déployer la moindre somme possible de force, il est indispensable de donner au levier toute la longueur qu'il est possible de lui assigner. En conséquence, on irait embrasser la tête à pleine main, à l'extrémité même de son diamètre, en avant de la symphyse sacro-lombaire, et l'on s'efforcerait de lui faire exécuter un double mouvement d'abaissement et de rotation autour de la symphyse pubienne. Or, ce que la faible main de l'homme est hors d'état de faire, le Retroceps, cette autre main d'acier, je dois le répéter jusqu'à satiété, l'exécute heureusement et souvent même avec une surprenante facilité.

Tel est tout le secret de la sûreté d'action de cet instrument dans l'excavation, au détroit supérieur, et même au-dessus, toutes les fois que l'obstacle à surmonter n'est pas, en réalité, infranchissable. Telle est aussi l'explication si simple de la supériorité d'action du Retroceps sur le forceps classique.

Contrairement à ce qui a lieu lorsque l'on fait usage de ce dernier, le premier agit à l'extrémité même du bras du levier; son action porte directement sur la partie même qu'il s'agit d'abaisser; toute la puissance, en un mot, est utilisée pour l'exécution de ce fameux mouvement du pivot rétro-pubien, si magistralement décrit par M. Chassagny (de Lyon), et dont on n'a point su, jusqu'ici, apprécier l'importance capitale dans le mécanisme de l'accouchement artificiel.

Il est hors de doute (et des faits nombreux sont là pour étayer suffisamment cette assertion) que la sûreté d'action du Retroceps est réellement incomparable, même et surtout au détroit supérieur, entre les mains, je puis dire les moins magistrales. Mais il ne convient point de demander à cet instrument l'impossible. Lorsque la tête est très-mobile au-dessus du détroit supérieur, lorsque le rétrécissement de ce même détroit est inférieur à $0^{m},08$, dans certains cas exceptionnels, alors même que l'organe est descendu en pleine excavation, le Retroceps peut faillir à l'espoir de celui qui essaie de l'utiliser, si surtout il arrive que ce dernier ne soit pas suffisamment exercé à sa manœuvre. En de telles conjonctures, alors surtout que la confiance dans les vertus du Retroceps n'est pas pleine et entière, il pourra arriver que des praticiens, familiarisés de longue date avec l'instrument de nos ancêtres, en tirent un meilleur parti. Pour ce qui me concerne, je puis au moins affirmer une chose, c'est que toutes les fois que mon instrument a trompé très-positivement mon attente, je n'ai jamais pu réussir avec le forceps croisé. Nombre de fois, au contraire, après d'infructueuses tentatives effectuées au moyen de ce dernier, le Retroceps a tranché la difficulté, souvent avec une prodigieuse facilité. Les docteurs Phélippeaux, Devaux, Lambert, Ch. Duval, Damoiseau, etc., ont fait exactement la même remarque.

Cependant je ne puis que me rallier à l'opinion d'un très-sagace confrère, le spirituel et savant docteur Rousset, de

Vallière (Creuse), dans la dernière lettre duquel je relève ces sages paroles.

« Cependant, cher Confrère, me marque-t-il, avouez que le vieux forceps a encore du bon. Ne lui en voulez donc pas trop, et que les deux instruments fassent ensemble partie du bagage de l'accoucheur. Au lieu de se jalouser et de se faire méchamment concurrence, comme deux mauvais confrères, qu'ils fassent de bon cœur ce qu'ils pourront, et le bon Dieu fera le reste. *Union et force doit être leur devise comme la nôtre.* » (Lettre du 7 octobre 1868).

Je ne puis qu'applaudir, des deux mains, à ces paroles de l'expérience et de la sagesse.

C'est même en vue de réaliser un tel objet, que j'ai fait construire un nouveau forceps symétrique. (V. p. 195).

Je le dirai de suite ; cet instrument participe des avantages et des inconvénients qui sont le propre des autres forceps à branches parallèles, à la variété desquels il appartient.

Comme avantages, je signalerai : 1° La suppression de l'ellipse traditionnelle, modification dont le Dr Chassagny, son promoteur, me semble avoir exagéré l'importance, alors, au moins, que l'on fait usage d'un forceps croisé à longues cuillers. Quoi qu'il en soit, les tiges rigides et obliques de mon forceps, ne s'articulant qu'à leur extrémité digitale, limitent entre elles un espace étendu, où nul obstacle ne s'oppose à l'élongation artificielle de la voûte crânienne ;

2° Le mode d'articulation terminal des branches, qui met à l'abri de l'action vulnérante des cuillers, par le fait des pressions énergiques exécutées sur l'extrémité manuelle du double levier croisé. (V. p. 349, note).

A côté de ces avantages, je dois à la vérité de signaler un inconvénient propre à tous les forceps à branches parallèles, qui ne sont pas à développement mécanique intra-utérin. Je veux parler de la difficulté de leur articulation, toutes les fois que la main ne peut pénétrer assez avant au sein des organes, pour faire affecter aux cuillers une position symétrique, condition de rigueur pour la connexion des branches. En pareil cas, on ne saurait en disconvenir, les forceps à entablement présentent un grand avantage. Grâce à ce point d'appui (pivot, mortaise, etc.), l'accoucheur peut opérer, par le moyen des crochets terminaux des manches, un mouvement de torsion en sens inverse, grâce auquel il devient souvent facile de rectifier la position défectueuse des cuillers, et, partant, d'articuler.

La conclusion de tout ceci, c'est que, pour exercer avec honneur l'art des accouchements, il ne saurait suffire d'être muni d'un seul forceps, fût-il, entre tous, le plus parfait. Il est bon, au contraire, d'en posséder plusieurs modèles, afin d'être prêt à tout événement.

Pour ce qui me concerne, j'ai *trois frères amis,* rangés en bons compagnons, dans ma boîte obstétricale : le *rétroceps* qui m'a constamment réussi jusqu'ici, alors que le succès était possible ; le *nouveau forceps symétrique*, dont il sera en son temps question (V. p. 195) ; mon *vieux croisé*, enfin, qui, grâce à la condition favorable de son articulation, que je signalais à l'instant, m'a rendu, naguère, un bon service, dans un cas d'angustie extrême du bassin, où, des deux autres instruments, l'un était fatalement impuissant, l'autre même inapplicable. (V. p. 360).

DE

L'ACCOUCHEMENT PHYSIOLOGIQUE

ARTIFICIEL

La génération obstétricale actuelle a cessé (et en cela elle agit avec autant de sagesse que d'humanité) de prendre à la lettre les terribles paroles que l'Éternel, justement irrité, adressa à la femme : *In dolore paries filios !* Chacun connaît les applications de l'anesthésie à la pratique des accouchements. On sait avec quelle hardiesse nos voisins d'outre-Manche dispensent le chloroforme aux femmes en mal d'enfant. Les accoucheurs Français, justement alarmés par les accidents trop fréquents qui résultent de l'emploi de ce dangereux agent, tout en reconnaissant le bienfait d'une telle méthode, en font un usage beaucoup plus restreint. Voici maintenant le professeur Lebert (1) qui, pour atteindre un résultat si désirable, vient de s'engager dans une autre voie. Il fait appel à un mode thérapeutique aujourd'hui tellement en vogue, qu'on en use et en abuse sous toutes les formes. Je veux parler des injections hypodermiques. M. Lebert injecte de la morphine par la méthode sous-cutanée, pour modérer les douleurs de l'accouchement. Il désirerait même qu'on se servît de ce mode d'introduction pour administrer le seigle ergoté, en vue

(1) N° du 30 octobre dernier du *Bull. gén. de Thérap.*

d'en obtenir des effets plus rapides. Aujourd'hui, je le répète, tout est à cette nouvelle *sous-cutanée.*

Je n'ai point à envisager ici les résultats fournis par cette nouvelle méthode. Je me borne à l'enregistrer et à en tirer cette conclusion, que les accoucheurs de notre époque, inspirés par les plus louables sentiments d'humanité, et trouvant déjà trop lourdes les sommes de douleurs que la destinée a réservées à la fragile compagne de l'homme, ont pris à cœur d'atténuer, autant qu'il est en eux, les souffrances de la parturition, qui, certes, sont les plus cruelles qu'il soit donné à la frêle machine humaine de supporter.

On ne saurait qu'applaudir à ces efforts généreux. Mais le but proposé a-t il été atteint aussi heureusement que possible? Je ne crains pas de répondre par la négative. C'est beaucoup, assurément, de modérer d'atroces douleurs; mais il y a mieux encore à faire: c'est d'abréger très-notablement la marche du travail, dont ces diverses méthodes ne sont guères susceptibles de modifier sensiblement le cours; c'est de faire en sorte que la parturition s'accomplisse constamment dans les limites d'un acte franchement physiologique.

L'idéal que nous devons nous proposer d'atteindre, dans l'espèce, ce sont ces accouchements types qui, en six ou sept heures, s'effectuent, presque sans douleurs relatives, par les seuls efforts de la mère-nature, ce parfait modèle que l'homme de l'art doit constamment s'efforcer d'imiter dans ses procédés les plus réguliers, dans ses résultats les plus heureux.

Or, bien loin de s'engager dans cette voie féconde, l'accoucheur n'a-t-il pas pour habitude de suivre la tangente? Dans toutes les présentations du sommet, c'est-à-dire quatre-vingt-quinze fois sur cent, il sacrifie à la déplorable pratique de la temporisation, sous prétexte qu'il est toujours dangereux de contrarier les efforts spontanés de la nature.....

Voyez pourtant comme l'homme de l'art se montre inconséquent avec lui-même. Cinq fois sur cent, c'est-à-dire toutes les fois qu'il se trouve en présence d'une position du tronc, il s'empresse de terminer le travail par une intervention manuelle, assitôt que la dilatation du col a rendu cet organe suffisamment perméable. Il a pu, nombre de fois, s'assurer que, sans parler de l'enfant, la mère a tout à gagner à ces hâtives manœuvres. Eh bien ! a-t-il affaire à une présentation de la tête? Voici un organe des plus aisés à saisir; l'opération de l'extraction, bien inoffensive, si on la compare à la précédente, superlativement brutale, se présente d'ordinaire dans des conditions de facilité et de bénignité véritablement parfaites. Cependant il hésite et s'abstient, jusqu'à ce que de longs, d'interminables délais, dont les résultats sont trop souvent funestes pour les deux existences mises en jeu, aient bien et dûment établi l'insuffisance des efforts spontanés de la nature.

Voilà où en est encore la pratique obstétricale, en plein XIXe siècle ! Elle se résume en ces deux propositions :

Intervention hâtive, dans les positions irrégulières, ou dans celle du tronc ;

Temporisation, dans les présentations du sommet.

Je ne crains pas d'être démenti par tout accoucheur sagace, en avançant que la véritable cause de cette stagnation de l'art ne tient qu'à une seule cause : l'imperfection notoire de l'engin de délivrance resté classique, nonobstant ses nombreux méfaits. Il est hors de doute que si l'homme de l'art pouvait disposer d'un instrument léger, d'un aspect rassurant, d'un maniement facile et d'une innocuité absolue, tant pour la mère que pour l'enfant, il est hors de doute, dis-je, que l'accoucheur le mettrait en usage sans plus d'hésitation que la main, pour tout ce qui a trait aux manœuvres qu'il effectue au moyen du plus parfait des organes de préhension. Tant que le forceps croisé restera entre les mains du plus grand nombre, cet état stationnaire persistera, et l'art des accouchements en restera, ou à peu près, ainsi qu'au temps de Boër, le Fabius Cunctator de l'obstétrique, qui, en 1816, sur 1,530 accouchements, appliquait le forceps..... deux fois !

La vérité est que la plupart des accoucheurs, tranchons le

mot, ont peur de cette arme terrible. Et il faut bien reconnaître que trop de faits journaliers se chargent, hélas! de nous faire entendre le sinistre cri d'alarme : *Cavete fratres conscripti!* Il n'est guère de mois que les revues périodiques ne rapportent quelque tragique histoire, peu faite pour nous rassurer sur l'emploi d'un instrument en réalité digne d'une autre époque, et ressemblant bien plus à une arme meurtrière qu'à un précieux engin de délivrance. Le forceps croisé est donc tenu, même par les plus habiles, et c'est avec juste raison, pour une *ultima ratio*. Aussi, pour atténuer les douleurs de la parturition, en est-on réduit à l'emploi de simples palliatifs : le chloroforme, les injections morphinées. Pour exciter, pour réveiller les douleurs, on a, enfin, dans ces derniers temps, proposé la stimulation électrique.

Ces tentatives, certes, sont des plus louables; mais de tels moyens sont insuffisants. L'homme de l'art doit avoir des aspirations plus élevées; il ne dépend que de lui de copier fidèlement son modèle, et de faire, non moins heureusement pour les présentations du sommet, ce qu'il effectue chaque jour, sans hésiter, pour les autres positions du fœtus. En un mot le meilleur des anesthésiques, le plus puissant des stimulants, c'est le Retroceps.

En dehors des cas de dystocie, il est rare, en effet, que l'on ne puisse mener à bien l'acte de la parturition dans un intervalle de six à sept heures. C'est ce que j'ai appelé l'*accouchement physiologique artificiel*. Cet heureux résultat s'obtient, je le répète, par la mise en œuvre d'un instrument, qui seul entre tous les engins connus de délivrance, est susceptible de réaliser cet objet : cet instrument, je le répète, c'est le Retroceps.

Voici de quelle façon je mets cet instrument en œuvre pour procéder à ce nouveau mode de délivrance.

La première condition pour utiliser le Retroceps, c'est que le col utérin soit suffisamment perméable pour livrer passage à ses étroites cuillers, dont la largeur ne mesure que $0^{m},037$.

Ce résultat s'obtient presque toujours par le moyen d'un

bain de siége prolongé, ainsi que par quelques excitations digitales du col utérin, ce *sensorium* par excellence de l'organe gestateur.

Le passage devenu suffisant pour l'introduction d'une seule ou des deux cuillers, il faut, sans hésiter, procéder à leur placement, lequel s'effectue, presque constamment, en quelque sorte spontanément, et sans le moindre danger, eu égard aux conditions propres des deux leviers.

Les cuillers une fois en place, il s'agit de les utiliser. A cet effet, on effectue sur les tiges, saisies à pleine main, ou sur leur manche commun, si on a pu les articuler, des tractions méthodiques et modérées à un intervalle de trois à cinq minutes, en vue de réveiller les douleurs et de les faire mieux fructifier. Durant le cours de ces tractions, pratiquées constamment d'une seule main et, mieux encore, à l'aide de deux ou trois doigts, on excite, de la main restée libre, la portion antérieure du col utérin ; on s'efforce d'en opérer la distension graduelle et bien ménagée. A la suite de ces manœuvres effectuées avec la plus grande douceur, il est rare qu'on n'obtienne pas assez promptement une perméabilité de l'organe bientôt suffisante pour permettre de plus fructueuses tractions. Ce moment arrivé, on articule, s'ils ne le sont pas encore, les deux leviers sur leur support commun, et on ne tarde pas à décoiffer l'organe, puis enfin à en obtenir heureusement le dégagement.

Mais, dira-t-on, une telle pratique est superlativement brutale ; elle trouble l'œuvre de la nature, et expose les femmes aux hémorrhagies, ainsi qu'à tout le sinistre cortége des accidents puerpéraux ?

Tout ce que je puis dire pour répondre à de telles objections *à priori,* c'est que, plus de vingt fois déjà, j'ai mis une telle méthode en pratique, et je suis encore à déplorer un seul malheur. Je dirai plus, chacune des femmes que j'ai ainsi accouchées a eu tellement à s'applaudir d'une délivrance aussi heureuse que rapide, qu'elles se promettent bien, le cas échéant, de réclamer de nouveau un aussi bienfaisant concours.

J'ajouterai qu'un certain nombre de confrères, tant de la France que de l'étranger, avec lesquels je suis, de par le bon Retroceps, entré en relations d'affection, en agissent ainsi que moi, toujours avec le même succès et à la satisfaction extrême de chacune des parties intéressées.

Pour donner une certaine consécration clinique à ce sommaire exposé, je vais terminer ce qui a trait à cette importante question par la relation succincte de quelquels faits, qui donneront une idée un peu plus précise de la méthode et de ses résultats pratiques. Je vais les prendre à tout hasard, et les relever tels quels dans mon livre de notes.

Obs. I. — 10 *septembre* 1868. — Femme T..., 22 ans; a eu antérieurement une fausse couche à deux mois. Invasion du travail actuel quatre jours pleins. Douleurs molles; ventre énorme. Battements fœtaux très-retentissants dans le flanc gauche (position O I G A ou T); vulve étroite et aride. Tête au tiers supérieur de l'excavation. Col ouvert de 0,05, peu dilatable. Une suture transversale (sagittale); une seconde suture perpendiculaire à la première, dans l'aire droite du bassin (pariéto-coronale). Ces données, rapprochées de celles en rapport avec l'auscultation, me font reconnaître une position OIGT.

Rupture immédiate de la poche des eaux; il s'écoule peu de liquide.

La femme, rapprochée du bord droit de sa couche, je procède de suite au placement de la branche gauche, qui est opéré rapidement, et sans la moindre douleur pour la femme. Pour placer plus aisément la pivotante, j'écarte fortement le membre pelvien droit de la malade, que je fais maintenir hors du lit par un aide. La vulve ainsi devenue très-aisément accessible, j'essaye en vain d'introduire l'index gauche jusqu'au col, pour frayer la voie au bec de la 2e cuiller. Me bornant alors, à écarter la grande lèvre droite, je fais glisser mon levier le long et à droite du premier, utilisé comme conducteur. Cette manœuvre, effectuée avec beaucoup de douceur et de ménagement, est menée à bien en quelques instants, et sans la moindre douleur pour la femme.

Les deux leviers sont aisément articulés. La pivotante est arrêtée d'abord au 1er, puis, après quelques tractions, au 2e trou du disque. Avant toutefois d'utiliser l'instrument, j'avais dû, pendant quelques minutes, pratiquer la dilatation digitale, au moyen de l'index droit, en avant des deux tiges, en vue de faciliter l'effacement du col.

Après une succession de tractions effectuées, toutes les 5 à 6 minutes, au moyen de la main gauche, la main droite, croisée sur sa congénère, utilisée pour dilater simultanément le col, la tête arrive au-dessus des ischions. Nulle réduction ne s'est opérée : toujours absence de toute douleur physiologique. La pivotante est encore articulée au 2e trou du disque.

Dans ce moment, sous l'influence d'une traction sans doute, mal dirigée, effectuée par la main droite, les cuillers dérapent, et sortent aux trois quarts des organes sexuels. Je m'empresse de désarticuler la pivotante, et, sans coup férir, je repousse successivement les deux leviers au sein de l'utérus, puis je réarticule la branche droite. Cette fois, je puis faire entrer le piton du manche dans le 3e trou du disque, point articulaire le plus sûr. Par cette seule manœuvre la tête descend sensiblement.

A ce moment même, malgré la descente de l'organe, je puis encore introduire le doigt entre l'arcade pubienne et la tête. Il ne saurait donc s'agir d'une direction antéro-postérieure du diamètre O F. En effet, je trouve toujours les mêmes points de repère, et nulle trace de la fontanelle postérieure.

Les battements fœtaux sont toujours retentissants. En raison de la proximité de la tête, qui m'eût permis d'en opérer rapidement l'extraction, si quelque danger pour l'enfant devenait menaçant, je me décidai à administrer 2 gr. de seigle, dans l'espoir d'exciter quelque peu l'effort utérin. Sous l'influence de la poudre doloripare survinrent, en effet, deux ou trois petites douleurs, que je secondai de mon mieux au moyen de mon instrument.

Enfin la tête s'abaisse, et je la vois effectuer spontanément sa réduction occipito-pubienne. Le Retroceps avait été mis en place à 2 heures 1/2 du matin : à 3 heures 1/2, sous l'influence de tractions relativement très-énergiques, l'occiput se dégageait heureusement sous l'arcade du pubis, sans occasionner la moindre déchirure périnéale.

Grosse fille énorme et très-vivace; le sommet de la tête affecte la forme d'une massue. Diamètre B P = 0;10 (+ 0,005) O M = 0,155 (+ 0,02); sous occipito-bremätique 0,10 + 0,01). Le volume de la tête suffisait pour donner la clef de ce cas de dystocie par inertie de l'organe gestateur.

Délivrance facile; suites de couches des plus heureuses, tant pour la mère que pour son fruit.

Aussitôt après l'accouchement, j'ai examiné la tête de l'enfant, pour relever les stigmates laissés par les cuillers.

Un des becs a laissé une impression très-légère, et à peine perceptible, sur la région sus-sourcillère gauche. Une empreinte plus prononcée, qui d'ailleurs n'a pas persisté plus de deux jours, se voit sur les régions palpébrale et sus-orbitaire droites.

Il y a, dans les rapports de ces stigmates, une anomalie que je ne puis expliquer que de la façon suivante :

Au début du travail, j'ai eu affaire à une position O I G T. Il est plus que probable que l'empreinte sus-sourcilière gauche a été produite par le bec de la pivotante, la basculante prenant appui sur la région temporale du même côté où, comme il arrive fréquemment, elle n'a laissé aucune trace.

Quant au stigmate orbitaire droit, il aura sûrement été le fait du bec de la cuillèr droite, au moment du dégagement qui, ainsi que je l'ai fait observer, a été assez laborieux. Dans ce même temps, le bec congénère aura dû reposer sur la région sus-orbitaire gauche, où il n'aura imprimé, comme cela se voit fréquemment, qu'une très-légère empreinte.

Obs. II. — 25 *mai* 1868. — Femme Gueranger, 17 ans; chloro-anémique; primipare. Premières mouches dès le 23, invasion réelle du travail à 10 heures du matin. J'arrive auprès d'elle à 6 heures 1/2 du soir. Col ouvert de 0,04. Tête au 1/3 supérieur de l'excavation, en position O I G T. A l'auscultation, je ne puis percevoir aucune pulsation cardiaque. Je suppose, en tenant compte de la bonne conformation du bassin et de l'allure assez franche du travail, que cet arrêt de la circulation fœtale tient, encore une fois, à l'enroulement du cordon autour du cou. L'événement devait bientôt donner raison à cette supposition.

La femme, rapprochée du bord droit de sa couche, je procède à 7 heures au placement du Retroceps.

La cuiller gauche est introduite avec la plus grande facilité dans l'aire postérieure gauche du bassin, en arrière de la tête. Prenant alors en main le second levier, je m'efforce de l'introduire à côté de son congénère. Bientôt je m'aperçois que cette manœuvre est inexécutable, faute d'une dilatabilité suffisante du col. Sans hésiter, je retire la 1re branche, espérant qu'il me sera plus facile de poser tout d'abord celle dont l'intromission semble la plus délicate. Vain espoir, je ne puis quand même parvenir à introduire la cuiller droite, nonobstant toute la latitude laissée à mes manœuvres, par l'enlèvement de sa congénère.

Je prends le parti de renoncer, pour l'instant, à faire usage de l'instrument, et, sans perdre de temps, j'entreprends la dilatation digitale méthodique de la lèvre antérieure, que j'effectue avec mesure, c'est-à-dire doucement, graduellement, et sans aucune violence, au moyen de l'index et du médius droits.

Un quart d'heure s'était à peine écoulé que, en l'absence de toute douleur naturelle, le col était devenu sensiblement plus souple et dilatable.

Saisissant alors la branche gauche, je me mets en devoir de lui faire affecter sa position primitive. Mais je m'aperçois avec étonnement que son bec ne pénètre pas dans l'organe gestateur, où il s'était engagé avec tant de facilité au moment de ma première tentative. Je me gardai bien de tenter de forcer l'obstacle, car *la condition indispensable de toute application du Retroceps, c'est de faire en sorte que les cuillers,* comme l'a si justement remarqué le docteur Kondycky, de Mollans

(Drôme), *soient littéralement avalées par la matrice.* J'introduis donc l'index et le médius droits dans l'organe gestateur jusqu'au siége de la résistance, et je m'aperçois que le bec est allé se loger dans le cul-de-sac postérieur du vagin. Promenant les doigts en avant, j'arrive bientôt au col, et je trouve aisément la véritable cause de la fausse voie suivie par la cuiller. La lèvre postérieure était mince comme une feuille de papier, et littéralement accolée à la tête.

Pour mener ce 1er temps à bonne fin, il me suffit de soulever cette même lèvre avec le doigt, et d'insinuer entre elle et la tête le bec de ma cuiller, qui bientôt alla de lui-même reprendre sa première position dans l'aire postéro-latérale gauche du bassin.

Grâce à la dilatabilité suffisante du col, la seconde cuiller fut à son tour mise en place avec une grande facilité. L'articulation des deux leviers s'effectua sans la moindre peine, et sans occasionner à la patiente la plus légère souffrance. Le piton du manche fut engagé dans le 2e trou de la rondelle de la pivotante.

Je pus dès-lors commencer mes tractions de la main droite, en même temps que la gauche était utilisée pour décoiffer la tête.

Sous l'influence de ces douleurs *tout artificielles, effectuées avec la plus grande douceur* en laissant, entre chaque effort, un repos de quelques minutes à la malade, je vis la tête s'abaisser, effectuer spontanément son mouvement de rotation intérieure, puis enfin se dégager en position occipito-pubienne directe.

La manœuvre du dégagement fut conduite avec tant de douceur et de précaution, que la tête franchit la vulve sans produire aucune déchirure périnéale (7 heures 3/4).

Pour achever l'extraction, je dus couper le cordon, enroulé autour du cou. L'enfant vint au monde inanimé, mais *non cyanosé.* Il me fallut une demi-heure de constants efforts pour le ramener à la vie.

Je ne pus trouver les traces que d'une seule cuiller, très-légèrement imprimées sur la région sus-orbitaire gauche. Je ne fis que soupçonner l'impression de la cuiller gauche, en arrière du pavillon de l'oreille du même côté. Il s'était donc agi d'une position O I G T.

Tous les diamètres de la tête dépassaient la normale de 0,01 ; le diam. O M était de 0,17 (au lieu de 0,135).

Il devenait facile de reconnaître les causes qui avaient déterminé l'arrêt du travail. J'avais donc pu, par une opportune intervention, convertir en une véritable eutocie un cas qui, manifestement, eût dégénéré en dystocie, si la nature eût été abandonnée à ses seules ressources. Il est également pour moi hors de doute que si, me conformant aux préceptes consacrés, j'avais cru bon de sacrifier à la temporisation, cette funeste doctrine eût encore eu à compter une nouvelle victime : un enfant mort sans baptême.

Obs. III. — 29 *août* 1867. — Femme Saillant, 32 ans : a eu, il y a huit ans, une couche très-longue dont elle a été fort longtemps à se rétablir. — Quatre heures et demie du matin. Col dilaté de 0,02 à 0,03. Tête au détroit supérieur. Demi-bain de trois quarts d'heure de durée. A six heures, la tête est descendue dans l'excavation. Douleurs à peu près nulles. Bruits cardiaques très-faibles dans le flanc gauche. Nonobstant une dilatation très-incomplète du col, et l'absence de toute douleur, je n'hésitai pas à procéder à l'application de mon Retroceps, laquelle s'effectua avec une merveilleuse facilité. Il me suffit de trois tractions, effectuées au moyen de trois doigts de la main droite, la gauche étant utilisée pour écarter, puis pour protéger les parties molles, et la tête arriva à la vulve. A ce moment, je sentis que l'organe n'obéissait plus à l'action de l'instrument. Une exploration digitale m'en décela la raison, dans un enroulement du cordon autour du cou. Un coup de ciseau fit justice de cet obstacle ; j'amenai au monde une grosse et forte fille, en état de profonde asphyxie, et que j'eus beaucoup de peine à rappeler à la vie.

J'ai la conviction que cette enfant a dû la vie à cet excellent Retroceps, qui a dû, à son aspect rassurant, d'être accepté sans la moindre opposition de la famille.

Il ne m'avait fallu que deux heures et demie pour mener à bonne fin mon œuvre.

Obs. IV. — 2 *août* 1867. — Mme Doué, primipare, âgée de 41 ans.

J'arrive auprès d'elle à neuf heures et demie du matin. Col ouvert de 0,03. Demi-bain d'une heure. Douleurs faibles. Col un peu plus perméable, mais la tête est toujours au détroit supérieur. A dix heures un quart, j'applique dans ces conditions le Retroceps. 0m,18 d'acier sont engagés dans le sein maternel. Articulation immédiate des deux tiges sur le support commun. Tractions méthodiques avec deux doigts de la main droite, la congénère étant utilisée pour décoiffer l'organe. Éprouvant une résistance assez considérable, je fais placer la femme en travers de son lit, et je fais des tractions plus énergiques, en saisissant à pleine main droite la poignée de l'instrument. La tête s'abaisse, et, sous mes yeux, elle exécute un mouvement de rotation de presque un demi-arc de cercle, que je favorise de mon mieux en rendant la main. Les bruits fœtaux, que j'avais d'abord perçus dans le flanc gauche (O I G A), s'entendent dans le flanc droit ; à la suite de cette manœuvre, la position s'est donc convertie en O I D A. Encore une fois, je ne tarde pas à avoir la raison de cette particularité.

Les battements fœtaux étant devenus beaucoup plus faibles, j'en soupçonnai la cause, et opérai des tractions un peu plus énergiques. Pour dégager la tête, je fus obligé d'aller sectionner la tige omphalo-placentaire en arrière du pubis. Je mis au monde un gros garçon du poids de huit livres, en état d'asphyxie, que je ne tardai pas à ramener heureusement à la vie.

Cet accouchement, opéré chez une primipare de 41 ans, en l'absence de toute douleur expulsive, avait pu être effectué heureusement par moi en trois heures. J'ai encore l'intime conviction que cet enfant si désiré a dû la vie à une active intervention de l'art.

Obs. V. — 24 *juillet* 1867. — Mme Manoury, âgée de 19 ans ;

très-petite; ventre énorme et surplombant monstrueusement le pubis.

J'arrive auprès d'elle à huit heures du soir. Position O I G A. Organes génitaux secs; col rigide, ouvert de 0,04 à 0,05. Tête au détroit supérieur. Un demi-bain de trois quarts d'heure. Col dans les mêmes conditions. J'applique néanmoins les deux cuillers de mon Retroceps; mais le col étant trop resserré, je n'essaie même pas d'articuler l'instrument. Pour vaincre le spasme de l'organe, je saisis les deux tiges à pleine main droite, et je m'en sers pour effectuer des tractions ménagées, en même temps que j'utilise la main gauche pour opérer la dilatation artificielle de la lèvre antérieure de l'organe. Absence de toute douleur. Petit à petit, le col s'efface; mais la tête ne descend pas. Pour vaincre cette résistance, je me décide à coucher la femme en travers du lit, dans la position classique. Je déploie alors une force de 50 kilogrammes d'une seule main, et avec appui. La tête arrive enfin dans l'aire de la vulve; mais là, elle reste inébranlable. Une fois encore, tant de difficultés résultaient de la même cause : un enroulement du cordon autour du cou, dont un coup de ciseau fit en ce moment prompte justice. Notons en passant que, par une singulière coïncidence, cinq fois en quelques mois, j'ai eu à lutter contre cette cause d'arrêt de l'organe.

J'ai pu, en deux heures et demie, triompher de ces difficultés tocologiques, et sauver encore une jeune existence, fatalement vouée à la mort, si j'eusse mis en œuvre la funeste pratique de la temporisation.

Obs. VI. — 22 *juillet* 1867. — Mme Ricordeau, 32 ans, primipare. — Période prodromique de la variole. Faiblesse extrême. Douleurs molles depuis trente-six heures. Col ouvert de 0,04 à 0,05. Bain de siége. Col dans le même état. J'applique le Retroceps, dont j'engage $0^m,18$ dans les organes maternels. J'ai bientôt abaissé la tête dans l'excavation; mais, là, je sens tout à coup que mes cuillers ont tendance à déraper. Pour être plus à l'aise, je fais poser la femme en travers du lit. Tractions directes de haut en bas; tendance au dérapement. Tractions de droite à gauche par rapport à moi : même résultat. Je les effectue alors de gauche à droite, toujours par rapport à moi. Le bec de l'instrument trouve, dès ce moment, un point d'appui solide (j'ai pu m'assurer bientôt que c'était sur le rebord de la branche horizontale droite du maxillaire inférieur que l'instrument avait trouvé une bonne prise; le bec de l'autre cuiller avait pris appui sur la région sur-sourcilière interne gauche), et, en quelques tractions très-modérées, la tête descend en pleine excavation. Mais j'avais affaire à un rétrécissement bi-ischiatique. J'abaissais, à chaque traction, l'organe jusque sur le plancher périnéal; à peine rendue à elle-même, elle remontait à son siége primitif. Je dus augmenter la puissance, et bientôt j'amenai au monde une grosse fille bien vivace.

Je n'ai pas été plus de deux heures à mener à bien cet accouchement.

L'intervention de l'accoucheur au moyen du Retroceps est légitime à toute période du travail, car cet instrument n'est la source d'aucune souffrance pour la mère, ne lui fait courir aucun danger, non plus qu'à son fruit, toutes les fois qu'il est employé avec mesure et discernement. Pour mon compe, j'ai pour constant d'intervenir aussitôt que je constate la moindre hésitation dans la marche du travail. La parturition, en effet, ainsi que toutes les fonctions, doit toujours tendre franchement vers sa solution. Tout moment d'arrêt prolongé devient une véritable anomalie. A quoi bon, dès-lors, sous prétexte de ne point troubler l'œuvre de la nature, laisser une malheureuse femme s'épuiser en de stériles douleurs, dont il ne saurait être donné au plus habile de prévoir le terme ?

Voici, à ce propos, un fait que je relève dans l'intéressant article du docteur Duval auquel j'ai déjà fait plus d'un emprunt (1).

Tête au détroit supérieur, O I G A.. Dilatation complète;

(1) Le Retroceps et l'accouchement physiol. artificiel, *Tribune méd.*, 1868, nos 19 et 20.

douleurs molles. Introduction facile du Retroceps. En 3 ou 4 tractions, la tête est amenée sur le plancher périnéal. Quelques tractions encore, et l'organe était heureusement extrait; mais M. Duval eut le tort de retirer son instrument. Croyant à une prochaine délivrance, la malade se refusa catégoriquement à une nouvelle application. Notre confrère insista d'autant moins, qu'il partageait complètement l'illusion de la patiente. Or, sait-on combien de temps il fallut à la tête pour franchir spontanément le périnée? *Dix grandes heures !....*

Dans l'espèce, combien n'eût point été légitime une intervention qui eût soustrait cette pauvre femme aux fatigues excessives d'un travail incessant et prolongé? Mais n'évitât-il à la patiente qu'une ou deux heures de ces souffrances assez épouvantables pour avoir mérité l'appellation de *douleurs concassantes*, l'homme de l'art ne ferait-il pas un acte méritoire et digne des plus grands éloges? Pour ce qui me regarde, la tête fût-elle descendue entre les ischions, aussitôt que je constate une certaine hésitation dans le travail, je n'hésite jamais à faire usage de mon instrument, *qui devient, alors, beaucoup plus une garantie qu'un danger.*

Comme plus d'un aristarque de cabinet a accusé le Retroceps d'être inapplicable au détroit inférieur, il ne sera pas déplacé de relater ici un fait qui, tout en me permettant de décrire la manœuvre de cet instrument dans ces conditions particulières, viendra précisément à l'appui des remarques qui précèdent.

Obs. VII. — 17 *juillet* 1868. — Primipare en travail depuis une douzaine d'heures. Tête au détroit inférieur depuis deux heures. A chaque douleur la tête devient visible dans l'aire de la vulve. La contraction passée, l'organe disparaît dans le sein de l'excavation. Pourquoi ne pas mettre fin de suite à des souffrances qui pouvaient encore se prolonger une ou deux heures? Le Retroceps est donc aussitôt proposé et accepté.

Voici comment il fut appliqué et mis en œuvre :

La femme rapprochée du bord droit de sa couche, le bec de la cuiller gauche fut carrément présenté en avant de la commissure postérieure de la vulve. Grâce à la courbure exagérée sur le plat de ce levier, il devint très-facile de lui faire contourner l'orbe de la tête. En un instant, ce 1er temps de l'opération était terminé, je puis dire, à l'insu de la femme.

Prenant la seconde branche par sa partie taillée, entre le pouce, l'index et le médius droits, je présentai son bec de la même façon, dans la partie postéro-latérale droite de l'anneau vulvaire. En un clin-d'œil ce second levier, après avoir exécuté un mouvement de bascule, avait été prendre place auprès de son congénère, en arrière de la tête, dans la concavité du sacrum. La femme n'avait encore ressenti aucune douleur.

La branche basculante fut articulée, ainsi que d'ordinaire, avec la plus grande facilité. Le piton du manche pénétra dans le 3e trou de la rondelle de la pivotante.

Saisissant alors, par sa partie moyenne, le manche de l'instrument entre le pouce, le médius et l'index droits, j'effectuai quelques tractions très-douces, de 4 ou 5 secondes de durée chacune, et séparées entre elles par 2 ou 3 minutes d'arrêt. Lorsque vint le moment de l'émucléation de la tête, je relevai fortement la poignée, effectuant avec le plus grand ménagement, quelques tractions latéralisées, en vue de dégager plus aisément l'organe. J'effectuai ces délicates manœuvres avec tant de douceur et de prudence, je protégeai en même temps si heureusement les parties molles au moyen de la main restée libre, que la tête fut amenée, sans opérer même la plus petite déchirure de la fourchette.

L'une et l'autre cuiller avaient laissé, de chaque côté du front, une très-légère empreinte.

Pour le dire en passant, plusieurs confrères, d'ailleurs grands partisans du Retroceps, ont accusé cet instrument de produire fréquemment la déchirure du périnée. Je n'ai qu'une réponse à faire à cette injuste incrimination. Toutes les fois que cet accident arrive, il *faut en attribuer la cause à une trop grande précipitation de l'accoucheur*. Que l'on veuille bien exécuter cette manœuvre avec une sage lenteur, et l'on peut être sûr qu'il n'est aucun instrument mieux conçu que le Retroceps pour éviter un accident qui, limité ainsi qu'il est d'ordinaire, ne tire d'ailleurs par lui-même à aucune fâcheuse conséquence.

Je ne saurais plus convenablement clore ce travail qu'en reproduisant textuellement les conclusions de l'intéressant mémoire que mon distingué confrère de Gournay-en-Bray a consacré à ce même sujet, dans les colonnes de la *Tribune médicale*.

« Qu'il me suffise, écrit le docteur Ch. Duval, de dire que *constamment*, à l'aide du Rétroceps, j'ai terminé en quelques minutes des accouchements qui, pour une raison ou pour une autre, menaçaient de durer de longues heures ; que *jamais* je n'ai eu à me repentir d'avoir ainsi activé le travail, *sous n'importe quel rapport*. Il en ressort clairement, si je ne m'abuse, que l'accouchement physiologique instrumental est possible à tous les temps du travail ; qu'il est sans danger pour la mère comme pour l'enfant ; que la manœuvre du rétroceps est chose si facile, qu'elle peut être tentée avec succès, même par la main la plus inexpérimentée.

« N'eût-il que ce dernier avantage sur le forceps, je n'hésiterais pas à le préférer à un engin aussi redoutable, et dont l'apprentissage est si long pour qui le fait, si périlleux pour ceux qui y servent. »

DEUXIÈME PARTIE.

DE LA DYSTOCIE ET DU RÉTROCEPS.

Dans le précédent chapitre, j'ai fait voir quel précieux parti l'on peut tirer du rétroceps, pour imprimer artificiellement au travail de la parturition une allure franche et rapide. Ne fût-il propre qu'à combler un aussi important *desideratum*, cet instrument marquerait déjà un réel progrès dans le domaine de l'obstétricie. Certes, c'est un immense bienfait d'alléger aussi notablement aux pauvres femmes les affreuses douleurs au prix desquelles elles achètent l'inappréciable bonheur de la maternité ; mais c'eût encore été trop peu de créer un instrument nouveau, pour ne réaliser qu'un objet dont l'importance, à tout prendre, ne saurait être considérée comme capitale. Qu'une femme accouche dans un délai de six ou sept heures, elle doit bénir un destin propice qui réduit au minimum de la souffrance l'épreuve à laquelle elle est fatalement condamnée. Mais combien de filles d'Eve, pour être restées de longues journées étendues sur cet autre lit de Procuste, n'en arrivent pas moins, par les seuls efforts de la bonne nature, à la solution tocologique la plus heureuse ? Elles ont dû passer, je le veux bien, par une rude filière ; mais la douleur passée (celle-là entre toutes) est sitôt oubliée !

Bien minime donc, en somme, serait la valeur du rétroceps, s'il n'était susceptible d'être utilisé qu'en vue d'alléger les douleurs de la parturition, et pour mettre en œuvre l'accouchement physiologique artificiel.

Fort heureusement, ses vertus sont loin d'être aussi restreintes. Il y a plus : c'est surtout dans les cas de dystocie qu'elles brillent de tout leur éclat. Avec cet instrument, je ne crains pas de l'affirmer, à part de très-rares exceptions, il n'est point d'accouchement *exécutable* qui ne puisse être mené à bonne fin, pour la mère et pour son fruit. Très-souvent même il arrive que les manœuvres de l'extraction sont effectuées avec une merveilleuse facilité, dans les conditions réputées les plus épineuses, alors que l'on met en œuvre les divers engins classiques.

Je me propose, dans cette seconde partie, de traiter des conditions diverses qui, avec l'instrumentation classique, rendent les manœuvres de l'extraction laborieuses, voire même parfois impossibles, sans le sacrifice préalable du produit de la conception. Je ferai voir que, dans la plupart des cas, le rétroceps permet de trancher, souvent presque sans peine, des difficultés qui, par le fait, ne sont que relatives, puisqu'elles disparaissent par l'emploi d'un instrument mieux conçu.

Pour donner plus de créance à mes paroles en même temps que pour établir d'une façon péremptoire que les nombreux succès que m'a procurés le rétroceps ne tiennent en rien à une dextérité toute individuelle, à un savoir-faire exclusivement propre à un inventeur, je ferai en sorte de choisir, autant que possible, mes observations dans la pratique de mes confrères. Pour la même raison, je prendrai de préférence, lorsque faire se pourra, les cas dans lesquels le rétroceps a réussi, alors que le forceps classique avait été vainement mis en œuvre.

§ 1. De l'emploi du rétroceps dans les positions diagonales de la tête.

Les positions diagonales de la tête, avec l'instrumentation classique, comportent les applications dites obliques de tout forceps symétrique. Tous les auteurs décrivent avec soin ce fameux mouvement de spirale, qui a pour objet de ramener la branche antérieure du forceps sur l'extrémité correspondante du diamètre bipariétal. Ces préceptes sont fort judicieux ; mais pour les mettre en pratique, il ne faut rien moins que l'habileté d'un maître de l'art. Pour ce qui me concerne, j'avoue en toute humilité que, de ma vie, je n'ai pu parvenir à mener à bien une telle opération, la tête fût-elle même descendue en pleine excavation ! Plus d'un professeur, à ce naïf aveu, se prendra à sourire de pitié. Mais le fait n'est que trop réel. Or, combien de pauvres accoucheurs, tels que moi, ne sont-ils pas logés à la même enseigne !

La difficulté que je signale est, entre toutes, celle qui tient le plus fréquemment en échec les accoucheurs novices, et soit dit en passant, le nombre des chevrons ne fait rien à la chose. J'ai vu plus d'une barbe grise dans l'impossibilité de franchir cet autre *Pont aux ânes* de l'obstétricie.

Cet écueil tocologique, dont je me fais aujourd'hui un jeu, grâce aux précieuses vertus du rétroceps, m'a valu, dans les premières années de ma carrière, deux tribulations, dont j'ai de trop bonnes raisons pour ne jamais perdre la mémoire. Peut-être ne sera-t-il pas déplacé d'évoquer ici ces néfastes souvenirs ?

Le premier fait, qui compte vingt-et-une années de date, a trait à une fille mère, dont il me fut impossible d'effectuer la délivrance, bien que la tête fœtale fut descendue en pleine excavation. Je laissai l'infortunée *deux grands jours* dans ce déplorable état. A la fin, la bonne nature prit la malheureuse femme en pitié, et l'accouchement se termina par l'expulsion d'un enfant mort. Je puis dire que, dans cette triste épreuve, il y eut au moins deux patients. J'ajouterai que celui qui souffrit davantage, moralement parlant, ne fut peut-être pas celui qu'on pense. Or, grâce au ciel, ce fut là ma seule punition!

Le deuxième fait ne date que de dix-sept années. J'avais donc acquis déjà une certaine soi-disant expérience, puisque je comptais environ cinq ans de pratique. Mais on va voir que, ainsi que je le faisais observer plus haut, l'âge ne fait trop souvent rien à la chose.

Il s'agissait d'une multipare. La tête fœtale, descendue dans l'excavation, ne pouvait effectuer son mouvement de rotation, faute de contractions utérines. J'essayai à plusieurs reprises d'appliquer mon croisé. Je comptai autant d'insuccès que de tentatives : je ne pus jamais arriver à articuler les deux leviers. Après une journée passée en pure perte auprès de la patiente, j'eus le tort de la quitter pour aller donner des soins à d'autres malades. J'avais ordonné de revenir m'avertir aussitôt que les douleurs viendraient à se réveiller. A deux jours de date, on se décida à recourir de nouveau à l'assistance de l'art ; mais, sans doute que l'on avait bien jugé de mon impéritie, car ce fut un autre confrère qui fut appelé. Il ne put extraire qu'un enfant privé de vie. Quant à la mère, elle succombait, au bout de quelques jours, aux suites d'un travail démesurément prolongé.

Ce fait malheureux a eu les plus tristes résultats pour le malencontreux opérateur. Le public, assez bon juge en cette circonstance, mais aussi trop bien éclairé par les propos malveillants d'un peu charitable confrère, a fait retomber de tout son poids sur moi cette double catastrophe. J'ai été plus de cinq ans sans être appelé de nouveau dans cette localité. Certes, en cela, je n'ai été récompensé que suivant mes œuvres !

En ceci, toutefois, la maladresse n'était pas plus insigne chez moi que chez la plupart de mes confrères. Combien souvent, en effet, n'aurait-on pas lieu de déplorer la production de semblables désastres, si la bienfaisante nature ne prenait en pitié bien des pauvres femmes, ou si une assistance plus éclairée ne venait, enfin, tirer de presse tant d'inhabiles desservants de l'impitoyable Lucine ?

Après un certain nombre d'années de pratique, l'homme de l'art finit d'ordinaire par se familiariser plus ou moins avec son arme traditionnelle, de manière à en tirer parti, vaille que vaille. Mais à quel prix arrive-t-il enfin à se former quelque peu la main ? Combien de fois aussi, voulant trancher des difficultés insurmontables pour tout praticien non spécialiste, n'est-il pas contraint de sacrifier au préalable la vie de l'enfant, afin de conserver du moins celle de la mère ?

Eh bien ! je le proclame hautement : toutes ces difficultés ne sont que relatives, n'étant dues qu'aux vices de construction de l'instrument que l'*alma mater*, pour des motifs trop aisés à comprendre, persiste à mettre entre nos mains inexpérimentées, nonobstant les méfaits dont il se rend tous les jours coupable. Les lignes qui vont suivre me permettront, en effet, de prouver, jusqu'à la dernière évidence, que, en dehors de très-sérieux obstacles à la progression de la tête, l'accoucheur peut se faire un jeu d'une foule de difficultés, notamment de celles qui tiennent aux positions diagonales de cet organe. C'est assez dire que, par la mise en œuvre d'un instrument bien conçu, il peut être donné même aux plus inhabiles de conserver un nombre considérable d'existences fatalement condamnées, soit par le fait de la léthifère pratique de la temporisation, soit par le barbare emploi de l'acier perforateur.

Mais laissons parler les faits avec toute leur éloquence.

OBS. I. — *Position diagonale de la tête descendue dans l'excavation. — Tentatives infructueuses effectuées au moyen du forceps croisé. — Succès des plus faciles obtenu par l'emploi du rétroceps. — Enfant mort. — Graves accidents du côté de la mère, conséquences manifestes des premières manœuvres.*

Le 9 avril 1864, un honorable confrère fut appelé, à mon défaut, pour accoucher la femme B..., en mal d'enfant depuis trois jours. Après plusieurs tentatives infructueuses d'application du forceps croisé, qui ne put jamais être articulé, la famille prit le parti de faire appel à mon assistance.

Je trouvai une vulve très-fortement congestionnée, ce qui témoignait assez de la nature des manœuvres qui avaient été mises en usage avant mon arrivée. Il s'agissait d'une simple position oblique de la tête (OIGA) descendue en pleine excavation.

Les deux cuillers de mon instrument s'engagèrent je puis dire comme spontanément en arrière de la tête. A quelques minutes de là, il m'était donné d'extraire, sans le moindre effort, à l'aide de quelques doigts, un enfant privé de vie.

Les suites des premières tentatives ont été des plus graves pour la mère. Au bout de quelques jours, s'établissait une fistule vésico-vaginale. De plus, une grande partie de la vulve est tombée en gangrène.

Je le demande, n'est-ce pas œuvre pie que de prêcher la guerre sainte contre le meurtrier engin qui, chaque jour, entre des mains inexpérimentées, se rend coupable de semblables désordres ? A défaut d'une habileté spéciale qui nous fera toujours défaut à nous tous, *généralistes*, sachons du moins faire choix d'un instrument inoffensif et d'une manœuvre aussi sûre que facile.

OBS. II. — *Accouchement gémellaire. — Insuccès du forceps croisé. — Efficacité du rétroceps. — Issue favorable pour la mère et ses deux enfants.*

L'observation qui va suivre est empruntée à la pratique d'un accoucheur distingué de Pont-Audemer (Eure), M. le Dr Lemariey, dont je transcris textuellement la lettre, pour ce qui a trait au fait qui semble se rattacher à la catégorie dont je m'occupe en ce moment.

« Dans les premiers jours de janvier 1867, me marque M. Lemariey, j'étais demandé par un confrère des environs, pour l'assister dans un accouchement laborieux. La femme était primipare. Elle avait quarante ans ; son état général était mauvais. Le début du travail remontait à vingt-quatre heures. Mon confrère avait tenté infructueusement une application du forceps croisé. Quand je fus près de la femme, je constatai bien, comme mon confrère me l'annonça, une présentation du sommet, mais la tête était à peine dans l'excavation. La bosse sanguine était énorme. Quelle était la position ? Je ne pus le savoir. D'ailleurs, je dois l'avouer, je m'en préoccupai peu, et fis au plus vite une application de rétroceps. L'instrument me parut prendre une assez singulière position. Après m'être assuré que la tête était bien saisie, je fis des tractions. Les premières furent inutiles ; la tête ne bougea pas. Pourtant, il n'y avait pas de temps à perdre ; la femme était épuisée par la longueur des souffrances. Je déployai une force plus grande, et amenai bientôt un enfant de très-petit volume, en état de mort apparente.

« En face d'un si petit enfant, je m'expliquai mal les difficultés de la parturition : l'explication en était pourtant bien simple : elles tenaient, ajoute M. Lemariey, à la présence d'un second enfant, qui ne tarda pas à être extrait par la version. »

Grâce à l'habileté dont il a fait preuve, mon distingué confrère a été assez heureux pour conserver les jours de la mère et des deux enfants.

M. Lemariey, dans le cas dont il s'agit, se mit fort peu en peine, ainsi qu'il l'avoue lui-même, de déterminer au juste la position de la tête fœtale. C'est là, en effet, une précaution d'ordinaire superflue, lorsque l'on met en usage le rétroceps. Pour ce qui me concerne, j'avoue que j'ai l'habitude, fort mauvaise en soi, de n'en prendre nul souci. Je m'assure qu'il s'agit bien d'une présentation de la tête ; tout le reste est l'affaire de mon instrument, qui sait se charger seul du soin de réduire l'organe. Libre de toute entrave, ce dernier obéit, à la manière de l'œuf des ovipares, à la puissance qui le sollicite. Ce sont ces conditions toutes spéciales qui rendent compte de la singulière facilité des manœuvres de l'extraction, et de la si faible somme de forces qu'elles nécessitent, lorsqu'aucun obstacle sérieux ne s'oppose à la progression de la tête.

OBS. III. — *Insuccès du forceps classique. — Excellents effets du rétroceps.*

Dans la même lettre, M. Lemariey me fait part d'un succès facile du rétroceps, obtenu dans des conditions analogues, pour ce qui a trait à la position de la tête. Il s'agissait d'un cas de dystocie par inertie utérine. Le seigle ergoté avait été vainement administré, et plusieurs tentatives d'application du forceps croisé s'étaient montrées tout à fait impuissantes. Quelques tractions douces effectuées au moyen du rétroceps, eurent bientôt entraîné la tête. L'enfant était privé de vie, ainsi, du reste, que l'avait fait pressentir l'auscultation pratiquée par mon confrère, avant toute tentative instrumentale. Cette mort doit sans doute être attribuée à l'administration inopportune de la poudre doloripare.

OBS. IV et V. — Dans un court et très-spirituel article, inséré dans le numéro du 13 janvier 1869 de la *France médicale*, le Dr Gaillard, de St-Geoire (Isère), rapporte deux faits analogues. Dans les deux cas, impossibilité absolue d'articuler les deux branches du forceps croisé. Application des plus aisées du rétroceps, et heureuse terminaison du travail en quelques minutes.

Au mois de septembre 1867, lorsque j'eus l'honneur de démontrer la manœuvre de mon instrument à la clinique de M. Tarnier, ce savant professeur me posa la question suivante : « Etes-vous bien sûr que, là ou le rétroceps vous réussit, vous n'obtiendriez pas un résultat aussi satisfaisant en faisant usage du forceps croisé ? »

Voici un fait qui répond à la demande de l'éminent accoucheur, d'une façon aussi nette que péremptoire.

Obs. VI. — *Position diagonale et inclinée de la tête au détroit supérieur. — Application du forceps croisé vainement tentée par un confrère, puis par moi-même. — Succès facile du rétroceps. — Quelques considérations sur le diagnostic digital.*

Le 8 août, étant en tournée de malades, je fus arrêté, à 10 kilomètres de Fresnay, par un commissionnaire chargé d'aller me requérir pour prêter mon assistance à un confrère dans l'embarras. Par malheur, j'avais omis de munir la caisse de ma voiture d'un instrument qui, en matière d'accouchements, fait toute ma force. A tout événement, j'engageai donc le messager à continuer sa route, afin de réparer mon omission. Quant à moi, je me transportai directement vers les lieux où ma présence était nécessaire.

Il s'agissait d'une primipare âgée de 35 ans, en travail depuis quatorze heures. La tête me sembla engagée au détroit supérieur en position OIGA. Il y avait absence à peu près absolue de douleurs.

Le cas me parut si facile, que je jugeai inutile de temporiser plus longtemps. En conséquence, je priai mon confrère de reprendre ses tentatives, sauf à moi à intervenir à mon tour, si son impuissance m'était une fois bien démontrée.

La cuiller gauche fut bientôt en place ; la droite la suivit sans peine ; mais, lorsque vint le temps de l'articulation des deux leviers, la femme accusa une si vive souffrance, que mon confrère jugea prudent de ne pas insister davantage.

Entrant en scène à mon tour, je m'efforçai de rectifier la position de la cuiller droite. Vains efforts ; impossible de marier la branche à pivot avec la branche à mortaise. Après quelques tentatives, je crus devoir retirer l'instrument, espérant parvenir à donner une meilleure position aux leviers.

La cuiller gauche fut encore placée rapidement dans l'aire postérieure gauche du bassin. C'était en effet là *la bonne branche*. Mais restait celle que j'appellerai *la mauvaise*. Je fis tous mes efforts pour faire exécuter à cette dernière ce fameux mouvement de spire, si facile en théorie, mais, hélas ! si délicat et, trop souvent, si inexécutable en pratique.

Je ne parvins cette fois encore, moi qui me croyais passé maître en matière d'accouchements, qu'à répandre beaucoup de sueur et à arracher à la patiente de tels cris de souffrance que, véritablement intimidé à mon tour, je crus devoir renoncer à une entreprise au-dessus de mes forces.

Quel est, trop souvent, le dénouement de semblables scènes tocologiques ? De deux choses l'une. L'accoucheur, convaincu de son impuissance, s'en remet passivement aux soins de la bonne nature. Or, dans l'espèce, chacun ne connaît que trop les tristes fruits d'une intempestive temporisation. Dans l'intérêt de la mère, l'homme de l'art croit-il, au contraire, de son devoir d'intervenir ? Ce ne peut être qu'au prix du sacrifice préalable de l'enfant.

Les habiles de l'art crieront à l'exagération ; mais tous mes pareils, auxquels, du reste, s'adressent exclusivement ces lignes, reconnaîtront que je n'avance rien ici qui ne soit l'expression de la plus triste réalité. Faisons donc notre examen de conscience, nous tous praticiens des petites localités, et ayons le courage de faire connaître sur ce point notre statistique mortuaire, fruit amer d'une impéritie, j'oserai dire fatale; car on ne saurait attendre de nous la connaissance approfondie d'un art qu'il ne nous est donné de cultiver que d'une façon plus ou moins éventuelle.

Pour ce qui me concerne, je suis fort loin, hélas ! de me sentir la conscience aussi immaculée qu'il serait désirable. Il a fallu, ainsi d'ailleurs qu'il est de règle, que plus d'une existence payât la dette de mon apprentissage. Mais je ne saurais trop le répéter ; presque tous les malheurs qui m'ont éprouvé sont imputables à un défectueux instrument, dont la manœuvre ne devient familière qu'à quiconque y est rompu de longue date, par le fait d'un usage presque journalier. Laissons donc, nous chétifs, l'engin traditionnel entre les mains des maîtres, et ne rougissons pas, dans notre faiblesse, de recourir à un instrument inoffensif, d'un emploi facile et sûr dans ses effets.

Mais il est plus que temps de revenir à notre pauvre patiente.

Mon amour-propre, je l'avoue, venait d'être soumis à une assez dure épreuve. Je venais d'acquérir la preuve expérimentale que ma supériorité, dans cette branche de notre art, ne tenait qu'à l'emploi d'un agent de préhension plus aisé à mettre en œuvre. Quiconque a trop d'orgueil manque rarement, un jour ou l'autre, d'être abaissé ! Il fallait bien en prendre mon parti. Il ne me restait plus qu'à attendre avec patience le retour du messager chargé de me rapporter le précieux instrument.

Après une attente qui me parut un siècle, je fus enfin en possession de l'engin si désiré. Mais cet échec inattendu m'avait un peu démoralisé. Devais-je faire grand fond sur mon propre instrument, dans un cas où je venais d'échouer d'une si triste façon avec le forceps croisé, moi, réputé par tous pour un accoucheur assez habile ?

Le vin était versé, il fallait le boire, sauf à vider la coupe jusqu'à la lie ! Comme jamais encore, peut-être, je n'avais eu aussi à cœur de réussir, je m'entourai de toutes les précautions possibles. La femme, bien maintenue dans la position classique, en travers du lit, je pris en main la cuiller gauche, et l'engageai en arrière de la tête fœtale, dans l'aire postérieure gauche du bassin. La seconde branche fut à son tour placée dans l'aire postérieure droite des organes pelviens. Encore quelques secondes, et les deux leviers étaient articulés sur leur support commun. Ces diverses manœuvres avaient été effectuées si vite et avec tant de douceur, que la patiente ne se doutait même pas que l'instrument fut en place, prêt à entrer en action. Or, chers confrères, comparez la différence des résultats obtenus au moyen des deux engins de délivrance, et jugez...

Le rétroceps affectait sur la tête une prise très-solide ; mais la résistance à vaincre était assez considérable. En conséquence, je dus arc-bouter un genou contre le lit de misère ; puis, saisissant le manche à pleine main droite, j'entrepris des tractions méthodiques, en même temps que, de l'index gauche, je surveillai le jeu de mes cuillers, ainsi que la progression de la tête.

Après une dizaine de tractions effectuées à un intervalle de quelques minutes, je sentis la tête s'abaisser, puis rouler de gauche à droite et d'arrière en avant. Elle effectuait ainsi, artificiellement, mais je puis le dire spontanément, sa rotation intérieure, naguère impossible, par suite de l'insuffisance des douleurs. Quelques instants après, j'énucléais, à la lettre, la tête, qui était d'un volume très-développé.

Le reste de l'accouchement ne présenta rien de particulier.

Je m'empressai, aussitôt après la délivrance de la mère, d'examiner les stigmates imprimés sur la tête par les cuillers du rétroceps, afin de mieux préciser la nature de la présentation à laquelle j'avais eu affaire.

Le bec de la cuiller gauche, ou basculante, avait pris appui sur l'angle et à la partie moyenne de la branche horizontale du maxillaire inférieur gauche. Le bec congénère avait laissé une légère empreinte sur la région sus-orbitraire droite, aboutissant à la ligne médiane.

La tête avait dû être saisie en position diagonale, avec présentation de l'angle supéro-postérieur du pariétal gauche. Pour saisir symétriquement l'organe suivant la méthode Allemande, il eût fallu que la cuiller gauche du croisé fût appliquée sur la portion droite de l'occipital, la congénère reposant sur la bosse frontale gauche.

Un maître de l'art, je le reconnais sans peine, eût pu se faire un jeu d'une semblable manœuvre ou procéder, suivant la méthode Française, à une application oblique du forceps ; mais combien se trouverait-il de pauvres praticiens de ma valeur, en état de mener à bien de telles difficultés ?

Pour ne parler que du diagnostic digital, que tous nos traités proclament si facile à établir, il me semble que j'ai dû prendre l'angle supérieur et postérieur du pariétal droit pour l'angle supérieur de l'occipital ! Que l'on veuille bien, du reste, examiner le crâne d'un fœtus à terme, et l'on se convaincra que rien n'est plus facile, lorsque surtout la tête est assez élevée, que de confondre entre eux, par l'exploration tactile, les trois angles aboutissant à la fontanelle postérieure.

Sur des données aussi aléatoires que celles que, pour la plupart, nous sommes en état de recueillir, allons donc exécuter, avec le brutal acier, des manœuvres de réduction réputées nécessaires ! Est-il donc étonnant que le forceps croisé donne lieu à tant d'accidents, entre les mains inexpérimentées ?

Les habiles de la profession, je les entends d'ici, vont crier à l'ignorance, à l'ineptie. Leur anathème, alors, s'étendra aux quatre-vingt-dix-neuf centièmes des accoucheurs de la province. Je n'en donnerai qu'une seule preuve, mais celle-ci est sans réplique.

Au sein du congrès médical, tenu le 7 août 1867, à Argentan (Orne), je faisais, devant les vingt confrères qui me faisaient l'honneur de m'écouter, l'humble aveu de ma faiblesse grande, en matière de diagnostic digital. Or, tous me déclarèrent que leur habileté était à la hauteur de la mienne. L'un d'entre eux, et des mieux posés, me déclara en toute sincérité que, sans parler des OIG, prises maintes fois par lui pour OID, et *vice versa*, plus d'une fois il avait cru à une position occipito-pubienne, et que l'événement lui avait démontré, par un dégagement occipito-sacré, qu'il ne s'était trompé que du tout au tout !

Pour le dire en passant, une erreur semblable a été commise naguère, en présence de l'un de mes bons amis, par l'un des accoucheurs les plus éminents de notre époque. Il avait annoncé une occipito-postérieure et il a été bientôt établi que c'était une occipito-pubienne.

Pour moi, je le déclare sans fausse honte, mon guide le plus sûr, c'est l'auscultation. Malheureusement, cette précieuse donnée est quelquefois susceptible de faire défaut. De plus, les renseignements qu'elle fournit ne sont pas toujours suffisamment précis.

Or, n'est-ce donc rien que de pouvoir disposer d'un instrument qui met à l'abri des conséquences, parfois si graves, de pareilles et trop fréquentes erreurs ?

Le rétroceps ne fût-il susceptible que d'éviter à l'accoucheur de semblables mécomptes, et de lui permettre de mener à bien une foule d'accouchements de la nature de ceux dont je me suis occupé dans le présent chapitre, accouchements susceptibles de présenter des difficultés insurmontables pour tout praticien non spécialiste, muni du forceps traditionnel, que sa place se trouverait déjà marquée dans tout arsenal obstétrical. Mais là ne se bornent pas ses précieuses vertus. Je n'ai encore parlé que de ses applications les plus faciles, en ce sens que l'on pourrait bien les considérer comme n'ayant point trait à la dystocie, à proprement parler. La suite de ce travail va me permettre de faire ressortir l'importance des services que l'on peut attendre du rétroceps, dans les cas qui, pour tous les accoucheurs, se rattachent aux plus grandes difficultés tocologiques.

§ 2. De l'emploi du rétroceps dans les positions occipito-postérieures de la tête.

Les accoucheurs sont loin d'être d'accord sur la façon la plus convenable de procéder à l'application du forceps, lorsque l'occiput correspond à un point postérieur à l'une ou l'autre extrémité du diamètre transversal du bassin. Se fondant sur ce que le tronc de l'enfant, maintenu par l'utérus resserré, ne participerait pas au mouvement de rotation de la tête, certains d'entre eux, Cazeaux en tête, pour éviter la torsion du cou, s'efforcent constamment de ramener le front derrière la symphyse pubienne. Bon nombre d'autres autorités obstétricales, au contraire, parmi lesquelles je citerai Smellie, Danyau, Depaul, Pajot, Verrier, etc., posent en principe de ramener invariablement l'occiput en arrière du pubis. Ils donnent pour raison d'une telle ligne de conduite la rareté des conversions sacrées spontanées de ces mêmes positions occipito-postérieures. Ainsi, sur un relevé de 744 cas de cette nature, Nœgelé n'a vu que 17 fois l'occiput se dégager en arrière.

Certes, ces faits sont, par le nombre, assez imposants pour justifier un pareil précepte ; mais toute règle générale est susceptible d'exception, et rien ne dit que l'accoucheur n'est pas, précisément, en présence de l'un de ces cas, en réalité exceptionnels. Eh ! qui donc aurait la prétention d'affirmer *à priori* qu'il s'agit d'une position occipito-postérieure *normale* ou *anormale*, ainsi que les désigne si justement M. le Dr Chassagny (de Lyon) ? L'évolution ultérieure du corps de l'enfant, dans son ensemble, est seule susceptible de trancher cette délicate question.

Mais que l'on veuille bien tenir compte de la mobilité extrême du produit de la conception, du sens si complétement inconnu des efforts utérins, conditions telles que, nombre de fois, on a pu voir la position de la tête se modifier du tout au tout, dans le cours et, bien plus, dans la dernière phase même du travail de la parturition, et l'on en conviendra : fût-on doué du tact exquis d'un Flamand, d'un Wigand, d'un Guillemot, d'un Mattei, il ne suffirait point de s'assurer, par le palper abdominal le plus précis, de la position exacte du tronc du fœtus, pour déterminer à l'avance que la tête doit suivre telle direction de préférence à telle autre, l'organe n'eût-il plus à franchir que les dernières résistances des parties molles.

Un double exemple va me permettre d'étayer ces assertions sur des preuves les plus convaincantes.

Cazeaux a vu deux fois une position OIDP se convertir

spontanément en OIGA. Le même auteur a été témoin d'un fait encore plus curieux. Chez une primipare, la tête était en OIDP, et arriva telle quelle au détroit inférieur ; l'occiput n'avait plus que quelques lignes à parcourir pour se dégager au devant de la commissure antérieure du périnée ; soudain, sous l'influence d'une douleur, le front roula dans la concavité périnéale, et l'accouchement se termina en occipito-pubienne (1).

On voit, d'après ceci, qu'on ne peut jamais être sûr, qu'après le fait accompli, du mode de dégagement de la tête.

Au point de vue pratique, quelle est la conclusion qu'il convient de tirer des remarques qui précèdent? C'est que tout accoucheur sagace doit éviter avec soin de tracer artificiellement, et quand même, tel ou tel passage à la tête. Pour copier aussi fidèlement que possible son modèle, il doit, au contraire, laisser à l'organe le soin de choisir lui-même la voie la plus facile et la plus convenable.

Est-ce donc en faisant usage de la puissante tenaille classique, qui fait corps avec la tête, et l'entraîne, telle qu'elle est saisie, dans une direction déterminée, avec une force irrésistible, qu'il a la prétention de réaliser heureusement son objet ? Il est bien manifeste qu'il ne peut faire ainsi que commander, alors qu'il ne devrait qu'obéir.

Il n'est que deux instruments susceptibles de remplir avec bonheur une indication aussi capitale. Ce sont le rétroceps et le forceps à traction soutenue de M. Chassagny. L'un et l'autre, en effet, avec des conditions tout à fait différentes, sont cependant conçus de telle sorte, qu'ils laissent à la tête une liberté suffisante, pour lui permettre d'effectuer son évolution intra-pelvienne.

Quel que soit celui des deux modes classiques que l'on adopte pour opérer l'extraction de la tête dans les positions diagonales postérieures (et la même remarque est applicable

(1) Cazeaux, *Traité des accouchements*, 3e édit., p. 445.

aux positions diagonales antérieures, qui ont fait l'objet du précédent chapitre), le manuel opératoire, bien conçu, doit consister, non dans le placement des cuillers de l'un et de l'autre côté du bassin, selon la méthode Allemande, qui entraîne un dégagement défectueux de l'organe, mais dans leur application bi-temporale, suivant la méthode dite Française. Or, c'est là le cas de le répéter, *hoc opus, hic labor est !* Si le procédé de réduction d'une OIP en occipito-sacrée constitue déjà une difficulté des plus sérieuses pour le plus grand nombre des accoucheurs, que doit-il donc en être de celui qui a pour but de ramener cette partie fœtale en arrière du pubis, opération qui nécessite une double application oblique de l'engin symétrique ?

Avec l'instrumentation classique, les conditions dont il s'agit constituent donc, pour nous chétifs, de véritables cas de dystocie. Aussi n'est-ce pas sans raison qu'ils ont été rangés par les auteurs dans la catégorie des accouchements vicieux. C'est à ce titre que j'ai cru devoir leur consacrer un chapitre spécial.

Il me reste à démontrer, par des faits, que le rétroceps est susceptible de trancher de telles difficultés, non moins aisément que celles dont je me suis occupé dans la précédente étude.

Fidèle au plan que je me suis tracé, je serai sobre au point de vue des faits qui me sont propres. Je puiserai encore de préférence dans la pratique de mes confrères. Sur les cas déjà fort nombreux que je tiens de leur obligeance, j'en trouve un certain nombre ayant trait aux positions dont il s'agit pour le moment. Je vais en reproduire quelques-uns, avec leurs particularités les plus saillantes. Pour terminer ce chapitre, je rappellerai en peu de mots, comme pour mémoire, un fait par moi-même observé.

Obs. I. — *Position occipito-postérieure directe. — Succès des plus faciles du rétroceps. — Enfant mort à une époque antérieure à l'accouchement.*

Ce fait est emprunté à la pratique de mon distingué confrère et ami, le Dr Phélippeaux (de Saint-Savinien). Je relève, sans y rien changer, les propres termes de sa communication :

« Secondipare ; chloro-anémique. Appelé quinze jours avant l'accouchement j'avais annoncé, après auscultation, la mort de l'enfant. Tête au détroit inférieur en OS directe. En trois minutes, j'extrais *avec deux doigts*, sans le moindre effort, un enfant privé de vie. Les cuillers n'ont laissé aucune trace. »

Une seule remarque sur ce facile succès. Il est hors de doute que le forceps croisé eût été assez aisé à mettre en œuvre. Que l'on veuille bien toutefois réfléchir au mode spécial d'action de ces deux instruments, et l'on comprendra sans peine de quel côté se présente encore la plus grande somme d'avantages.

Que mes lecteurs prennent la peine d'ouvrir le premier traité d'accouchements , figurant une position OS directe au sein de l'excavation. L'angle supérieur de l'occipital , correspondant, si l'on veut, à la pointe du sacrum, a encore, avant de se dégager en avant de la commissure périnéale, une étendue de 0m, 15 à 0m, 18 à parcourir, alors que le front, déjà descendu, et arc-bouté en arrière et au dessous de la symphyse pubienne, n'a plus qu'à pivoter sur place. Or, je le demande, le forceps croisé, qui vient saisir la tête vers le milieu du levier constitué par le diamètre antéro-postérieur de l'organe, réalise-t-il les conditions les plus convenables pour faire exécuter à ce dernier un mouvement pivotal de cette nature ? C'est en vain que l'on s'efforce de relever, aussi haut que possible , l'extrémité digitale des branches ; les cuillers sont on ne peut plus défavorablement placées pour opérer la flexion forcée de la tête.

Quel est, au contraire, le mode d'action du rétroceps ? Il embrasse, à pleines cuillers, la région postérieure de la tête, et agit sur le point le plus extrême du bras de levier. Au lieu de repousser le front contre le pubis, ainsi que l'engin classique, il utilise toute sa puissance pour réduire et entraîner l'organe. Il ne se produit aucune dépense de force inutile. Il n'y a donc nullement lieu de s'étonner qu'une telle manœuvre ne nécessite aucun effort. Aussi, on a pu voir que, dans le cas qui précède, pour conduire son opération à bonne fin, il a suffi à M. Phélippeaux de faire usage de deux doigts.

Obs. II. *Accouchement gémellaire. — Présentation OIGP. — Extraction assez laborieuse du premier enfant, au moyen du rétroceps. — Deux enfants vivants.*

Cette observation m'a été communiquée par M. le Dr Lemariey, auquel je laisse la parole :

« Ce matin, un confrère m'appelait à son aide, chez une primipare âgée de trente-cinq ans, en travail depuis trois jours. A mon arrivée, il n'y avait plus trace de contractions utérines. Présentation du sommet en OIGP. Application du rétroceps. Extraction d'un enfant vivant, mais petit ; et pourtant il m'avait fallu opérer des tractions énergiques, si bien qu'une des cuillers, appliquée obliquement sur le front, y avait laissé un profond sillon. Est-ce maladresse de ma part, est-ce envie d'escamoter la manœuvre ? Toujours est-il que votre instrument semble doué d'une puissance qui m'effraie ! La cause de la difficulté que j'ai eu à surmonter n'a, du reste, pas tardé à se trouver expliquée par la présence d'un second enfant, que j'ai, par la version, extrait vivant, ainsi que le premier. »

M. Lemariey ne parle pas du mode de dégagement du premier enfant. D'après l'impression du bec de l'une des cuillers, toutefois, il me semble manifeste que l'occiput a dû venir se placer en arrière du pubis.

OBS. III. *Tête au détroit supérieur, en position OIGP. — Excellents effets d'une application du rétroceps.*

Cette observation, recueillie par M. le Dr Lambert, de Goetzenbruck (Moselle), a été par lui publiée dans le numéro du 21 janvier 1867 de l'*Abeille médicale.* J'en relève seulement les particularités les plus essentielles à mon objet.

Il s'agit d'une fille chez laquelle les douleurs furent supprimées par suite d'une vive émotion morale. Le travail, qui, jusqu'à ce moment, avait régulièrement marché, se suspendit par le fait d'une syncope. Une saignée, un bain de vapeur et divers autres moyens ne réussissant pas à réveiller les douleurs, la tête ayant remonté au détroit supérieur, M. Lambert fut appelé.

« La tête, écrit mon honorable confrère, était très-haut placée en OIGP. Je parvins pourtant à appliquer le rétroceps : la première cuiller dans la partie gauche du bassin (derrière l'occiput) ; la deuxième dans la partie postérieure du bassin (vers la région temporale de l'enfant).

« Par suite de cette manœuvre, l'utérus avait commencé ses contractions : j'aidai de mon mieux l'expulsion ; mais, tout en tirant doucement avec mon instrument, je le sentis tourner et imprimer un mouvement de rotation à la main qui le guidait. Après cette douleur, la position du rétroceps était tout autre, c'est-à-dire que la cuiller qui avait été placée latéralement se trouva alors dans la partie inférieure, et celle qui avait été dans la partie inférieure se trouva dans le côté droit du bassin.

« Que fallait-il faire ? Je sais bien qu'avec l'ancien forceps j'aurais cherché à le désarticuler, pour le replacer convenablement. Toutefois, ici, il n'en était plus de même, et j'avoue que, quand même la réflexion et l'expérience ne m'auraient point encouragé à passer outre, je n'aurais eu le temps de rien changer, car, après trois douleurs, coup sur coup, nous avons reçu un petit garçon très-vivace. »

M. Lambert ne parle pas de la nature du dégagement, mais il ressort de la description même de la manœuvre effectuée, que l'occiput a dû venir se placer en arrière du pubis.

Je supprime les paroles élogieuses qui terminent l'exposé de cette opération. Qu'il me suffise de dire que, au mois de décembre dernier, date de la dernière lettre que M. Lambert m'a adressée, il en était à sa cinquantième application toujours heureuse du rétroceps.

Obs. IV. *Présentation de la tête en OIGP. — Flexion et rotation de la tête au moyen du rétroceps. — Délivrance heureuse de la mère. — Fœtus mort.*

Cette observation a été publiée, par M. Ch. Duval, de Gournay-en-Bray, dans le numéro de mars 1868 du *Journal de médecine et de chirurgie pratique.* Encore une fois, je n'en relèverai que les particularités se rapportant à mon présent objet.

Il s'agit d'une femme accouchant pour la deuxième fois. La tête avait franchi le détroit supérieur, et sa position OIDP avait tendance, par la force des douleurs, à se convertir en celle de la face.

M. Duval procéda à l'opération de la manière suivante :

« Ayant fait placer la femme J... en position convenable, je procédai à l'introduction des cuillers qui, comme toujours, fut des plus faciles. Toutes deux allèrent se placer dans l'aire postérieure du bassin. Je les fixai sur leur manche transversal, avec lequel la basculante formait un angle aigu, et dont le piton pénétrait dans le premier trou du disque de la pivotante. Comme on le voit, la tête était on ne peut plus asymétriquement saisie. Je m'assurai bientôt qu'elle l'était non moins fortement.

« Sans me préoccuper de cette position si insolite des cuillers, je commençai mes tractions, directement horizontales et latéralisées. Ne les faisant durer que trois à cinq minutes, je les reprenais à chaque douleur.

« Une demi-heure environ après ces tentatives, je constatai un changement notable. La tête s'était fléchie complétement, et l'occiput avait cheminé vers la partie antérieure du bassin.

« Je repris mes efforts et, quelque temps après, je vis apparaître l'occiput à la vulve. Je pus alors arrêter la pivotante dans le troisième trou du disque. Quelques nouvelles tentatives amenèrent bientôt la tête au dehors, en la dégageant en occipito-pubienne. Toute l'opération ne m'avait pas demandé plus de quarante-cinq minutes. »

Tout allait bien pour la mère, mais l'enfant était privé de vie. M. Duval se demande à quelle cause attribuer ce résultat funeste. Pouvait-il en accuser la rotation fort étendue de la tête d'arrière en avant ? Il fait remarquer que cette évolution s'était effectuée *spontanément*, ainsi que dans l'accouchement naturel, sous la seule influence de la *vis a tergo*, augmentant les forces utérines. Il rappelle que, au début du travail, il avait perçu très-faiblement les battements fœtaux dans la fosse iliaque droite. Il est porté à en conclure que l'enfant, souffrant déjà à ce moment, a dû, suivant toute apparence, succomber dans la dernière période du travail.

Quoi qu'il en soit de ce fâcheux résultat, chacun reconnaîtra que le mode d'action spécial du rétroceps le rend éminemment apte à réaliser les conditions essentielles pour l'heureuse solution des difficultés dont il est ici question. Tout en sollicitant la tête, il lui laisse une latitude suffisante pour lui permettre de suivre les mouvements du tronc, qu'il faut bien se garder de contrarier, si l'on tient à ne point exposer la vie de l'enfant.

Pour effectuer convenablement sa manœuvre, l'accoucheur doit opérer ses tractions avec le plus grand ménagement, et, je dirai, d'une façon toute passive. En procédant avec circonspection, il lui devient assez facile de reconnaître la direction qu'il doit donner à ses efforts. Ce n'est pas à la main de diriger l'instrument : c'est à elle, en quelque sorte, à se laisser guider par lui. Le fait de M. Lambert, après bien d'autres, vient une fois encore à l'appui de ce précepte, qu'on ne doit jamais perdre de vue, dans toute application de rétroceps.

Voici un fait revêtu du caractère officiel. Il a été recueilli à la Maternité même de la Rochelle, par mon excellent confrère et ami le Dr Pros, professeur adjoint au cours départemental d'accouchement. Il a eu pour témoins la maîtresse sage-femme et les élèves, qui ont pu tour à tour s'assurer de la nature de la présentation.

Obs. V. — *Application du rétroceps du docteur Hamon dans une présentation franche du sommet en position occipito-sacro-iliaque droite postérieure.*

« Le 21 septembre 1872, écrit le Dr Pros, je fus appelé à la Maternité de la Rochelle pour y terminer un accouchement. Il s'agissait d'une femme primipare, en travail depuis douze heures environ, et chez laquelle, six heures après la rupture des membranes et l'écoulement des eaux, l'utérus était tombé en inertie à peu près complète. Ayant pratiqué le toucher, je trouvai une présentation franche du sommet en position occipito-sacro-iliaque droite postérieure. La tête à peine fléchie se trouvait très-peu engagée au-dessous du détroit supérieur. Par le palper abdominal de plus, il fut facile de constater que le tronc de l'enfant regardant exactement le fond de l'utérus (en haut), était horizontalement et transversalement placé. Ayant fait constater nettement le tout, par la maîtresse sage-femme et les élèves de la Maternité, qui m'entouraient, je me mis en devoir, en leur présence, de faire l'essai du rétroceps de mon excellent confrère et ami M. le docteur Hamon. Les deux branches de son instrument ayant été facilement placées, l'une, dans la courbure du sacrum, et l'autre, dans la région latérale gauche du bassin, je les articulai à leur manche transversal. Puis, la tête que je me proposais d'entraîner s'étant trouvée convenablement saisie, j'opérai des tractions tout à fait dans le sens de la courbure du sacrum. Bientôt, cette tête fut amenée entre les tubérosités des ischions qu'elle franchit rapidement, pour venir ensuite se poser sur le plancher du bassin dont la distension fût extrême, en quelques instants. Mais bientôt ayant repris mes tractions, toujours dans le sens de la courbure du sacrum ainsi que précédemment, j'arrivai à extraire, pour ainsi dire tout naturellement, la tête d'un fœtus vivant et parfaitement conformé.

» Sans vouloir rien dire de plus qui ne soit connu sur la sûreté d'action du rétroceps Hamon, je ne puis me dispenser de signaler dans la présente observation, qu'à ma grande surprise, l'occiput était venu se dégager, avec une facilité merveilleuse, sous les pubis, après avoir accompli, en quelques minutes, et je puis dire spontanément, un vaste mouvement de rotation entre les cuillers du rétroceps. »

Obs. VI. — Je ne rappellerai que les points les plus saillants de l'observation suivante, que j'ai publiée dans le numéro du 6 septembre 1869 de l'*Abeille médicale.*

Mme B, tertipare ; dix heures du matin ; battements fœtaux retentissants dans le flanc gauche. Position OIGA, confirmée par la constatation de l'angle supérieur de l'occipital, en arrière et un peu à gauche de la symphyse pubienne. A cinq heures du soir, les pulsations cardiaques deviennent très-faibles et irrégulières. Col épais et rigide, affectant une dilatation de 0,04. Application du rétroceps assez difficile, eu égard aux conditions défavorables de l'orifice cervical. Extraction après vingt minutes de tractions méthodiques, de la tête en occipito-sacrée, la face dirigée un peu à gauche de la mère : visage cyanosé ; état asphyxique très-prononcé, mais heureusement de courte durée.

De deux choses l'une : dans le cas dont je viens de donner la concise relation, ou j'ai commis, ce qui est peu probable, une erreur de diagnostic, ou il s'est agi de la transformation d'une OIGA en une OIDP.

Il y a tout lieu de croire que, guidé par une plus grande habileté théorique, s'il m'était venu à la pensée de mettre en pratique le procédé de la réduction occipito-pubienne, j'eusse eu le malheur de déterminer une distorsion funeste du cou de l'enfant.

Le rétroceps m'a donc rendu un signalé service, et, suivant toute vraisemblance, l'enfant lui a dû doublement la vie.

Il m'a permis d'agir à un moment où l'emploi de tout forceps symétrique eût été impossible. Or, l'événement s'est chargé de faire ressortir le pressant besoin d'une telle intervention. Il a laissé enfin à la tête toute la latitude désirable pour suivre dans son évolution le tronc, dont il est si capital, en de telles conditions, de ne pas contrarier les mouvements.

§ 3. De l'application du rétroceps dans les rétrécissements du détroit inférieur.

Les rétrécissements du détroit inférieur apportent, plus fréquemment qu'on ne le pense, un obstacle plus ou moins sérieux au travail de la parturition. Aucun accoucheur n'a plus particulièrement que M. Mattei insisté sur ce point de l'obstétricie. Ce distingué confrère a indiqué un moyen fort simple de reconnaître si l'arrêt de la tête tient en réalité à la rigidité du plancher périnéal que, dans l'espèce, on a trop pour constant de mettre en cause, ou s'il est plutôt en rapport avec une conformation défavorable du rebord inférieur du petit bassin.

Ce moyen consiste à introduire, au moment d'une douleur, l'index et le médius entre la tête et le périnée. Si, pendant la durée de l'effort utérin, le passage des doigts est impossible, c'est que le plan musculaire, par sa résistance seule, met obstacle au passage de l'organe. En est-il différemment? Il faut chercher ailleurs la cause de cet arrêt, qui peut t ès-bien tenir à une conformation défavorable du détroit inférieur.

Si en réalité il en est ainsi, rien de plus facile que de s'en assurer extemporanément, au moyen d'une exploration digitale attentive. On ne tarde pas, en effet, à découvrir la cause de l'obstacle dans une proéminence, une déformation, soit de la symphyse pubienne, soit des épines sciatiques, soit du sommet du sacrum ou du coccyx, soit dans le rapprochement des tubérosités ischiatiques, soit enfin dans une mauvaise conformation de l'ischio-pubis.

Dans l'immense majorité des cas, ces rétrécissements, qu'ils soient d'ailleurs absolus ou relatifs, n'apportent aucun obstacle sérieux au travail de la parturition. Sous l'influence des douleurs, la tête manque rarement de s'allonger de telle sorte qu'elle finit, avec le temps, par acquérir des diamètres en rapport avec ceux de la filière osseuse. La nature vient-elle à se montrer impuissante, et le concours de l'art est-il devenu indispensable ? Une application du plus défectueux de tous les engins de préhension, effectuée par la main la moins magistrale, aboutit d'ordinaire à une heureuse solution.

Que, par une dernière hypothèse, la tête présente un volume disproportionné, que son extraction devienne une question de force, que les cuillers de l'instrument, enfin, aient une tendance incessante à lâcher prise, il ne saurait encore, en de telles conjonctures, s'agir que d'autant de cas de dystocie relative.

Pour aplanir une tâche devenue, en pareilles conditions, j'ose dire cyclopéenne, ne suffit-il pas, en effet, de recourir à un grand déploiement de force, ou de pratiquer la perforation du crâne, pour se faire, presque à coup sûr, un jeu de l'extraction du produit ? Certes, au détroit inférieur, dans les simples présentations du sommet, une opération de cette nature peut bien être considérée comme une des plus élémentaires de la chirurgie obstétricale.

Mais est-ce donc de la sorte que l'homme de l'art doit comprendre la noble mission qui lui est confiée ? Doit-il perdre courage à la vue du premier écueil qui vient à se dresser sous ses pas ? Les deux existences qui lui sont commises n'ont-elles pas un égal droit à son intérêt, à sa compassion ? Avant de se résigner à faire usage des instruments de mort, ne doit-il pas user de tous les moyens pour sauver aussi le nouvel être, trop souvent, j'ose le dire, bien à tort condamné, sacrifié, pour assurer le salut de sa mère ?

Des faits nombreux sont là pour l'attester : l'accoucheur ne doit jamais perdre courage. Combien de fois ne lui est-il pas donné, à force de patience et de persévérants efforts, de triompher de difficultés en apparence insurmontables ?

Je n'abuserai pas de l'attention de mes lecteurs en faisant passer sous leurs yeux quelques faits, par trop vulgaires, relatifs à des rétrécissements peu prononcés du détroit inférieur, franchis avec facilité au moyen d'une application du rétroceps.

J'emprunterai seulement, à ma propre pratique, trois cas bien dignes d'intérêt. Les deux premiers, surtout, sont de nature à témoigner, après tant d'autres exemples, que la patience, la persévérance et une certaine dose de tenacité sont souvent de précieuses qualités chez un accoucheur. Les autres faits, intéressants à d'autres titres, m'ont été fournis par MM. Phélippeaux, Thierry-Mieg et Damoiseau.

Obs. I. — *Rétrécissement de l'excavation et du détroit inférieur. — Manœuvres des plus laborieuses. — Déchirure transversale du canal de l'urèthre. — Extraction d'un enfant vivant. — Guérison de la mère.*

La raison qui, entre plusieurs observations non moins remarquables au point de vue pratique, me fait choisir celle que je me propose de relater en ce moment, aura quelque lieu peut-être de surprendre plus d'un esprit timoré et rétréci. Il s'agit, en effet, d'une opération marquée par un accident qui eût pu entraîner les plus graves conséquences pour la malade ; accident, que certains confrères charitables n'ont pas manqué, plus d'une fois déjà, de faire retomber à la charge de l'instrument dont je proclame et la grande sûreté d'action et l'extrême innocuité.

Mais il siérait mal à un caractère bien connu pour sa sincérité, de tirer un voile discret sur des revers auxquels, en fin de compte, tout praticien est exposé, pour ne proclamer à toute occasion que les succès les plus éclatants. Ce sera, à mes honorables confrères qu'il appartiendra de juger, d'après un exposé fidèle du fait en question, si la conduite de l'opérateur a été digne d'éloges ou répréhensible ; si l'accident dont il s'agit doit être imputé à la maladresse de l'homme ou à l'imperfection de l'instrument ; si, enfin, le médecin trouve ici sa justification dans des difficultés opératoires en réalité exceptionnelles. Quelle que soit l'appréciation qui sera portée à cet égard, il est un point du moins sur le compte duquel chacun sera d'accord ; c'est celui d'un intérêt pratique, j'oserai dire exceptionnel à plus d'un titre.

Après un exorde, peut-être un peu long, mais qui me permettra de m'abstenir de tout autre commentaire, j'entre dans mon rôle d'historien impartial et sincère.

— Le 19 mars 1865, j'arrivais à trois heures du soir, au bourg de Sougé, pour accoucher la femme Thebault, primipare âgée de vingt-trois ans, en mal d'enfant depuis la veille au soir. Cette femme, quoique fortement constituée, est de petite stature, et peu propre en apparence à la parturition. Depuis le matin, vomissements réitérés ; douleurs de plus en plus infructueuses. Col dur et épais, dont l'ouverture ne présente qu'un diamètre égal à celui d'une pièce de deux francs. Bain de siége d'une heure et demie de durée.

Au sortir du bain, le col s'est sensiblement effacé, et son ouverture mesure environ 0,04 de diamètre. Du reste, les douleurs sont à peu près nulles. La patiente, qui depuis vingt-quatre heures n'a pu prendre aucune nourriture, est épuisée et découragée. Aussi réclame-t-elle à grands cris sa délivrance. Plutôt en vue de réveiller les douleurs que dans l'espoir de pouvoir utiliser l'instrument, eu égard au peu de perméabilité du col utérin, je me place au bord droit de la couche de la malade, pour procéder à l'application de la branche basculane. Mais les parties sexuelles, fort arides, offrent à peine l'espace nécessaire pour le passage de mon étroite cuiller ; de plus le col, très-haut placé, est fort peu perméable. Nonobstant des difficultés j'oserai dire insurmontables au moyen de tout autre forceps moins bien conçu, je suis bientôt assez heureux pour effectuer, sans trop d'encombre, l'intromission de ce premier levier.

Je laissai quelque temps l'instrument en place, espérant que sa présence suffirait pour provoquer le réveil des douleurs. Déçu dans mon espoir, j'articulai la branche sur le support commun, et opérai par son moyen des tractions méthodiques que je répétai toutes les cinq minutes, me proposant, par là, d'imiter le travail de la nature.

Cette manœuvre eut un heureux résultat : car, malgré l'absence de toute douleur spontanée, je pus bientôt m'assurer que le col était assez dilaté pour me permettre d'introduire la seconde cuiller.

Pour effectuer cette opération rendue des plus délicates par suite de la grande étroitesse des parties, je monte sur le lit de la malade et m'installe entre ses jambes au préalable écartées. L'angustie vulvaire ne me permettant pas d'utiliser l'index gauche comme conducteur, je fais glisser le bec de la cuiller droite contre la tige gauche, et, grâce à une légèreté de main qui permet à l'instrument de trouver lui-même sa voie, le second levier a bientôt pris place à côté du premier.

Mais la dilatation insuffisante du col rendait impossible l'articulation régulière des deux branches de l'instrument. (1) Malgré ces conditions défavorables, je les rassemblai vaille que vaille sur le support commun, et, toujours installé entre les jambes de la patiente, j'effectuai, toutes les cinq minutes, des tractions destinées à exciter le col, à l'effet d'en obtenir l'effacement progressif.

A cinq heures du soir, la dilatation était suffisante pour me permettre d'entreprendre des manœuvres un peu plus fructueuses. Comme la tête était encore très-haut située, et que j'étais assuré d'avoir à surmonter de sérieux obstacles, je fis

(1) Grâce à une modification heureuse apportée, depuis cette époque, à la poignée de mon instrument, l'articulation des deux leviers est devenue facile, même à cette période peu avancée du travail.

placer la femme en travers du lit, dans la position classique. Saisissant alors le manche à pleine main, je commençai à opérer des tractions plus énergiques, que je répétai toutes les cinq à dix minutes.

Au bout de trois quarts d'heure, la tête, décoiffée, était descendue dans l'excavation. Mes leviers, enfin régulièrement articulés, n'avaient pas eu un seul instant tendance à lâcher prise. Cependant la femme n'avait plus aucune douleur. Aussi, en dépit de la puissance de mes tractions, que je m'étais vu contraint d'effectuer avec appui, au moyen des deux mains, la progression de l'organe ne faisait pas grands progrès. Il n'y avait plus à en douter, je me trouvais en présence de graves difficultés, dont la force seule pouvait me permettre d'avoir raison.

La tête, après bien des efforts, était parvenue au-dessus des ischions. Durant les tractions, je voyais très-distinctement un repli rosé tégumentaire, situé en arrière de l'arcade pubienne, repli dont, à chacun de mes efforts, la tête, en s'abaissant exagérait beaucoup le volume. Sans me rendre un compte exact de la nature de cette bride transversale, je comprenais très-bien la nécessité de la refouler au-devant et au-dessus de l'organe pendant le cours de mes tractions. Mais, pour exécuter cette manœuvre assez délicate, je ne pouvais compter sur l'assistance d'aucun des aides dont il m'était donné de tirer parti. Quant à moi, j'avais trop à faire pour disposer d'une main à cet effet, la force de mes deux bras se trouvant déjà insuffisante. Je persévérai donc dans ma manœuvre, en procédant avec toute la circonspection possible. Je suais sang et eau, et malgré tout, la tête demeurait inébranlable.

Fallait-il me résigner au sacrifice préalable d'un enfant plein de vie, ainsi que me le décelait l'auscultation ? J'en fis la proposition à la mère qui, pleine d'énergie et de courage, me déclara qu'elle était prête à tout risquer pour le salut de son enfant.

Etait-il plus convenable d'attendre quelques heures, dans l'espérance que la nature pourrait bien enfin nous venir en aide ? En général, il faut peu compter sur une telle ressource, sur laquelle, cependant, il est encore permis de faire un certain fond ainsi que l'observation suivante va venir, juste à point, en fournir la preuve. La patiente, du reste, à bout de forces, me suppliait d'en finir au plus tôt. Je me décidai donc à persévérer dans ma pénible tâche.

J'étais, à la lettre, épuisé. Cédant à la fatigue, j'opérai sans doute une traction moins bien ménagée que les précédentes. Aussitôt jaillit en avant des tiges de mon instrument, un jet de sang artériel qui ne pouvait provenir que du repli rosé dont j'ai plus haut parlé, lequel venait de se déchirer.

Ma perplexité devint extrême ! Mais, pour le coup, il fallait en finir. Mes cuillers affectaient toujours sur l'organe une prise des plus solides. Je redoublai d'efforts, et, après quelques tractions, le sommet de la tête commençait à s'engager dans l'orifice vulvaire.

Je me croyais au bout de mes tribulations; mais j'avais compté sans l'épuisement de mes forces, épuisement encore accru par l'inquiétude d'avoir déterminé quelque grave désordre. Soudain, dans un effort, j'arrache les cuillers à vide, et je tombe moi-même à la renverse : un segment assez considérable du sommet venait de franchir la vulve, l'occiput dirigé vers la symphyse pubienne.

J'espérais que ce ne serait plus qu'un jeu d'énucléer la tête. Encore une nouvelle déception ! Il me fallut, à plusieurs reprises, introduire la cuiller gauche pour opérer, avec le concours de l'autre main libre, l'extraction d'une tête d'un énorme volume. Le plancher périnéal était aussi déchiré jusqu'au sphincter anal exclusivement. Comme on le voit, dans cette pénible épreuve, j'ai dû boire le calice amer jusqu'à la lie !

J'ai eu le tort de ne mesurer ni les diamètres de la tête de l'enfant, ni ceux du bassin de la mère. Tout ce que je puis dire, c'est que les premiers étaient fort développés, et hors de rapport avec les organes d'une femme petite, trapue, et présantant quelqu'apparence de rachitisme.

Le rétroceps a été trois heures consécutives en place dans les organes maternels !

L'enfant vint au monde presque asphyxié, et j'eus un peu de peine à le rappeler à la vie. Un des becs des cuillers avait laissé, au milieu du front, une très-légère empreinte. Le second avait porté sur l'oreille gauche ; au-dessous du lobule se voyait même une très-petite plaie. Comme conséquence de la pression exercée par l'extrémité de la cuiller vers le point d'émergence du nef facial, il s'était produit une paralysie du côté correspondant de la face, accident d'ailleurs de peu de durée, et que j'ai eu quatre fois à noter dans mes quatre-vingts cas d'application heureuse du rétroceps. Cette lésion a toujours tenu à une position plus ou moins inclinée de la tête sur le pariétal postérieur.

Pour en revenir à la mère, après son accouchement, elle cessa d'être maîtresse de ses urines. Le quatrième jour après sa délivrance, j'explorai les parties, et je reconnus une déchirure transversale de l'urèthre à sa partie moyenne. La perte de substance pouvait être couverte par la pulpe de l'index.

Pour obtenir la curation de cette infirmité, voici comment j'ai procédé. Le 28 mai, le 14 juillet 1865 et le 19 avril 1866, j'ai fait une triple tentative, dont la troisième a abouti à un succès complet. Je ne rappellerai point les particularités, intéressantes à un autre point de vue que celui qui doit ici nous occuper, de ces trois tentatives, je dois me borner à rappeler qu'elles ont consisté dans la cautérisation lunaire de l'orifice fistuleux, puis dans le placement d'une sonde à demeure dans la vessie.

Aujourd'hui cette femme, si péniblement éprouvée, est tout à fait rétablie, et son produit est un gros garçon qui paraît fort enchanté de vivre. Donc, en fin de compte, *tout est bien qui finit bien !...*

Une seule remarque sur ce fait digne d'intérêt. Il est manifeste que le grave accident qui s'est produit n'a été que la conséquence de l'emploi peu méthodique de la force. En d'autres termes, il est pour moi hors de doute que si, dans l'espèce, j'eusse pu, ainsi que je le pratique chaque jour, effectuer d'une main des tractions assez énergiques, la seconde étant utilisée pour repousser en arrière et en haut du pubis le repli tégumentaire en question, la déchirure en eût été sûrement évitée.

C'est en réfléchissant à ce fait, ainsi qu'à celui dont je vais donner la relation, que j'ai compris l'importance des services que pourraient rendre, dans une foule de cas, les appareils à traction soutenue. Si, dans l'accouchement de la femme Thebault, j'eusse pu disposer du tracteur que j'ai depuis conçu et fait confectionner par Guéride, je suis bien convaincu qu'il m'eût été facile d'éviter toute lésion des organes maternels, ainsi que le petit malheur qui m'est arrivé à moi-même, par suite du brusque échappement de mes cuillers. Je dois ici me borner à cette simple remarque, me proposant de consacrer un chapitre spécial à une des plus belles conquêtes de l'obstétrique contemporaine, à laquelle le nom de M. Chassagny se trouve attaché.

Obs. II. — *Rétrécissement du détroit inférieur. — Tête au détroit supérieur. — Application, manœuvre du rétroceps. — Excellents effets d'une temporisation opportune. — Extraction d'un enfant vivant.*

Le 10 mai 1867, j'arrivais au bourg de Gesnes, à deux heures de l'après-midi, auprès de Mme Blanche, primipare, âgée de trente-deux ans, de bonne conformation apparente, en mal d'enfant depuis trois jours pleins.

Mon premier soin fut d'explorer les bruits fœtaux, que je perçus assez retentissants, dans le flanc droit. J'en conclus à une position OIDA. Procédant aussitôt à l'exploration digitale, j'avais à peine introduit l'index dans les organes génitaux, que la cause de cet interminable travail m'était déjà révélée.

Le pubis était d'une épaisseur extrême; les branches ischio-pubiennes, très-rapprochées, formaient dans l'excavation un relief des plus prononcés. Cette notion, très-sommairement acquise, suffit pour me donner la conviction que j'allais me trouver aux prises avec les difficultés les plus sérieuses.

Poursuivant mon investigation, j'arrivai à grand'peine jusqu'à la tête, coiffée par la lèvre antérieure du col utérin, ouvert environ de 0,04, mais peu dilatable, et encore très-épais. Poche des eaux proéminente; j'en opérai sans plus tarder la rupture, avec l'espoir de réveiller les douleurs qui, depuis le matin, avaient toujours été s'affaiblissant.

Déçu dans mon attente je fis donner à la femme un demi-bain de trois-quarts d'heure de durée.

A quatre heures, aucune modification favorable. Cependant, lasse de souffrir, la patiente réclamait à grands cris, une active intervention. Mais l'aire de la vulve était à ce point étroite, qu'elle admettait avec peine l'extrémité de trois doigts réunis. Comment, au travers d'une filière non lubrifiée et aussi rétrécie, parvenir à porter un instrument de préhension jusqu'au détroit supérieur? Armé du forceps traditionnel, aux larges et droites cuillers, l'idée d'une telle opération ne pouvait même pas se présenter à mon esprit. Mais je pouvais disposer du rétroceps, véritable passe-partout (qu'on me permette l'expression) qui pénètre, comme de lui-même, et sans le moindre danger, au travers de toute voie en réalité accessible. Je résolus donc de tenter cette épreuve, sauf à retirer l'instrument, si la prudence ne me permettait pas encore de l'utiliser.

Comme, dans les conditions ci-dessus, l'intromission des cuillers devait, sans aucun doute, présenter quelques difficultés, la femme fut placée en travers de son lit, dans la position classique. Introduisant l'index et le médius droits dans toute leur longeur dans les organes sexuels, en avant et un peu à gauche de la lèvre postérieure du col utérin, jusqu'à l'encontre de la tête, je saisis la tige de la branche gauche par sa partie taillée, et fis glisser, tout du long, sur leur face palmaire, le bec de la cuiller. Combinant alors un mouvement de bascule de l'extrémité digitale, avec une douce propulsion du bec, je m'efforçai de faire contourner, par ce dernier, l'orbe de la tête. Comme je laissai à la cuiller toute liberté de s'aller placer, pour ainsi dire par son propre poids, dans l'aire postérieure du bassin, partie toujours accessible, grâce à l'heureuse disposition des cintres, l'intromission de cette première branche fut effectuée en quelques secondes, avec une remarquable facilité.

Mais restait un deuxième temps plus délicat à exécuter : je veux parler du placement de la seconde cuiller.

L'aire de la vulve était déjà si à plein, par la présence de la première tige, qu'il me devenait impossible, pour guider mon autre cuiller, d'utiliser même un seul doigt de la main gauche comme conducteur. Je dus me contenter d'écarter les parties molles, avec quelques doigts de cette même main : tenant de l'autre, comme une plume à écrire, la tige de la branche droite, j'en fis glisser le bec le long de la tige congénère, jusqu'à l'encontre de la tête. J'eus soin de procéder avec une grande circonspection, et de faire en sorte que le levier ne pénétrât, en quelque façon, que par son propre poids.

En quelques minutes, j'avais accompli avec le plus grand bonheur, et sans la moindre souffrance pour la femme, une manœuvre, je puis le certifier, inexécutable au moyen de tout autre agent de préhension.

Malheureusement, la dilatation du col était par trop insuffisante ; aussi me devint-il impossible d'articuler les deux leviers sur leur support commun. J'aurais pu saisir les tiges à pleine main, et opérer quelques tractions ménagées, en vue de stimuler le col utérin, et de hâter sa dilatation. Mais la tête était encore à une telle hauteur, les organes sexuels étaient si peu préparés, si arides, que je crus bon d'attendre encore quelque peu. En conséquence, sans hésiter, je retirai mes deux leviers.

A quatre heures et demie, toujours absence de douleurs. Pour tenter de sortir de cette impasse, je résolus de recourir à un moyen dangereux pour l'enfant, mais dont j'espérais quelque avantage pour la mère. J'administrai deux grammes de seigle ergoté. Sous l'influence de la poudre doloripare, les douleurs se réveillèrent et se succédèrent assez rapprochées durant une heure, moment où elles cessèrent de nouveau de la façon la plus complète.

Il était environ cinq heures. La femme était épuisée, découragée : tous les assistants, pleins d'anxiété, redoutaient une double catastrophe. C'était donc à qui me presserait davantage de tenter, au moins, de sauver les jours de la mère.

J'accédai d'autant plus volontiers au désir de tous, que je me rendais mieux compte des graves difficultés qui se dressaient devant moi, et que j'étais bien convaincu qu'à attendre encore, j'avais beaucoup plus à perdre qu'à gagner. Sauf un peu plus de dilatation du col, la situation restait toujours la même.

Je procédai, ainsi qu'il a été dit plus haut, au placement des deux cuillers. Cette fois je pus articuler les deux leviers ; le piton du manche pénétra dans la première ouverture d'arrêt du disque de la pivotante. L'instrument représentait ainsi un véritable bloc d'acier. M'étant assuré que les cuillers affectaient sur la tête une prise solide, je saisis la poignée transversale à pleine main droite, et me mis en devoir d'opérer des tractions méthodiques et par degrés croissantes.

Ainsi que je ne l'avais que trop bien prévu, j'éprouvai une résistance considérable. Force me fut bientôt, par exception, d'arc-bouter mes genoux contre le bois du lit, et de recourir à toutes les forces de mes deux bras. Je parvins ainsi, grâce aux efforts les plus pénibles, que j'eus la patience de réitérer durant deux heures, à intervalles de cinq à dix minutes, je parvins, dis-je, à abaisser la tête jusqu'en pleine excavation. Arrivée là, elle demeura immuable, résistant aux tractions les plus énergiques.

Tout en nage, et harrassé de fatigue, je crus bon de m'arrêter à un parti que je n'avais jamais pris jusqu'à ce jour.

La tête se trouvait encore un peu recouverte par la lèvre cervicale antérieure. Pour éviter une lésion que, deux fois déjà, j'avais eu à déplorer en d'épineuses conjonctures, faute de trouver dans mes aides une assistance assez intelligente, je résolus de me charger moi-même du soin délicat de relever le col, et de le repousser au-dessus de la tête, en arrière du pubis.

En conséquence, je fis choix de l'un des assistants, homme très-robuste, fort intelligent, et d'une adresse peu commune chez un campagnard. Je lui indiquai la manière d'opérer des tractions ménagées, quoique très-énergiques, et latéralisées. Arc-boutant, à son tour, les genoux contre le lit de misère, il se mit de suite à l'œuvre, et obéit à mes ordres avec une précision, une intelligence remarquables. Pendant le cours de ces tractions, je pris soin de relever moi-même la lèvre du col utérin, qui ne tarda pas à disparaître au-dessus de la tête.

Bientôt l'organe devint visible entre les ischions. J'espérais que quelques tractions suffiraient pour en effectuer l'extraction. Mais j'avais compté sans l'angustie du rebord inférieur du petit bassin. Mon brave compagnon sua, à son tour, sang et eau (il déploya dans ses efforts, je ne tardai pas à en faire l'expérience dynamométrique, une force de 115 kilogrammes) ; mais ce fut en pure perte. La tête demeura aussi immuable qu'un roc.

Les cuillers tenaient à merveille. Fallait-il doubler, tripler, quadrupler même la puissance ? J'étais, par ce moyen là, parfaitement sûr D'ARRACHER la tête : mais l'obtiendrais-je ainsi dans son intégrité ? C'était plus que douteux. Et puis, que de périls pour la pauvre femme ! N'était-il pas plus convenable de pratiquer sans retard la craniotomie, qui aurait au moins pour résultat de rendre le reste de l'opération d'une simplicité élémentaire ? Mais l'auscultation me donnait la preuve que l'enfant était plein de vie. C'est dire assez qu'elle était ma répugnance à adopter un parti aussi pénible.

Avant de le mettre à exécution, je résolus de tenter encore une dernière chance. La femme, à bout de forces et presque inanimée, avait besoin de se remettre des dures épreuves par lesquelles elle avait dû passer. Je la fis replacer dans son lit, et, sur sa prière, je me mis en demeure de retirer mes deux leviers. Les cuillers se trouvaient à ce point serrées que, pour les extraire, bien que prenant soin de faire exécuter aux tiges le mouvement de bascule en sens inverse, je dus déployer une force qui me surprit moi-même.

Il était alors sept heures du soir. *Ces laborieuses manœuvres n'avaient donc pas duré moins de deux heures ;* je dirais bien deux siècles !

Je laissai la malade dans le repos le plus complet jusqu'à dix heures et demie. A ce moment, nous étions tous un peu remis de nos fatigues de corps et d'esprit. La patiente, suffisamment reposée, me suppliait d'en finir. Je résolus donc de mettre fin à cette commune épreuve, fût-ce au prix du sacrifice de l'enfant, si cette mesure extrême devenait nécessaire, pour assurer le salut de la mère.

Pulsations cardiaques dans la région hypogastrique, traduisant une réduction occipito-pubienne. Grande, du reste, fut bientôt ma joie ; car je pus constater que le vertex, sous l'influence de quelques douleurs, pourtant fort peu énergiques, s'était assez engagé entre les ischions, pour devenir visible à l'anneau vulvaire.

Sans déranger la femme, cette fois, je procédai au placement de mes cuillers. La branche gauche pénétra avec une grande facilité ; quant à la droite, il fut loin d'en être de même, tant restait toujours étroit l'espace destiné à lui livrer passage. La pivotante fut articulée au deuxième trou du disque d'arrêt. Je me flattais d'énucléer la tête sans difficulté, mais je rencontrai, encore une fois, une résistance considérable. Pour en triompher plus à l'aise, je dus me poser bien en regard de la vulve.

Je fis, en conséquence, placer la patiente en diagonale dans son lit. La jambe droite seule, tirée hors de la couche, fut confiée à un aide, le membre pelvien gauche continuant à reposer sur le lit. Je repris alors, d'une seule main, mes tractions latéralisées qui, cette fois encore, exigèrent la dépense de toutes mes forces. Je protégeai si heureusement les parties molles, au moyen de la main gauche restée libre, que j'eus le bonheur d'énucléer l'organe sans la moindre déchirure périnéale. Le dégagement fut occipito-pubien direct.

La tête était fort allongée en pain de sucre. Le diamètre occipito-mentonnier, ne mesurait pas moins de $0^m,165$ (+ 0,03). Chacun des autres était de dimensions normales.

Ainsi s'expliquaient les efforts considérables qu'avait nécessités l'extraction d'une tête d'un volume hors de proportions avec l'étroite filière, qu'elle n'avait pu traverser qu'en subissant une élongation de 0,03 dans le sens de son diamètre longitudinal.

Ce fait, après bien d'autres, prouve que c'est souvent une précieuse qualité, chez un accoucheur, de savoir à propos se résigner à attendre!

Dans mes dernières tentatives, les cuillers avaient été se placer symétriquement sur le sinciput, dans la concavité du sacrum. Leur impression disparut par le simple lavage.

Je trouvai au milieu et au-dessus du sourcil droit l'impression bien nette du bec de la cuiller gauche. Quant au bec congénère, il avait laissé une très-légère empreinte en avant et au-dessous du lobule de l'oreille droite.

De tels stigmates établissaient, *a posteriori*, que j'avais eu, en effet, affaire, tout d'abord, à une position OIDA.

Les suites de cette couche ont été des plus heureuses, et aujourd'hui la mère et l'enfant se portent encore à merveille.

Obs. III. — *Rétrécissement au moins relatif très-prononcé du détroit inférieur. — Tête retenue au-dessus des ischions depuis sept heures. — Application du rétroceps. — Enfant privé de vie.*

Mme B, primipare, âgée de trente-trois ans, se décida à recourir à mon assistance, le 20 août 1869, pour mettre fin à un interminable travail. La tête, en vue dans l'aire de la vulve, était depuis sept heures retenue au-dessus des ischions. Une application de rétroceps me permit en quelques instants d'extraire un enfant privé de vie.

Le 20 juillet 1872, Mme B. eut de nouveau recours à mon assistance, pour un accouchement à terme. Appelé au début du travail, j'appliquai le rétroceps aussitôt que la perméabilité du col rendit possible l'introduction des cuillers. Les premières douleurs s'étaient manifestées à quatre heures du matin ; à sept heures j'arrivais auprès de la malade, et à dix heures je mettais au monde un magnifique enfant.

En mettant en opposition ces deux faits, je n'ai eu en vue que de faire ressortir les avantages d'une opportune intervention de l'art, et tous les dangers de la funeste doctrine de la temporisation, à laquelle ne sont encore que trop portés, de nos jours, à sacrifier les accoucheurs enclins, par instinct, à mettre en pratique ce fameux aphorisme d'Antoine Dubois : « Dans l'art des accouchements il est de précepte d'attendre et d'attendre encore ! » Cette pratique léthifère, contre laquelle je ne saurais trop m'élever, entraîne chaque année des malheurs incalculables. La doctrine opposée, intelligemment mise en œuvre, permet au contraire, sans le moindre danger, de sauver un grand nombre d'existences.

Obs. IV. — *Dystocie par rétrécissement du détroit inférieur. — Bassin oblique ovalaire.*

Je passe maintenant à la relation d'un fait des plus dignes d'intérêt, que j'emprunte à la pratique de mon distingué confrère et excellent ami, le Dr Phélippeaux.

Comme on pourra trouver la relation circonstanciée de cette belle observation dans le mémoire intitulé *La vérité sur le Rétroceps* (p. 6), je me bornerai ici à en rappeler les principales particularités.

Primipare de vingt ans, restée boiteuse de la jambe gauche, par suite d'une affection strumeuse suppurée de la hanche correspondante, survenue dès la plus tendre enfance.

Invasion du travail, neuf heures. Dilatation complète ; position OIGA ; tête franchement engagée, avec inclinaison marquée sur le pariétal droit.

Bain de siége. A sa suite, parties molles plus lubrifiées, mais nulle progression de la tête.

Première application du rétroceps, qui n'aboutit à aucun résultat. M. Phélippeaux trouve bientôt la raison de l'inutilité de ses efforts dans la mauvaise conformation du bassin, notablement rétréci et déformé.

Non seulement le coccyx est dévié à droite de deux centimètres au moins, mais encore il est immobile par suite de la soudure de l'articulation sacro-coccygienne. Le diamètre antéro-postérieur n'est donc plus que fort peu susceptible d'élongation ; son étendue ne mesure que $0^m,08$. Le diamètre oblique pris de la branche de l'ischion gauche aux ligaments sacro-sciatiques droits, n'a aussi qu'une longueur de $0^m,08$. En explorant la concavité du sacrum, M. Phélippeaux ne trouve qu'une étendue de 0,085.

Il est manifeste qu'une tête de dimension normale ne pouvait passer au travers d'un détroit à ce point rétréci. Mais on ne se résigne pas sans peine à la plus cruelle des mutilations ! Mon habile confrère résolut donc de tout tenter pour extraire au moins le produit, sans le mutiler au préalable dans le sein maternel.

Deuxième bain à huit heures : tête abaissée en position occipito-pubienne. A dix heures seulement, une seconde application du rétroceps est acceptée. Après une demi-heure d'efforts des plus pénibles, la tête se dégageait enfin en occipito-pubienne directe, en produisant une déchirure périnéale de $0^m,02$.

La tête présentait les dimensions à peu près normales. Elle était comme disloquée, tant le chevauchement des os avait été extrême. « Une dépression considérable, *sans fracture*, existait au point de réunion de l'angle antéro-inférieur du pariétal droit avec le bord écailleux du temporal et la partie correspondante du frontal. La cuiller pivotante avait fait empreinte, avec petite plaie linéaire, sur la bosse frontale gauche ; les traces de la basculante étaient invisibles. » (Le bec de cette dernière avait dû prendre appui sur la région pariétale gauche). Il s'agissait, sans aucun doute, d'une position primitive OIGA.

Ainsi, une tête présentant un diamètre occipito-frontal de $0^m,12$ avait du passer à travers un diamètre coccy-pubien rétréci à 0,08, sans rétrocession sensible du coccyx... : « Une chose m'étonna beaucoup, fait remarquer M. Phélippeaux : ce fut la solidité du rétroceps, qui, nonobstant les plus énergiques efforts, n'eut pas la plus petite tendance à déraper. Dans ce cas il est évident que l'élasticité des ligaments sacro-sciatiques et des parties molles a dû favoriser le dégagement de la tête. »

Ce fait remarquable prêterait à de nombreux commentaires. Je me contenterai de signaler à l'attention, la sûreté d'action, et, au point de vue de l'enveloppe tégumentaire, l'innocuité si remarquable de l'instrument, qui, bien que manœuvré avec une force tout exceptionnelle, n'avait cependant laissé tant sur la peau que sur le cuir chevelu que les traces les plus insignifiantes.

Pour compléter l'histoire de cette femme, le Dr Phélippeaux me fait savoir qu'au mois d'août 1871 elle a accouché, au terme de sept mois, d'un enfant mort. Le travail, confié aux soins de la nature, n'a pas duré moins de *quarante heures* marquées par les douleurs les plus cruelles.

Il est aisé de se faire une idée des signalés services que seraient susceptibles de rendre les appareils à traction, dans les cas analogues à ceux dont je viens de donner la relation. Grâce à leur précieux concours, plus de sueur, plus de fatigue pour le malheureux accoucheur ; tractions douces, uniformes, soutenues, et sans aucune secousse, rendant tout dérapement violent des cuillers impossible. Ce n'est pas tout : comme la vis de traction peut être mise en mouvement par l'aide le moins habile, l'accoucheur est à même de surveiller sans cesse les effets des cuillers et d'utiliser à son gré ses deux mains, restées tout à fait libres.

Les appareils à traction soutenue ont donc apporté, dans l'art obstétrical, un perfectionnement des plus heureux, et d'une portée incalculable. Sans de mesquines passions, auxquelles ne sont que trop portées à payer tribut tant de puissances d'un jour, il y a longtemps déjà que ces précieuses machines auraient reçu chez nous leurs lettres de naturalisation. Mais l'opposition systématique ne saurait avoir qu'un temps. Aussi, j'en suis convaincu, tout accoucheur sérieux voudra bientôt être muni d'un tracteur obstétrical.

On pourrait croire que, dans les conditions qui nous occupent, alors que, pour apercevoir la tête, il suffit d'écarter les lèvres vulvaires, le premier forceps pourrait être employé utilement, et sans aucune peine, par la main la moins magistrale. C'est là une grande erreur, contre laquelle il est bon de prémunir tout accoucheur novice.

Lorsque la tête est trop volumineuse pour le passage qui lui est destiné, les fenêtres trop droites, trop longues, trop élastiques, du forceps croisé, sont autant de conditions qui, tout en rendant l'application des cuillers laborieuse, en même temps que douloureuse pour la femme, les exposent à lâcher prise; accident que favorise encore le mode de traction indispensable de cet engin de délivrance, qui comporte, de toute nécessité, l'usage des deux mains. Le rétroceps, au contraire, se place sans aucune difficulté, s'articule sans causer à la femme la moindre douleur; ses cuillers, fortement cintrées, permettent enfin d'exécuter les tractions les plus énergiques, sans qu'on ait la crainte de les voir revenir à vide.

Le fait suivant, dont a bien voulu me donner communication un très-aimable confrère, qui ne compte pas moins de quarante années de pratique, vient à point pour valider le plus grand nombre des précédentes assertions.

OBS. V. — *Rétrécissement du détroit inférieur. — Impossibilité d'articuler le forceps croisé. — Manœuvre superlativement facile, et succès du rétroceps.*

Voici les principaux traits de cette observation, tels que je les relève, presque mot pour mot, dans la lettre que m'a fait l'honneur de m'adresser, en date du 30 juin 1868, le Dr Rousset, de Vallière (Creuse).

Primipare de trente-huit ans ; membres d'une fillette de quinze ans. Invasion du travail, deux jours; tête tellement basse depuis un jour, que quelques contractions utérines eussent suffi pour en déterminer l'expulsion ; quatre dragées d'ergotine sont données sans pouvoir amener les douleurs. Applications du forceps classique. *L'articulation des branches donne lieu à de si vives souffrances que mon digne confrère croit convenable de renoncer à ses dangereuses tentatives.*

C'est alors seulement qu'il se décide à faire usage du rétroceps, dont il a déjà eu une fois l'occasion d'éprouver les précieuses qualités. Mais laissons la parole à M. Rousset: « Chaque branche est introduite comme dans une poche vide, *sans difficulté*, SANS DOULEUR AUCUNE. Je les laisse s'arranger comme elles veulent ; j'articule les deux leviers sur leur support, puis, à chaque contraction, je tire, mais vainement ! Quelle que soit la puissance de mes efforts, rien n'avance. Encore deux dragées d'ergotine. Dix minutes après, la matrice se contracte ; je la seconde par de vigoureuses tractions. Après un certain nombre d'efforts, j'amène enfin un énorme garçon tout plein de vie.

« Le bec de la cuiller droite a laissé une légère empreinte au sommet du coronal droit ; celui de la gauche n'a produit aucune trace...... (Il a dû porter sur la région temporale droite, siége où d'ordinaire on ne relève aucun stigmate. Il s'était évidemment agi d'une OIDA primitive). Votre rétroceps, termine mon obligeant confrère, a fait l'admiration de toutes les commères, à leur donner envie d'en avoir besoin..... »

OBS. VI. — *Rétrécissement au moins relatif du détroit inférieur. — Application du rétroceps. — Tractions dans l'attitude latérale. — Extraction après trois heures et demie d'efforts. — Excellentes conditions du rétroceps pour éviter la déchirure du périnée.*

Le présent cas, dont je ne relèverai que les particularités les plus saillantes, est emprunté à la pratique d'un accoucheur distingué de Paris, M. le Dr Thierry-Mieg, qui a bien voulu me le communiquer.

Primipare âgée de vingt-et-un ans ; abdomen tellement développé, que toute la peau du ventre est couverte de vergétures jusqu'à l'estomac. Premières douleurs, 13 mai 1869, à deux heures du matin. A onze heures, dilatation complète du col, contractions fortes, pénibles, et la tête, descendue sur le plancher périnéal, n'avance plus. Bosse séro-sanguine énorme. Application du rétroceps à midi vingt, tractions de plus en plus énergiques ; extraction de la tête, après un pénible travail manuel de trois heures et demie. Enfant plein de vie, ne pesant pas moins de 5,200 grammes.

Pour reposer la patiente, l'habile accoucheur l'avait, à de nombreuses reprises, fait coucher sur le côté gauche, à l'Anglaise ; cette attitude, qui lui paraît très-favorable pour faciliter les tractions, a été plusieurs fois par lui utilisée avec avantage.

Je dois relever ici une remarque du Dr Thierry-Mieg, qui répond de la façon la plus péremptoire à l'opinion émise par plus d'un confrère, sur l'action soi-disant nocive du rétroceps au moment du dégagement de la tête.

« J'ai pu remarquer, dit cet accoucheur, que les cuillers ont une forme excellente ; elles contournent bien la tête de l'enfant, et permettent au périnée ainsi qu'à la vulve de rester parfaitement appliqués sur elle, sans produire sur l'anneau vulvaire cette distension en largeur inévitable avec l'ancien forceps, distension qui le dispose tellement à la déchirure. »

Il est incontestable, en effet, qu'aucun instrument n'est

disposé d'une façon aussi heureuse pour éviter toute déchirure périnéale. Toutes les fois qu'il arrive de produire ce petit accident, la faute en est, sans aucun doute, à l'inattention ou à la précipitation de l'accoucheur. Pour ce qui me concerne, je me garderais bien de retirer les cuillers à ce moment critique, ainsi que le conseillent quelques accoucheurs. Grâce à elles, en effet, je me sens maître de la tête, dont j'obtiens à mon gré l'énucléation, en évitant la plus légère déchirure de la fourchette.

Les observations suivantes ont été recueillies par mon excellent confrère, le Dr Damoizeau, président de l'association médicale de l'Orne. Elles ont été publiées par lui dans le n° du 13 septembre 1868, de la *Tribune médicale*, dans un travail ayant pour titre : *Deux nouveaux cas d'application remarquablement heureuse du rétroceps.*

En raison de son importance pratique, je reproduis textuellement cet intéressant article :

« Les lecteurs de *la Tribune* ont-ils gardé le souvenir de deux observations de présentation de la face au détroit supérieur, où le rétroceps réussit à souhait entre mes mains, et dont je leur rendis compte le 19 janvier dernier ? Je viens, quoi qu'il en soit, les entretenir aujourd'hui de deux présentations du sommet, dont l'une en occipito-iliaque gauche au détroit supérieur, et l'autre en occipito-iliaque gauche transversale entre les ischions, qui ont été pour cet instrument l'occasion de deux succès non moins remarquables.

« *Présentation du sommet au détroit supérieur ; tendance au dérapement; enfant pesant 4,500 grammes ; écoulement des eaux et suspension presque complète des douleurs pendant trois heures.* — Le 15 mai dernier, je suis appelé, à onze heures du soir, auprès de madame X., commune de Valframbert. Il s'agit d'une présentation du sommet, en position occipito-iliaque gauche. La dilatation du col égale l'étendue d'une pièce de cinq francs ; les eaux viennent de s'écouler en abondance. Les douleurs se répètent avec une grande régularité. A une heure du matin, la dilatation du col paraît complète ; mais je constate que, nonobstant les plus énergiques efforts, la tête ne descend pas sensiblement.

« De une heure à trois heures, les contractions cessent et se réveillent tour à tour. A quatre heures, le découragement est complet, les douleurs sont nulles, et la malade me conjure d'intervenir. J'introduis les deux cuillers du rétroceps aussi facilement que dans les deux cas précédents (1), c'est-à-dire sans que la malade en ait conscience ; mais une fois réunies sur leur manche, je remarque que, si *je voulais exercer une traction directe, les cuillers glisseraient sur la tête ; je me borne donc à tirer d'abord très-légèrement de haut en bas en abaissant fortement le manche, et en me servant de l'extrémité supérieure recourbée de ces deux leviers pour produire la flexion de la tête,* et, par conséquent, son engagement dans le détroit supérieur. Cet engagement ne tarde pas à se produire, en effet, et la solidité de la prise des cuillers m'en donne la conscience. J'exerce quelques tractions énergiques à quatre ou cinq minutes de distance, et les douleurs spontanées reparaissent. Après cinq quarts d'heure d'un nouveau *travail à deux*, semblable à celui des observations précédentes (2), et où je déploie de nouveau toutes mes forces musculaires, en me faisant comme toujours une loi absolue de n'agir que lorsque la malade m'en donne le signal par ses cris, j'amène à la vulve, en position occipito-pubienne un enfant du poids de 4,500 grammes ; sa tête est démesurément allongée, ce qui ne l'empêche pas toutefois de pousser immédiatement des cris énergiques.

» La délivrance a lieu spontanément. Au bout de deux jours, toute trace de l'action du rétroceps avait disparu sur les régions sourcilières. »

J'ai tenu à reproduire ici cette observation, bien que le titre que lui donne mon confrère ne semble pas m'y autoriser. Si j'ai passé outre, c'est qu'elle contient un très-bon enseignement

(1) Voir *la Tribune*, 19 janvier 1868, p. 188.
(2) *Loc. cit.*

pratique pour ce qui a trait à une difficulté contre laquelle l'accoucheur a parfois à lutter. Je veux parler de la *tendance au dérapement des cuillers*. On a pu voir de quelle façon a procédé M. Damoiseau pour en triompher.

Obs VII. — *Rétrécissement du diamètre bi-ischiatique. Parallélogramme des forces improvisé.*

« Madame Z., primipare, très-nerveuse, est prise le 26 juillet, à deux heures du matin, des premières douleurs de l'accouchement. La tête est descendue avec l'utérus dans le petit bassin. A deux heures de l'après-midi du même jour, la dilatation est complète, et les douleurs commencent à se faire sentir avec leur véhémence accoutumée. La tête s'abaisse avec lenteur. Vers quatre heures, on aperçoit enfin un léger écartement des grandes lèvres, et l'on conçoit l'espérance d'une délivrance prochaine.

» Vain espoir : une heure se passe sans qu'il nous soit donné de constater le moindre progrès, nonobstant les plus atroces douleurs. Poussé à bout par les supplications de la malade et de sa famille, j'introduis les deux cuillers du rétroceps avec la facilité habituelle. Je les réunis à l'aide de leur manche commun, et ayant associé la force de mes bras aux forces défaillantes de la malade, je ne tarde pas à rencontrer un obstacle qui me semble infranchissable. Mais à ce moment, la poche des eaux se rompt, et un flot de liquide nous inonde.

» La tête et le rétroceps remontent tout ensemble de cinq centimètres environ, et j'attends de nouvelles douleurs pour agir. Elles ne tardent pas à se produire, et bientôt, joignant de nouveau mes efforts à ceux de la malade, nous nous trouvons arrêtés une seconde fois par le même obstacle. La malade pousse des cris de désespoir : « Terminez à l'instant, ou je meurs, » crie-t-elle. Sa face se décolore, ses yeux se convulsent ; elle tombe en syncope.

» Me souvenant alors que M. le Dr Chassagny, de Lyon, a su

prendre sur les genoux des femmes un solide point d'appui pour ses ingénieux appareils, je me glisse instinctivement sur le lit de misère ; j'oppose mes deux genoux aux deux genoux de la malade ; je prie deux assistants de fixer solidement de chaque côté mes deux jambes contre ses deux jambes, et me sentant alors dans une position régulière et avantageuse, j'exerce à pleines mains, suivant la diagonale de ce parallélogramme des forces improvisé, trois efforts des plus énergiques, qui me permettent d'amener en cinq minutes l'occiput sous le pubis, et d'opérer le dégagement de la face par un mouvement définitif d'extension qui produit la brusque dilatation de la vulve, sans causer d'ailleurs la moindre déchirure. Il importe de noter que la rotation de la tête sur elle-même s'est faite spontanément, mes tractions ayant été dirigées dans le but unique de favoriser le mouvement de rotation autour du pubis. Les diamètres de la tête, exactement mesurés, sont les suivants :

» L'occipito-frontal, 11 centimètres ; le bi-pariétal, 9 1/2 ; le mento-bregmatique, 15. Les marques du rétroceps se voyaient au-dessus de l'œil gauche, et en arrière et au-dessus de l'oreille gauche.

» La délivrance est spontanée, et les suites de couches sont très-heureuses, bien que pendant une heure entière madame X soit demeurée dans un état nerveux voisin du délire.

» M'étant demandé quelle avait été l'intensité de l'effort exercé en cette circonstance, j'ai essayé ma force dans une position analogue sur un dynamomètre, et j'ai trouvé qu'elle aurait pu s'élever jusqu'à 80 kilog. environ.

» On conçoit qu'en un cas semblable les tracteurs obstétricaux de MM. Chassagny, Joulin et Hamon, sur lesquels le dernier de ces auteurs nous a donné de si intéressants détails au Congrès médical d'Alençon du 5 août dernier, puissent rendre les plus grands services, en produisant un même résultat avec un développement de force beaucoup moins considérable.

» Notons, en terminant, que la plupart des applications de

rétroceps que j'ai effectuées jusqu'à ce jour, ont été faites sans déranger les malades dans leur lit, et sans qu'on ait même eu besoin de soulever leur bassin par un oreiller ; en un mot, que l'application du rétroceps et sa manœuvre n'ont exigé d'autres précautions que celles que l'on prend d'ordinaire pour pratiquer le simple toucher.

» J'ai, pendant vingt ans, fait usage de l'ancien forceps, et je dois déclarer qu'il m'a rendu, ainsi qu'aux pauvres femmes, les plus signalés services ; mais comme son application, quoi que l'on fasse, est toujours plus ou moins douloureuse, et exige que la patiente soit placée sur une table d'opération qui permette de fixer exactement son bassin, je n'en ai jamais abusé, et, comme la plupart de nos confrères, j'ai eu l'habitude de ne l'employer, pour ainsi dire, qu'à la dernière extrémité. Saisir la tête de l'enfant dans les mors d'une tenaille en fer, se voir ainsi dans l'obligation de l'extraire soi-même par la violence, ou plutôt de l'arracher brusquement des entrailles de sa mère, est toujours une opération qui entraîne aux yeux de la conscience une lourde responsabilité. Et c'est là ce qui explique qu'une foule d'excellents praticiens, au grand détriment des mères et des enfants, se soient laissé entraîner trop souvent dans les voies d'une expectation exagérée.

» Le rétroceps en permettant, sans imposer une douleur de plus à la mère, et sans faire subir à l'enfant aucune pression dangereuse, de suppléer la force insuffisante de l'utérus, en favorisant tout à la fois le double mouvement de la tête autour du pubis et sur elle-même, donne le moyen d'opérer l'accouchement dans des conditions vraiment physiologiques, non moins favorables, pour ainsi dire, que celles de l'accouchement spontané.

» Au reste, l'invention du rétroceps n'a rien de fortuit ; elle arrive à son heure, comme la conclusion logique et pratique des beaux travaux de MM. Chassagny, de Lyon, et Joulin, de Paris, sur l'emploi de la force en obstétrique.

» M. Chassagny ayant démontré qu'il y avait avantage à tirer sur le forceps au moyen de lacs et à abandonner ainsi le manche de l'instrument à l'impulsion des mouvements spontanés de la tête, il restait à trouver un moyen qui pût devenir l'auxiliaire de la nature, sous le rapport de la force, sans s'opposer à son mécanisme salutaire. Or, ce moyen est évidemment fourni par le rétroceps.

» Dans une remarquable leçon faite en ma présence dans le grand amphithéâtre de la Faculté de médecine de Paris, le 19 avril 1868, M. le Dr Chassagny, de Lyon, ce médecin dont les travaux sont si avantageusement connus dans le monde savant, a fait ressortir, avec une loyauté qui l'honore, les incomparables avantages du rétroceps.

» Le Dr Hamon a reçu des médecins qui aujourd'hui emploient le rétroceps dans le monde entier, environ deux cents lettres de remerciement, qui débordent réellement, ainsi que je le disais dans ma lettre du mois de janvier, d'un égal enthousiasme.

» Une dizaine de ces lettres que je lui ai demandées, pour pouvoir les lire à mon aise, et les mettre sous les yeux de nos confrères d'Alençon, me permettent de démontrer, pièces en main, qu'au fond de la Hollande, comme à Marseille, Lyon, Paris, etc., on emploie le rétroceps avec des succès semblables à ceux dont je viens de tracer l'histoire.

» Je crois donc pouvoir le dire en terminant ; la découverte du rétroceps est évidemment le signal d'une *ère nouvelle en obstétrique* en permettant de remplacer l'accouchement artificiel, seul en usage jusqu'ici, par l'*accouchement physiologique*, au moyen de la substitution habituelle du levier simple ou double, qui forme cet instrument, à la pince à branches croisées comme celles d'une tenaille, qui constitue le forceps classique. »

§ 4. De l'emploi du rétroceps dans les cas de rétrécissement du détroit supérieur.

Les rétrécissements du détroit supérieur, pratiquement parlant, peuvent être divisés en trois catégories. A la première doivent se rapporter ceux dans lesquels le diamètre sacro-pubien n'est pas inférieur à 0,08. On peut les désigner sous le nom de rétrécissements franchissables. A la seconde appartiennent les angusties pelviennes caractérisées par une diminution encore plus prononcée de ce même diamètre, pouvant s'abaisser jusqu'à 0,06. On peut les distingner sous le nom de rétrécissements moyens. Dans une troisième catégorie se rangent les rétrécissements inférieurs à 0,06. Ce sont les angusties extrêmes, ou infranchissables.

Cette distinction est capitale, au point de vue de la pratique. En effet, les rétrécissements de la première classe sont presque toujours franchissables au moyen du rétroceps, en dehors de conditions en réalité exceptionnelles. Dans tous les cas on peut espérer l'extraction d'un enfant vivant. Quant aux angusties du second ordre, lorsque l'enfant est à terme, la tête de volume ordinaire, l'ossification normale, elles sont encore souvent justiciables du rétroceps, mais non sans de graves lésions de la boîte osseuse qui entraînent infailliblement la mort de l'enfant.

Pour ce qui est des rétrécissements extrêmes, dans les conditions ci-dessus de développement de l'enfant, ils ne sauraient relever du rétroceps, et comportent la mise en œuvre d'agents spéciaux de délivrance.

En conséquence, je dois scinder en trois parties la présente étude. J'aurai à m'occuper d'abord des rétrécissements franchissables, sans mutilation préalable du produit de la conception. Je m'occuperai, dans les deux autres parties, des cas qui ne permettent point d'extraire ce dernier en ménageant l'intégrité de la boîte crânienne.

I. Rétrécissements dans lesquels le diamètre sacro-pubien n'est pas inférieur a 0,08.

Les rétrécissements qui se rangent dans cette catégorie sont encore assez fréquents dans la pratique. Je me hâte, toutefois, d'ajouter que, pour ce qui me concerne, je n'en ai jamais trouvé de plus prononcés. Ceci revient à dire que, à part de rares exceptions, l'homme de l'art, pourvu du rétroceps, peut se considérer, à peu près, comme paré à tout événement. Pour mon propre compte, depuis que je fais usage de cet instrument, quatorze fois je me suis trouvé aux prises avec ce genre de difficultés. J'en ai toujours triomphé par son moyen, sauf dans un cas cependant où j'ai été obligé de pratiquer la céphalotripsie.

Il s'agissait d'un enclavement antéro-postérieur de la tête, en position occipito-pubienne directe. Les douleurs, persistant depuis trois jours, avaient été à ce point énergiques, que la voûte crânienne était le siége de nombreuses fractures, condition qui ne me permit même d'établir qu'à *posteriori* les rapports précis de la tête avec le bassin.

Il faut bien le dire, tous les rétrécissements ne s'abaissent pas à 0,08. Fréquemment même, ils ne sont que relatifs, et ne dépendent que d'un excès de volume de l'organe fœtal. Ainsi, de ces quatorze femmes qui ont présenté le genre d'angustie dont nous parlons et qui ont reçu de mes mains le baptême redoutable de l'acier, quatre ou cinq, à ma connaissance, ont eu depuis une ou plusieurs couches physiologiques. Ces cas heureux ont tenu, cela va de soi, au faible volume relatif de la tête.

Le rétroceps se fait d'ordinaire un jeu de ces conditions tocologiques, qui, avec l'instrumentation classique, ne sont que trop souvent de nature à présenter des difficultés réelles, voire même insurmontables, pour des mains insuffisamment exercées telles que les nôtres. Plus d'une fois, il est vrai, il m'est arrivé de déployer une grande énergie musculaire pour forcer l'obstacle ; mais jamais encore, en pareils cas, je ne me suis vu contraint de m'adjoindre une assistance étrangère, et seul j'ai été assez heureux pour mener à bien mon œuvre.

Chacun sait combien il est loin d'en être de même pour ce qui a trait à l'emploi du forceps symétrique. Il s'agit donc de rechercher la cause de ces résultats si différents. Quelques considérations de mécanique obstétricale vont me permettre de trouver la clef d'un mystère très-facile à expliquer.

Il faut bien s'en souvenir, au début du travail, le grand axe de l'utérus fait un angle plus ou moins ouvert avec celui du corps. La tête fœtale, comme conséquence de l'inclinaison en avant du reste de l'organe, au lieu de présenter directement son sommet au centre du détroit supérieur, s'engage d'ordinaire suivant la bosse pariétale antérieure. Le toucher, du reste, ne fournit-il pas la preuve la plus indiscutable d'un tel fait ? L'exploration digitale ne nous fait-elle pas trouver la suture sagittale placée transversalement et fort haut en arrière, où souvent même on a peine à l'atteindre, alors que la dilatation n'est pas encore complète ?

Or, ce sont ces mêmes conditions qui, dans l'espèce, nous permettent d'expliquer et l'infidélité d'action des engins classiques de délivrance, et la sûreté d'action du rétroceps.

La supériorité de ce dernier agent, dans les cas de rétrécissement du détroit supérieur, tient à plusieurs causes, dont la dernière n'a été mise en lumière que dans ces derniers temps. Je pense que mes confrères me sauront gré de la signaler spécialement à leur attention.

La première cause, sur laquelle j'ai déjà eu plusieurs fois occasion d'insister, a trait au mode vicieux de préhension du forceps croisé. Quoi que l'on fasse, cet instrument comprime transversalement la tête. Il allonge ainsi le diamètre qu'il importerait, au contraire, de réduire, et presse l'organe contre le pubis, qui, dans ces conditions défectueuses d'engagement, apporte à son passage un obstacle dont il devient difficile, parfois même impossible de triompher. En de tels cas, tout autre est le mode d'action du rétroceps ; bien différents aussi sont les résultats qu'il fournit.

La seconde cause qui s'oppose au passage de la tête, cause signalée pour la première fois et dûment démontrée par le professeur Fabri, de Bologne (1), c'est *la résistance du col utérin* lui-même, *insuffisamment ouvert.* (2)

En pareil cas, les deux cuillers du forceps, appliquées suivant les deux extrémités du diamètre occipito-frontal, allongent dans le sens transversal l'ouverture cervicale, et la rétrécissent d'autant d'avant en arrière. Cette disposition nouvelle, et surtout la tension des bords, sont susceptibles d'apporter au passage de la tête un obstacle insurmontable. L'accoucheur de Bologne a fait voir que, dans ces mêmes conditions où le forceps croisé était demeuré impuissant, le levier agissait avec une merveilleuse facilité.

Bien supérieure encore doit être alors l'action du rétroceps. En effet, au lieu de tendre, ainsi que le levier, à augmenter l'inclinaison du pariétal engagé, il abaisse la tête, saisie à pleines cuillers, et agit sur le point même d'élection, c'est-à-dire à l'extrémité postérieure du diamètre céphalique qu'il importe surtout d'abaisser. Du reste, les résultats pratiques viennent confirmer ces données de la théorie. Combien de fois n'a-t-on pas eu, ainsi que dans quelques-uns des faits qui précèdent, le bonheur d'extraire, avec une seule main armée du rétroceps, une tête dont l'extraction avait été vainement tentée par de nombreuses applications du forceps croisé ?

On doit se demander jusqu'à quel degré de rétrécissement une angustie pelvienne est compatible avec la vie du produit? La solution de ce problème est *à priori* à peu près impossible.

En premier lieu, les erreurs pelvimétriques sont très-fré-

(1) Voir le numéro de septembre 1869 du *Journal de médecine et de chirurgie* de Bruxelles.

(2) Le Dr Fabri a effectué ses expériences à l'aide de diverses pièces artificielles permettant de simuler sur le cadavre, et les rétrécissements du bassin, et le segment inférieur de l'utérus, représenté par une sorte de diaphragme concave, percé d'une ouverture centrale.

quentes, et même forcées, à une certaine période du travail, surtout lorsque l'homme de l'art, accouche une femme pour la première fois. Naguère encore, mon excellent ami le docteur Phélippeaux croyait avoir constaté une angustie mesurant de 0m,05 à 0m,055 de diamètre ; or, l'autopsie lui a démontré que, par suite du déjettement de l'arcade pubienne, ce même diamètre sacro-pubien était en réalité réduit à une étendue de 0m,035.

La question de survie, d'ailleurs, dépend presque sûrement du degré d'ossification des os du crâne. Tel organe dont l'ossification n'est pas complète, s'allonge, se moule sur la filière utéro-pelvienne et est extrait sans trop de difficultés, en conservant son entière intégrité ; tel autre, au contraire, qui réalise des conditions opposées, n'est doué d'aucune réductibilité et n'est entraîné qu'au prix de plus ou moins graves mutilations.

Je rappellerai à ce propos l'histoire de cette dame petite et rachitique, atteinte de rétrécissement du détroit inférieur avec barrure, que j'ai accouchée deux fois. Les deux produits m'ont présenté cette double condition d'ossification. Dans son premier accouchement, terminé au moyen du rétroceps, *à l'aide de trois doigts*, par le seul fait des contractions utérines, la tête de l'enfant, siége de fractures multiples, a été extraite dans un véritable état de dislocation générale. Un an plus tard, j'avais le bonheur de mettre au monde, par le même moyen, un enfant de médiocre volume, bien conformé et plein de vie. Cet enfant, âgé de deux ans, se porte aujourd'hui à merveille.

Ce sont ces mêmes considérations d'ossification, jointes au volume si variable de la tête, qui font que la terminaison d'un accouchement ne permet jamais de préjuger de la solution de toute autre couche ultérieure. L'angustie pelvienne, en effet, peut être purement relative, et ne dépendre que du volume disproportionné de la tête. Cet organe aussi peut être irréductible, à cause du degré avancé de consolidation des os. Que ces deux causes, par exemple, se trouvent réunies, il en peut résulter, avec un bassin presque normal, un véritable cas de dystocie. Avec des conditions de conformation et d'organisation différentes de la tête, la même femme, à une grossesse consécutive, sera susceptible d'avoir l'accouchement le plus physiologique.

C'est ainsi qu'il m'a été donné de contrôler la justesse de cette remarque dans deux conditions remarquables. Sur quatorze cas de rétrécissements que j'ai rencontrés dans ma pratique, quatre fois l'obstacle a été franchi par la tête avec ce bruit caractéristique, si bien fait pour effrayer quiconque le perçoit pour la première fois. Or, deux de ces femmes sont devenues enceintes de nouveau, et ont accouché spontanément avec un bonheur inespéré.

Jusqu'à quel degré d'angustie peut-on espérer d'obtenir un enfant vivant ?

Sauf les réserves qui ressortent des considérations précédentes, on peut poser en principe que la limite extrême du rétrécissement doit être un peu supérieure au diamètre bi-auriculaire, qui mesure la portion irréductible de la boîte osseuse, la base du crâne. Or, l'étendue de ce diamètre est de $0^m,07$ à $0^m,08$. Dans les conditions de structure normale de la tête, il est donc possible de conserver cet organe dans son intégrité, et de sauver les jours du produit lorsque l'aire du détroit supérieur n'est pas inférieure à cette dernière dimension.

Il est d'ailleurs deux conditions éminemment favorables pour la solution de ces cas épineux de dystocie.

En premier lieu, le mode même d'engagement de la tête a pour effet de réduire, d'une façon plus ou moins notable, l'étendue du diamètre bi-auriculaire, par suite de la déclivité de sa portion antérieure ou rétro-pubienne. Cette obliquité d'arrière en avant et de haut en bas de la base du crâne, détermine *ipso facto* un amoindrissement relatif de ce même diamètre antéro-postérieur, dont les avantages sont aisés à comprendre au point de vue, tant de la facilité que de l'innocuité de la manœuvre.

La seconde condition favorable pour le succès de l'opération tient à une disposition du pelvis dont on ne tient pas un compte suffisant. Il ne faut pas l'oublier: au-dessous du plan du détroit supérieur, les diamètres sacro-pubiens affectent une plus grande longueur, par suite de l'obliquité en sens inverse de l'arc pubien et de la partie supérieure du sacrum.

Il est incontestable, en outre, que, dans les cas dont il s'agit, en raison de son mode spécial d'action, sans parler des intérêts de la mère, le rétroceps prend beaucoup plus sûrement aussi ceux de l'enfant que les divers agents symétriques. Combien de fois ne nous est-il pas arrivé, à nous tous qui faisons usage de cet instrument, d'extraire, au moyen d'une seule main, une tête dont l'abaissement n'avait pu être obtenu par de nombreuses et violentes tentatives effectuées en premier lieu au moyen du forceps croisé ?

Aussi reste-t-il pour moi bien établi que, lorsque le rétrécissement n'est pas sensiblement inférieur à 0m,08, le rétroceps, appliqué en temps opportun, permet d'obtenir un enfant vivant. A cette limite d'angustie, lorsque l'organe s'est présenté en position normale au détroit supérieur, je n'ai jamais vu cet instrument produire de lésion osseuse de la boîte crânienne, ni même occasionner aucune lacération des parties molles.

Pour compléter ces données, je n'ai plus qu'à ajouter que, sur quatorze enfants què j'ai extraits dans ces conditions, deux seulement ont perdu la vie, l'un par suite d'une affection hydrocéphalique, le second par le fait de fractures multiples et spontanées des os du crâne. La bénignité d'action du rétroceps a donc été complète dans tous les cas de rétrécissements de la première catégorie.

Quant aux mères, les suites de couches ont toujours été heureuses. Chacun le sait de reste, le bilan du forceps croisé est loin d'être aussi avantageux dans les cas dont il est en ce moment question. J'en ai dit les raisons; la pratique, du reste, nombre de fois déjà est venue donner pleine sanction aux données de la théorie.

Mais c'est le cas ou jamais de le répéter : *Facta potentiora verbis*. Passons donc sur le terrain de la pratique, et voyons le rétroceps à l'œuvre dans les conditions dont nous avons à nous occuper.

OBS. I. — *Rétrécissement du détroit supérieur à 0,08. — Enfant mort. — Emploi du rétroceps. — Excellents effets de cet instrument.*

Le 1er mars 1868, j'arrivais auprès de la femme Paris, habitant à quatre grandes lieues de Fresnay, pour l'assister dans son sixième accouchement. Invasion du travail, soixante heures. Mon premier soin ayant été de m'enquérir des antécédents de cette femme, j'appris que la durée de ses couches précédentes n'avait pas été moindre de trois jours, sauf la troisième, qui, par exception, s'était assez vite terminée, grâce au faible volume du produit de la conception.

A l'auscultation, je ne pus percevoir aucun bruit vasculaire fœtal. Absence de mouvements actifs. L'enfant, suivant toute probabilité, avait donc cessé de vivre. Tête au détroit supérieur en position OIGT.

Si j'ajoute que les douleurs n'avaient jusqu'à mon arrivée, cessé de se reproduire assez rapprochées, et des plus énergiques, chacun pourra, ainsi que je le fis moi-même *à priori*, se faire une idée de la cause de dystocie que j'avais à combattre. Il s'agissait, à n'en pas douter, d'un rétrécissement du détroit supérieur.

La patiente était tellement épuisée, tant par le défaut de toute alimentation depuis le début du travail, que par le fait des incessantes douleurs auxquelles elle n'avait point cessé d'être en proie, que ce ne fut qu'avec le concours de plusieurs personnes que je pus la faire poser en travers du lit, pour la pratique d'une opération dont je prévoyais toute la difficulté.

Les deux cuillers furent se poser comme spontanément

en arrière de la tête, entre cet organe et le sacrum. Les leviers, engagés à une profondeur de $0^m,20$, au sein des organes maternels, furent ensuite articulés sur leur support commun. Ce premier temps de l'opération ne demanda pas plus de deux ou trois minutes, tant la manœuvre de cet instrument est facile et d'une exécution rapide.

Saisissant le manche à pleine main droite, j'essayai d'abaisser la tête, tandis que, de l'index gauche, je pris soin de surveiller le jeu des cuillers. Je m'aperçus bientôt que l'instrument avait tendance à lâcher prise. Il devenait dès lors indispensable d'imprimer à mes efforts une autre direction.

Au lieu donc de tirer dans le sens de l'axe du corps de la femme, je tirai de gauche à droite, par rapport à elle. Ayant ainsi trouvé un bon point d'appui, j'opérai quelques tractions. Une telle force étant insuffisante, j'arc-boutai le genou gauche contre le bois du lit, et, saisissant le manche de l'instrument avec les deux mains, j'exécutai des tractions assez énergiques, correspondant environ à 40 kilogrammes.

Après cinq à six efforts, en dernier lieu, effectués en abaissant la poignée de l'instrument, la tête était descendue entre les ischions. En ce moment, je m'aperçus que l'organe avait tendance à entraîner l'instrument dans son ensemble, de gauche à droite, par rapport à la femme.

Pour favoriser ce mouvement de rotation intérieure, j'imprimai, d'une seule main, à la poignée du rétroceps, une direction dans le même sens : au bout de quelques instants, l'occiput venait prendre place sous l'arcade pubienne.

Le dégagement s'effectua avec tant de bonheur, que la fourchette ne présenta pas la moindre déchirure.

Avec le corps de l'enfant, tout souillé de méconium, jaillit un flot de liquide amniotique fétide. La mort devait remonter à quelques jours déjà, car l'épiderme avait été enlevé sur les points où avaient porté les becs des cuillers. Il s'agissait, est-il besoin de le dire? d'un effet purement cadavérique.

L'empreinte laissée par la pivotante correspondait à la

région sus-sourcilière gauche. Le bec de la basculante, qui avait eu la part la plus active dans la manœuvre de l'abaissement avait pris appui sur le pavillon de l'oreille homonyme.

Mon premier soin, après l'extraction de l'enfant, fut de m'assurer des conditions du bassin de la mère.

Je parvins, assez aisément, à atteindre le promontoire, avec l'extrémité de l'index, la commissure du pouce correspondant au sommet de l'arcade pubienne. En abaissant le bout du doigt, je pus suivre encore assez loin la partie moyenne du sacrum. Il s'agissait donc bien d'un rétrécissement du détroit supérieur et de la partie la plus élevée de l'excavation. Le diamètre sacro-pubien, mesuré exactement, affectait à peine une longueur de 0m,08.

Pour ce qui est de la tête fœtale, je relevai les diamètres suivants :

Diamètre O M, 0m,165 (au lieu de 0m, 135) ; diamètre O F, 0m,157 (au lieu de 0m,12) ; diamètre B P, 0m,12 (au lieu de 0m,95).

A l'angle supérieur et postérieur du pariétal gauche se remarquait une dépression profonde, occasionnée par la pression de l'angle sacro-vertébral.

Que l'on veuille bien tenir compte de la disproportion de ces diamètres, et l'on conviendra que, sans l'action exclusivement propre au rétroceps, il ne m'eût été donné de triompher de tels obstacles, ni en aussi peu de temps, ni avec aussi peu de peine. Il faut faire, j'en conviens, une certaine part aux effets cadavériques, en vertu desquels la tête fœtale a pu s'accommoder plus facilement à l'étroite filière qu'elle a dû traverser. Mais il n'en est pas moins vrai que tout forceps symétrique eût eu pour effet de comprimer le diamétre occipito-frontal, et d'en obtenir la réduction, en augmentant d'autant le diamètre bipariétal engagé. Dans les efforts de traction, la tête, en outre, eût été comprimée contre l'arcade pubienne, par la condition même de l'instrument, avec lequel il est de toute impossibilité de tirer dans le sens de l'axe du détroit supérieur. Le succès, je le veux bien, eût sans doute, quand même, couronné une semblable tentative. Mais il est de la dernière évidence qu'il eût été obtenu avec une dépense de force beaucoup plus considérable. J'estime donc que, dans l'espèce, le rétroceps a rendu un signalé service à chacune des parties intéressées.

OBS. II. *Rétrécissement du détroit supérieur chez une primipare de très-petite stature. — Application du forceps croisé vainement tentée par un confrère. — Placement facile des deux cuillers du rétroceps. — Bruit caractéristique, au moment où la tête franchit l'obstacle. — Extraction d'un enfant vivant.*

Le présent cas est relatif à une de mes premières applications du rétroceps. Ainsi qu'on va pouvoir s'en convaincre, grâce à lui, j'ai eu l'extrême satisfaction de sauver la vie d'une enfant, vouée, sans son précieux concours, à la mort la plus certaine.

Un de mes bons confrères était, depuis environ vingt-quatre heures, aux prises avec une difficulté tocologique devenue pour lui insurmontable. Il se décida, en conséquence, à réclamer mon assistance.

Je trouvai une femme de constitution Lilliputienne, mais, extérieurement du moins, assez bien conformée. La vulve, nullement lubrifiée, était à ce point étroite et aride, qu'il était impossible d'y introduire deux doigts simultanément, sans occasionner une assez vive souffrance. Cette circonstance suffisait pour expliquer la déception de mon confrère, qui n'avait pu parvenir à poser même la première cuiller de son forceps croisé.

La tête était très-haut placée ; impossible de déterminer sa position exacte, par l'exploration des sutures. Le rétroceps en mains, c'était là du reste, on va bientôt le voir, un détail dont il y avait peu lieu de se préoccuper.

Les bruits fœtaux s'entendaient, très-retentissants, dans le flanc gauche (position OIGA ou T). Donc l'enfant était plein de vie.

Comme il s'agissait d'un cas difficile, je fis de suite poser la patiente dans l'attitude classique, en travers du lit, et procédai aussitôt au placement de mes cuillers.

La cuiller gauche, la plus difficile à manœuvrer, même pour tout ambidextre, fut mise en place la première. Son bec fut glissé le long de l'index droit (profondément introduit dans les organes sexuels), jusqu'à l'encontre de la tête. Une fois arrivé là, il me suffit d'abaisser, en quelque sorte, la tige de l'instrument, et la cuiller contourna, je puis dire d'elle-même, l'orbe de l'organe.

Restait le temps le plus délicat de l'opération à effectuer, à savoir, le placement de la seconde branche.

La vulve était si étroite, qu'il fallut renoncer à l'idée de conduire la deuxième cuiller le long de l'index gauche. Je dus compter sur la première tige pour m'ouvrir l'accès de la cavité utérine. Ce fut donc à son encontre que je fis doucement glisser le bec du second levier, dont l'introduction fut effectuée en un clin d'œil, et sans le moindre encombre. Comme on le voit, le rétroceps est le seul instrument obstétrical dont la manœuvre soit à ce point facile et exempte de tout danger.

Mes deux cuillers une fois en place, leur articulation fut des plus aisées. Alors je commençai mes tractions, d'abord avec douceur et sans appui. N'obtenant rien par cette façon de procéder, je dus employer bientôt la force de mes deux bras, en arc-boutant les genoux contre le rebord du lit de misère.

Après une demi-heure du plus rude travail de manœuvre, soudain un bruit sinistre se fit entendre. La tête, sous l'influence d'un vigoureux effort, venait de franchir l'obstacle qui la retenait au détroit supérieur. Elle était enfin descendue au sein de l'excavation.

Après quelques minutes d'un repos indispensable et à la patiente et à l'accoucheur, je repris mes tractions, et bientôt j'eus la satisfaction d'énucléer la tête. Mais ici, pour ne pas me départir de mes habitudes, j'ai une confession à faire : à cet effet, que l'on veuille bien me permettre d'ouvrir une parenthèse.

10

(J'avais commis la faute de ne point explorer les sutures, lors de la sortie de la tête. Par malheur, la rotation intérieure de l'organe ne s'était pas spontanément effectuée. Il se dégagea donc en position transversale, c'est-à-dire selon son diamètre le plus défavorable. Comme conséquence de mon défaut de précaution, la tête, en franchissant la vulve dans ces mauvaises conditions, détermina une déchirure du plancher périnéal, jusqu'au sphincter anal, exclusivement.

Cet accident s'est trois fois produit entre mes mains, dans des conditions de dégagement analogues. J'insiste donc, d'une façon toute spéciale, sur ce point de pratique : il est indispensable, au moment de l'extraction de la tête, d'explorer les sutures. Cette exploration, du reste, est alors des plus faciles, eu égard à la grande déclivité de l'organe. Vient-on à constater la non réduction de ce dernier ? Rien n'est plus aisé que de l'opérer artificiellement, d'une seule main, durant le cours des tractions. Tel est le seul moyen de prévenir un accident toujours regrettable, et presque fatal, dans les conditions dont nous parlons, alors qu'il s'agit d'une primipare, à vulve étroite, aride et non dilatable.

Dans deux des cas que j'ai signalés, j'ai heureusement paré à ce petit malheur au moyen de deux points de suture.

Dans le troisième, la malade a refusé de se soumettre à cette petite opération.)

Je venais de mettre au monde une forte fille des plus vivaces, condamnée à périr prématurément si je n'avais pu disposer que d'un forceps symétrique. Comment, en effet, parvenir à placer sur les côtés du bassin deux larges cuillers dont il eût été impossible de guider les becs, en raison de l'extrême étroitesse des parties sexuelles ? En admettant que leur introduction eût été possible, restait encore la grande question de l'articulation des leviers. Pour un PROFESSEUR, bien des manœuvres délicates sont possibles. Mais c'est le cas de le répéter : parmi nous, *apparent rari nantes*..., et ne dois-je pas, ici encore, me placer au point de vue de la grande majorité des praticiens, desquels on peut dire, avec juste raison : *multi vocati, sed pauci electi ?...*

La femme était épuisée par le fait de violentes douleurs, qui dataient de plus de vingt-quatre heures : il y avait un rétrécissement marqué du détroit supérieur. Je le dis et je le répète avec conviction : la bonne nature eût pu prendre en pitié le sort de la jeune mère; mais mon inhabileté dans la manœuvre du forceps croisé eût entraîné, sans nul doute, la mort de l'enfant, qui, ainsi que tant d'autres, j'en suis convaincu, a dû la vie au rétroceps.

Comme dernière circonstance, je n'ai plus qu'à noter le siége précis des stigmates imprimés par les cuillers.

Un des becs avait porté sur la tempe gauche ; son congénère avait pris appui sur la région sourcilière du même côté. Ces traces, fort légères, ont disparu du jour au lendemain.

Les suites de couches ont été des plus heureuses. — Quelques semaines avant mon départ de Fresnay, j'ai eu occasion de voir la mère et l'enfant : tous deux se portaient à merveille.

III. *Rétrécissement relatif du bassin. — Bruit caractéristique. — Extraction d'un enfant vivant.*

Je vais, cette fois, tâcher d'être bref.

Multipare en travail depuis une trentaine d'heures. Rupture de la poche des eaux depuis vingt-quatre heures. Douleurs nulles. Col dilatable, mais non entièrement dilaté. La première cuiller du rétroceps est introduite avec facilité ; pour effectuer l'intromission du second bec, il devient nécessaire d'écarter le col avec l'index gauche, utilisé, en outre, comme conducteur. Engagement des deux leviers $0^{m},26$. Tractions des plus énergiques avec appui, le manche étant saisi à pleines mains. Après un bon quart d'heure de travail, bruit de craquement, qui me donne à savoir que la tête a franchi le promontoire. L'organe, en effet, s'est abaissé de trois centimètres environ.

Je retire le rétroceps, et laisse à la patiente dix minutes

d'un repos devenu non moins nécessaire à moi-même. Après ce temps d'arrêt, les cuillers sont remises en place, en arrière de la tête. Nouvelles tractions des plus énergiques, qui finissent par porter leur fruit. Dégagement transversal de l'organe ; déchirure du périnée, jusqu'au sphincter anal, non compris. La malade refuse de se laisser pratiquer la suture. — Rétablissement rapide de la mère, sans la moindre complication.

J'ai eu le bonheur de mettre ainsi au monde un énorme garçon plein de vie.

Une des cuillers a porté sur la bosse occipitale droite ; la seconde a laissé une légère empreinte vers l'angle externe du sourcil du même côté.

La preuve que ce rétrécissement du bassin n'était point absolu, c'est que la femme Berteau avait eu des couches antérieures heureuses. Depuis la couche dont j'ai esquissé en peu de mots les sérieuses péripéties, il s'est produit une nouvelle grossesse, dont le dénouement a été des plus favorables. C'est donc avec raison que j'insiste sur ce fait, que, fort souvent, les angusties pelviennes ne sont que relatives. Tous les jours ne voit-on pas des rétrécissements marqués franchis avec bonheur par des têtes d'un faible volume ? Par contre, le bassin le mieux conformé ne peut-il pas donner lieu à des cas épineux de dystocie, si l'organe fœtal (que je suppose même bien placé) a acquis un trop grand développement soit physiologique, soit pathologique ?

IV. *Rétrécissement du détroit supérieur. — Modification dans le mode de placement des branches. — Bruit caractéristique. — Enfant vivant.*

La femme R. avait eu, l'année précédente, un accouchement très-laborieux, mené à bien par une application du rétroceps. Cette fois, l'obstacle avait été franchi, sans production du bruit caractéristique.

Il n'en a pas été ainsi, on va le voir, dans la présente couche, dont je vais retracer l'histoire, de préférence à celle de la première, en raison d'une seconde particularité faite aussi par elle-même pour fixer l'attention.

25 février 1866, sept heures du matin. — Douleurs des plus énergiques depuis douze heures. A mon arrivée, suspension de ces mêmes douleurs. Après deux heures d'attente, je me décide à intervenir, nonobstant l'élévation très-grande de la tête et l'incomplète dilatation du col.

Le souvenir de la couche précédente me donnant la certitude que l'arrêt du travail tient à un obstacle sérieux à la progression de la tête, et que je me trouve, encore une fois, aux prises avec de sérieuses difficultés tocologiques, je prends mes précautions en conséquence, et place de suite la patiente en travers de son lit.

La cuiller gauche pénètre sans aucune peine en arrière de la tête, dans l'aire postero-latérale gauche du bassin. Mais le col est insuffisamment dilatable ; il se trouve distendu, entraîné vers la gauche par la tige mise en place, de telle sorte que le bec du second levier ne peut être introduit au travers d'un orifice fermé pour lui.

Sans hésiter, je retire ma première branche, avec l'espoir d'un meilleur résultat, en opérant en sens inverse. Je pose donc en premier lieu la branche droite: puis je procède au placement de la gauche. En opérant de la sorte, je suis assez heureux pour les mettre l'une et l'autre en place, avec la plus grande facilité.

Articulation très-facile des deux leviers; tractions très-énergiques ; craquement sinistre entendu par tous les assistants ; extraction d'un enfant plein de vie. Dégagement occipito-pubien direct.

Une cuiller a laissé une légère empreinte sur le milieu du front ; la seconde a pris appui sur la tempe droite.

J'ai rapproché à dessein ces trois cas relatifs à des rétrécissements du détroit supérieur, franchis avec bruit caractéristique. J'ai recueilli un quatrième cas analogue ; mais je ne le reproduirai pas ici, dans la crainte de tomber dans des redites inutiles. Je dois dire maintenant deux mots de ce phénomène, si bien fait pour glacer d'effroi les accoucheurs novices.

Deux circonstances sont indispensables pour donner lieu à la production de ce bruit caractéristique :

Il faut: 1° que la tête soit arrêtée dans sa progression par un obstacle sérieux ; 2° que ce même obstacle soit brusquement franchi.

Les causes physiques qui donnent raison de ce bruit sont analogues à celles qui le produisent, pour ce qui a trait à l'explosion des armes à feu. Il trouve ici son explication dans une double condition : la rentrée subite de l'air et le froissement de la tête et de l'instrument qui l'entraîne, sur l'angle sacro-vertébral. Le même phénomène se produit aussi quelquefois lors de la délivrance, lorsque le placenta est extrait brusquement de la cavité utérine, sous l'influence d'une traction énergique, opérée sur le cordon.

Des quatre observations qui précèdent, je dois déduire quelques corollaires.

Plus d'un Aristarque de cabinet a prétendu que le rétroceps ne saurait affecter sur la tête une prise quelque peu sûre. Le premier fait aurait pu donner raison à un rétrocepseur inexpérimenté, et surtout prévenu contre les vertus de mon instrument. On s'en souvient, j'ai tout d'abord constaté moi-même la tendance au dérapement de mes cuillers, alors que mes tractions étaient dirigées, selon le mode classique, dans le sens de l'axe du corps de la femme. Mais j'ai modifié aussitôt le sens de ces mêmes tractions, que j'ai effectuées de gauche à droite, sens qui m'a fourni une prise solide. C'est pour de tels motifs que je ne cesse de le dire et de le répéter : *Tirez, non dans la direction des axes, ainsi qu'il convient de le faire avec tout instrument symétrique, mais dans le sens, quel qu'il soit, de la résistance.*

C'est parce que l'on revient constamment vers les idées consacrées par l'usage, que l'on peut voir le rétroceps échouer, même entre des mains magistrales, dans des cas où son application méthodique serait suivie des plus heureux résultats.

N'ai-je pas vu, bien plus, des accoucheurs habiles prétendre que mon instrument ne convient pas lorsque la tête est descendue jusque sur le plancher périnéal ? A quoi tiennent, encore une fois, ces tristes insuccès ? A une seule circonstance : *habitué au maniement du forceps croisé, l'accoucheur s'efforce d'exécuter avec trop de conscience ce fameux mouvement classique de bascule, qui a pour effet inévitable d'extraire à vide les cuillers du rétroceps ! Tirez, encore une fois, tirez toujours dans le sens de la résistance. Ne vous préoccupez ni des axes du bassin, ni de la direction soit des tiges, soit du manche de l'instrument. Le tout, c'est de chercher une bonne prise des cuillers, et de la bien utiliser.* Pour ne parler que du dernier temps de l'extraction, relevez le manche de l'instrument si la prise est plus sûre ; abaissez-le, si besoin est, pour pousser la tête en avant des becs ; exécutez des mouvements méthodiques de latérité, et vous verrez que cette énucléation de la tête est un jeu d'enfant. Il y a plus, cette manœuvre, dans bien des cas, peut être effectuée au moyen d'une seule cuiller.

Des accoucheurs éminents ont avancé à la légère, et *prœ expertu*, que le rétroceps n'est pas un sûr organe de préhension au détroit supérieur.

M. Delore, de Lyon, un des plus bienveillants appréciateurs de mon instrument (1), ne considère alors ses effets comme avantageux que dans certaines positions inclinées. Mais n'est-il pas vrai que ce sont ces mêmes conditions qui sont, à beaucoup près, les plus fréquentes ?

Il y a plus : il résulte des nombreuses observations que j'ai pu recueillir moi-même, et de celles plus nombreuses encore,

(1) Cours d'accouchement professé à l'hôpital de la Charité. Leçon consacrée au rétroceps.

qui m'ont été communiquées par une foule de confrères, que c'est précisément dans ces graves conjonctures que le rétroceps est destiné à rendre aux accoucheurs les plus signalés services.

C'est ici, du reste, le lieu de rappeler l'appréciation de l'un des accoucheurs les plus autorisés de notre époque.

« C'est au détroit supérieur, a dit M. Chassagny (1), que l'instrument de notre savant confrère doit rendre les plus éminents services. Ne faisant pas corps avec la tête, il ne fait que la tirer, sans lui indiquer de direction, dans quelque sens que l'on exerce les tractions. On s'explique par là très-bien que M. Hamon ait pu réussir avec son forceps dans des cas où les autres instruments auraient été ou impuissants ou dangereux. »

D'autres contradicteurs ont avancé, on le voit, beaucoup trop à la légère, que, par ses conditions mêmes de construction, le rétroceps ne pouvait affecter sur la tête aucune prise solide. Dans la leçon citée, le professeur Delore a certifié que, plusieurs fois, dans ses expériences, il a déployé sur le rétroceps une force de quatre-vingts kilos sans remarquer la moindre tendance au dérapement. J'ai poussé moi-même, dans un cas grave, on s'en souvient (p. 119), cette force jusqu'à 115 kilogrammes. Le Dr Lory, dans un cas plus épineux encore, a dû déployer à la traction la force de trois aides.

Je le répète donc avec la plus profonde conviction : non, mille fois non, mon instrument, pas plus qu'un autre, beaucoup moins même qu'un autre, lorsqu'il est bien manœuvré, n'est susceptible de lâcher prise. On en a vu la preuve suffisante dans les observations précédentes qui me sont propres. Nous verrons bientôt quels résultats il a pu fournir entre les mains de quelques-uns de mes confrères, qui ont bien voulu me faire des communications ayant trait au présent objet. Il deviendra facile de se convaincre que, en d'autres mains qu'en celles de son inventeur, le rétroceps donne des

(1) Compte-rendu de la séance du 16 octobre 1867 de la Soc. des sc. méd. de Lyon.

résultats beaucoup supérieurs à ceux que l'on peut retirer de l'emploi des instruments symétriques à traction manuelle.

Avant de faire une excursion dans la pratique de mes confrères, je ne puis résister au désir de publier encore une observation qui m'appartient en propre. Il ne s'agit pourtant pas d'un fait de dystocie ; car, on va pouvoir s'en convaincre, il est peu d'accouchements qui m'aient donné aussi peu de peine ; mais comme il a trait à un cas de déformation du bassin, il rentre dans la catégorie des faits que j'étudie en ce moment. En outre de cette considération, le cas dont il s'agit présente, à divers autres points de vue, un tel intérêt pratique, que mes lecteurs, j'en suis convaincu, me sauront gré de le porter à leur connaissance.

Obs. V. *Primipare de quarante-quatre ans ; rachitique ; barrure du bassin. — Présentation de l'oreille. — Réduction spontanée ; transformation OIGP. — Application superlativement facile du rétroceps. — Fractures multiples des os de la voûte crânienne et du maxillaire inférieur. — Une cause d'erreur peu commune relative à l'auscultation obstétricale. — Mort de l'enfant datant de plusieurs jours. — Rétablissement rapide de la mère.*

Le 27 janvier 1869, je fus appelé pour assister, dans son premier accouchement, madame M., primipare, âgée de quarante-quatre ans. Cette dame présente le type le plus marqué du rachitisme. Elle est petite, bossue ; les fémurs sont assez fortement arqués. Dans sa jeunesse, elle a été atteinte de coxalgie ; toutefois, il n'y a point de claudication.

Au moment de ma première visite (neuf heures et demie du matin), je procédai avec une vive appréhension, je l'avoue, à l'examen des organes générateurs. La symphyse pubienne me parut non seulement sensiblement déclive, mais très-épaisse de haut en bas. Par le toucher, je ne pus parvenir jusqu'au promontoire. Le petit bassin me sembla fort peu spacieux ; les branches ischio-pubiennes étaient sensiblement rapprochées. Il était aisé de reconnaître ce vice de conformation du bassin désigné sous le nom de barrure, déformation rarement unique, et qui ne manque guère d'apporter de sérieux obstacles à la progression de la tête.

Le col de l'utérus était tellement élevé, que j'eus peine à l'atteindre par l'action combinée de l'index et du médius. Je parvins toutefois à introduire la phalangette de ce dernier doigt dans la cavité cervicale, exploration qui me permit de constater le prochain engagement d'une partie fœtale globuleuse, qui me sembla être la tête.

Procédant aussitôt à l'auscultation obstétricale pour tenter de reconnaître la nature de la présentation, je perçus le summum d'intensité des *doubles battements fœtaux, avec les deux temps égaux*, dans la région sus-ombilicale. S'agissait-il d'une présentation du tronc ou d'une grossesse gémellaire ?

Je prescrivis un bain de siége et un lavement, et me retirai fort préoccupé de l'issue d'une couche qui s'annonçait sous de graves auspices.

A deux heures de l'après-midi, col ouvert de 0,02. La poche des eaux a tendance à se former. Je crois reconnaître une suture ; dans tous les cas, la partie qui se présente a tous les caractères de la voûte crânienne.

A sept heures du soir, même élévation du col, dont l'ouverture a acquis un diamètre de 0,03. Poche des eaux du volume d'un petit œuf de poule. Dans la partie droite de l'orifice cervical je constate , avec une croissante inquiétude, la présence d'une oreille, le lobule correspondant à la portion droite du bassin. Je quitte la malade de plus en plus inquiet, après avoir prescrit un second bain de siége.

A neuf heures, j'étais de retour auprès de la patiente, dans une disposition d'esprit assez facile à concevoir. Il s'agissait de mon premier accouchement à la Rochelle, et certes, il faut le reconnaître, mon début promettait d'être des plus épineux.

Les douleurs s'étaient soutenues, à la vérité, fort peu intenses, mais se reproduisant, depuis ma précédente visite, à quelques minutes d'intervalle. La malade, douée d'une grande énergie morale, et ne se doutant en aucune façon de la gravité de sa situation, supporte la souffrance sans proférer la moindre plainte. A la voir aussi calme, on croirait à de simples mouches.

Cependant le travail s'est avancé d'une façon inespérée. En effet, le col est complétement dilaté. Je trouve au haut de l'excavation une partie fœtale molle, du volume d'un gros œuf de dinde. Il s'agit sans nul doute du cuir chevelu de l'enfant. En effet, je puis saisir une pincée de cheveux ; de plus, en déprimant les téguments, je constate que les os de la voûte du crâne chevauchent les uns sur les autres, traduisant l'existence de fractures multiples. Cette circonstance, même, me met hors d'état de déterminer la nature aussi bien que le degré de l'engagement de la tête.

Néanmoins, je constate toujours à la région ombilicale le bruit des doubles battements. Ne pouvant mettre en doute la mort de l'enfant, dont la tête présentait de si graves désordres, je croyais avoir tout lieu d'admettre la présence, dans l'utérus, d'un second produit plein de vie. Nous verrons bientôt à quelle cause il faut attribuer cette grosse erreur, imputable à l'auscultation obstétricale, non contrôlée.

La voûte crânienne était en haut de l'excavation ; mais quelle était la situation de la base du crâne ? N'était-elle pas retenue au détroit supérieur, rétréci suivant toute vraisemblance ? Combien de fois ne m'est-il pas arrivé de rencontrer des têtes dont la voûte était à ce point déclive, que quiconque, *a priori*, eût été fondé à les croire engagées en pleine excavation, alors pourtant que les portions dures se trouvaient enclavées à la partie la plus élevée du pelvis !

Il en a été de même, entre autres, dans un cas dont j'ai conservé le plus pénible souvenir, et dont le lecteur me saura gré, je l'espère, de lui donner incidemment la relation sommaire.

[Le 10 juillet 1867, j'arrivais à six kilomètres de Fresnay, auprès de la femme Coquillard, primipare, âgée de trente-huit ans, en travail depuis trois jours pleins. Le sommet de la tête était parvenu sur le plan correspondant aux épines sciatiques. Je me flattai de l'espoir que deux doigts me suffiraient pour extraire l'organe au moyen du rétroceps. Deux fois de suite je sens glisser les cuillers sur la partie fœtale. Je pratique alors soigneusement le toucher, et je constate que la voûte crânienne est le siége de fractures multiples. Evidemment, la base du crâne est enclavée au détroit supérieur, et le vertex seul, comme disloqué par le fait de violentes douleurs, s'est allongé pour s'engager jusqu'au plan du détroit inférieur.

Mes crânioclastes étaient en ce moment chez Guéride. Je ne pouvais disposer que de l'antique céphalotribe, cet engin essentiellement brutal et d'un autre âge. Bon gré mal gré, il fallait bien y recourir. Javais essayé, en effet, mais en vain, d'opérer la version, après l'évacuation préalable de la substance cérébrale, effectuée en vue de frayer à la main un plus large passage.

La première branche du céphalotribe fut aisément mise en place ; la seconde exigea de nombreux efforts. Quant à la jonction des deux leviers, ce fut, je puis dire, une véritable affaire d'état, tant la manœuvre des instruments symétriques est souvent chose difficile pour tout praticien non spécialiste. Le broiement effectué, ce fut presque une œuvre herculéenne que l'extraction de cette tête, pourtant réduite en bouillie. A force d'efforts, je finis par dégager l'organe, en position occipito-pubienne directe.

Il s'était agi d'un enclavement occipito-frontal au travers d'un diamètre sacro-pubien rétréci à 0,08. Il n'a pas fallu moins de trois mois à la femme Coquillard pour se remettre de cette terrible épreuve. Au moyen de mes tire-têtes et de mes endo-crânioclastes, il m'eût été donné, j'ai tout lieu de le croire, de conjurer tant de dangers pour cette malheureuse femme, tout en m'évitant à moi-même le plus rude labeur, les perplexités les plus cruelles.

Une application de rétroceps, effectuée en temps opportun, eût permis, il y a tout lieu de le croire, d'opérer la réduction de la tête et de sauver les jours de l'enfant.

J'ai choisi à dessein ce fait digne d'intérêt pour étayer cette assertion que j'émettais à l'instant, à savoir que : telle tête, qui semble très-accessible, est loin d'être toujours facile à extraire. Il importe donc de se tenir en garde contre cette source d'erreurs, et de ne pas conclure de la position de la voûte du crâne à celle de la base de cette boîte osseuse.]

Je reviens maintenant au cas de Madame M... Tenant compte de ces diverses considérations, il me sembla d'autant plus urgent d'intervenir sans aucun délai, que ce moyen prenait plus sûrement les intérêts de chacune des parties intéressées. Une application de rétroceps fut donc aussitôt acceptée que proposée.

Sans déranger la malade de son lit, j'introduis successivement, sans la moindre douleur pour la patiente, l'une et l'autre cuiller en arrière de la tête, puis j'articule avec la même promptitude les leviers sur leur support commun. A la première contraction, aussi peu douloureuse que toutes celles qui l'ont précédée, je saisis le manche *avec deux doigts* de la main gauche, la droite étant utilisée pour surveiller le jeu de l'instrument, et je viens en aide à la nature avec une extrême douceur. Quatre douleurs suffisent pour me permettre, en quelques minutes, de dégager la tête, qui se présente la face tournée en haut et à droite. Il s'était donc agi d'une position occipito-iliaque gauche postérieure.

J'éprouvai une difficulté inusitée pour le dégagement du tronc. Il me fallut pénétrer dans l'excavation pour y saisir, entre deux doigts, le poignet droit, grâce auquel il me devint facile d'attirer au dehors le membre correspondant.

Le dernier temps de l'extraction ne présenta aucune difficulté.

Je m'empressai d'examiner l'enfant, dont la tête était le siége de lésions aussi graves qu'exceptionnelles. Fort heureusement, de tels désordres avaient été produits *post mortem*.

La mort, en effet, remontait à quelques jours de date, ainsi que le décelait l'état de l'enveloppe dermoïde, dont l'épiderme, en tous points, se détachait au moindre froissement.

La voûte crânienne était toute disloquée, par le fait de nombreuses fractures. De plus, lésion fort rare et comptant, je crois, peu de précédents dans les annales de la science, le maxillaire inférieur était lui-même fracturé à sa partie moyenne.

L'enfant, très-bien conformé, était du poids de trois kilogrammes.

Il m'a été impossible d'apercevoir sur la tête le plus léger stigmate laissé par les cuillers de mon instrument.

Je m'attendais à trouver dans l'utérus un second enfant. Il n'en a rien été, et j'ai pu extraire le délivre avec la plus grande facilité.

Alors seulement j'ai pu me rendre compte de l'erreur que m'avait fait commettre l'auscultation obstétricale. Mettant l'oreille à la région ombilicale, j'ai encore perçu le bruit des doubles battements, isochrones et des plus retentissants. Frappé d'un fait aussi insolite, j'explorai avec soin la malade, en vue de déterminer la cause de ce phénomène anormal. Je ne tardai pas à en trouver l'explication par l'auscultation cardiaque.

Le cœur battait avec régularité, mais les deux temps affectaient une égale intensité, et se transmettaient avec ce caractère inusité jusqu'à la région ombilicale. Ces conditions tenaient évidemment à un défaut de conformation de la malade, et à un embargo dans la circulation cardiaque, lequel, pour unique symptôme, s'était traduit depuis quelque temps par une dyspnée assez prononcée au moindre effort.

Le lendemain de l'accouchement, j'auscultai la région ombilicale : je n'y pus percevoir aucune pulsation cardiaque. Du côté de l'organe central de la circulation, tout était rentré dans l'ordre.

Il eût été assez facile d'éviter la grossière erreur que j'ai commise. Il eût suffi, pour cela, d'ausculter le cœur, dont le fonctionnement anormal eût de suite éveillé mon attention ; mais qui saurait se flatter de songer à tout ? Je confesse donc en toute humilité ma faute, me félicitant, que ce défaut d'attention n'ait occasionné aucun préjudice aux intérêts remis entre mes mains.

Quelques mots maintenant sur un second point qui rend cette observation au plus haut degré intéressante. Je veux parler des fractures multiples des os du crâne.

Les fractures spontanées, c'est-à-dire non instrumentales de la voûte crânienne, ne sont pas très-fréquentes. Dans une pratique de vingt-deux années, il ne m'a été donné de les observer que dans les deux cas que je viens de rapprocher à dessein. Dans chacun d'eux, toutefois, la cause en avait été différente. Dans le premier, cette lésion avait été la conséquence d'un enclavement antéro-postérieur du diamètre OF, contre lequel avaient lutté en vain les douleurs les plus violentes, dont la durée n'avait pas été moindre de trois jours. Dans le second, au contraire, ces désordres avaient tenu essentiellement au faible degré d'ossification de la boîte céphalique, conséquence assez naturelle de l'état rachitique de la mère. Il a fallu une grande friabilité du squelette pour donner lieu à de tels désordres. Les douleurs, en effet, ont été faibles à ce point, que la malade n'a proféré aucune plainte durant tout le cours du travail naturel, et n'est montée sur le lit de misère qu'au moment où j'ai jugé convenable d'intervenir.

Tel, du reste, a été, ou jamais, le cas de constater la justesse de ce vieil adage : *à quelque chose malheur est bon !* Sans cette extrême réductibilité de la tête de l'enfant, la mère eût couru les plus grands dangers. Toutes les conditions, en effet, ne se trouvaient-elles pas ici réunies pour rendre funestes les suites de cet accouchement ?

Bassin étroit ; présentation de l'oreille gauche au détroit supérieur rétréci ; réduction, je puis dire providentielle (durant laquelle, pour le dire en passant, a dû se produire la fracture du maxillaire inférieur) ; dernière circonstance éminemment défavorable, transformation d'une position vicieuse en une autre non moins pleine de dangers : une occipito-postérieure. Par les conditions de la boîte osseuse du produit, la nature s'est donc ici montrée admirablement prévoyante. En effet, elle a tout préparé pour le succès, et a pu se charger seule, ou à peu près, d'une œuvre qui, avec un degré d'ossification normal du nouvel être, et par l'emploi surtout des instruments consacrés par l'usage, n'eût pu sans doute être artificiellement effectuée sans faire courir à la mère la plus grande somme de périls. On peut, en un pareil cas, se le demander : la crâniotomie eût-elle suffi, soit pour l'extraction céphalique instrumentale, soit pour le passage de la main, dans la pratique de la version? Dans ce dernier parti, n'eût-il pas fallu sérieusement compter avec la base du crâne?

Comme dernier trait, je n'ai plus qu'à signaler le très-prompt rétablissement de Madame M., qui put se lever le sixième jour après son accouchement.

Obs. VI. — Le 6 juillet 1870, j'ai été appelé de nouveau auprès de Madame M, parvenue au terme d'une seconde grossesse. D'après les notions qui précèdent, je ne pouvais qu'éprouver de vives inquiétudes au point de vue de la solution de cette autre couche. Il s'agissait d'un engagement du pariétal droit. Le rétroceps appliqué de bonne heure au détroit supérieur, me permit d'extraire en quelques minutes un enfant bien conformé, du poids de sept à huit livres.

Ce fait intéressant, dont j'ai publié la relation dans le N° du 30 août 1870, du *Bulletin général de thérapeutique*, prouve, après tant d'autres, que les accouchements se suivent... mais que souvent aussi ils ne se ressemblent pas... Il établit aussi que l'événement déjoue parfois les prévisions en apparence les plus fondées.

Voici un fait que je relève dans la correspondance d'un distingué confrère, à la pratique duquel je dois faire de nombreux emprunts dans le courant de cet ouvrage.

Obs. VII. — *Multipare éprouvée par trois accouchements antérieurs laborieux. — Rétrécissement du diamètre sacro-pubien* (0,085). — *Tête mobile au-dessus du détroit supérieur. — Accouchement physiologique par l'heureux emploi du rétroceps.*

Gournay-en-Bray, 28 novembre 1868.

« Depuis ma dernière lettre, j'ai eu quelques beaux cas d'application du rétroceps, un, entre autres, relatif à une dystocie par angustie pelvienne, chez une femme ayant déjà eu trois grossesses terminées par des accouchements toujours longs, laborieux, suivis constamment d'une convalescence plus ou moins accidentée. Confrères appelés en aide les deux premières fois ; enfants morts. Ce qui rend surtout la présente observation intéressante, c'est la comparaison que j'ai pu établir entre le troisième et le quatrième accouchements, les seuls que j'ai faits moi-même.

» *Troisième accouchement.* Un confrère assiste la femme depuis dix-huit heures. Tout a été mis en œuvre, même le forceps. Patiente et accoucheurs épuisés m'appellent enfin. Application *difficile, pénible* du forceps. Extraction d'un enfant inanimé, mais que j'ai pu rappeler à la vie.

» *Quatrième accouchement.* Je suis appelé, suivant ma recommandation, au début du travail ; rupture de la poche amniotique ; introduction du rétroceps au travers d'un détroit supérieur rétréci à 0,085. Tête mobile au-dessus de ce même détroit. Les branches de l'instrument pénètrent jusqu'à la poignée (soit 0,26 à 0,27 d'acier engagés). Une heure et demie de tractions intermittentes. Enfant vivant. La femme ne sait comment me témoigner sa reconnaissance, et, dans un moment où je m'approchais d'elle, elle m'a saisi et embrassé d'enthousiasme. O rétroceps, ajoute mon spirituel confrère, voilà bien de tes coups !...

» Suites de couches on ne peut plus heureuses. »

Un habile accoucheur de la capitale, le Dr Thierry-Mieg, a bien voulu me transmettre les notes par lui recueillies au lit même des nombreuses malades qu'il a accouchées au moyen du rétroceps. Dans cette riche série de faits, où je n'ai qu'à puiser à pleines mains, je vais choisir presqu'au hasard deux observations relatives à la présente question.

OBS. VIII. — *Rétrécissement du détroit supérieur à* 0,085. — *Application du rétroceps. — Enfant vivant. — Dépression de la tête occasionnée par l'angle sacro-vertébral.*

« Madame Brown, primipare, âgée de vingt ans, petite, de constitution faible, chlorotique, a été malade pendant une partie de sa grossesse. Arrivée à terme. Le 24 décembre 1868, premières douleurs intenses. Le col commence à se dilater ; mais, au bout de quelques heures, Madame B. est très-fatiguée, et le travail s'arrête. La même chose se répète deux ou trois fois par jour, pendant six jours de suite, et, à chaque fois, la dilatation devient un peu plus considérable.

» Le septième jour, 30 décembre, cette dilatation est complète, et cependant les douleurs vives et fréquentes n'amènent, au bout de quelques heures, aucun autre résultat qu'un agacement nerveux excessif.

» La tête est retenue au détroit supérieur. Le doigt parvient à toucher l'angle sacro-vertébral, mais le diamètre sacro-pubien mesure au plus 0,085.

» Vu le degré d'énervement de la malade et les fatigues des jours précédents, je lui fais respirer de l'éther, assez pour produire une légère anesthésie, puis j'applique le rétroceps, opération qui s'effectue sans présenter la moindre difficulté.

» Tractions pendant les douleurs seulement, vigoureuses, mais pas à l'excès. Au bout de vingt minutes, extraction d'un enfant vivant.

» Entre le pariétal droit et l'occipital se remarque une écorchure de la peau, au-dessous de laquelle existe une dépression des os du crâne. Cette petite plaie resta irritée et douloureuse au toucher pendant dix jours ; elle suppura pendant trois semaines, mais elle finit par guérir. La déformation osseuse existe encore aujourd'hui, mais la santé de l'enfant est demeurée excellente. »

L'habile accoucheur n'a point relevé les impressions des cuillers. Mais il ressort clairement des documents qui précédent, quelque incomplets qu'ils soient, qu'il s'était agi, dans l'espèce, d'un engagement de la tête au détroit supérieur, en position OIDP. La dépression osseuse, qui a persisté jusqu'à ce jour, a été, sans aucun doute, produite par la compression de l'organe contre l'angle sacro-vertébral proéminent. Il n'est point d'accoucheur qui, en des cas analogues, n'ait eu plus d'une fois à noter de semblables lésions, qui ne sont pas imputables à l'action des instruments.

Obs. IX. — *Grossesse à sept mois de terme. — Rétrécissement du détroit supérieur à* 0,07. — *Six grossesses antérieures funestes à l'enfant. — Application du rétroceps. — Enfant non viable, mort le lendemain de sa venue au monde.*

« Mme B. a eu six accouchements antérieurs terminés par le forceps ou la craniotomie; aucun enfant n'a survécu. Le diamètre sacro-pubien ne mesure que 0,07.

» Cinq heures après l'apparition des premières douleurs, la dilatation est complète, mais la tête reste retenue au détroit supérieur. Application du rétroceps ; extraction après vingt-cinq minutes de tractions assez énergiques. Enfant non viable, mort le lendemain. »

Les deux faits suivants sont empruntés à la pratique d'un distingué confrère, le Dr Phélippeaux, de Saint-Savinien, qui s'est fait un nom honorable dans la science, surtout par ses travaux sur le rétroceps, sur le massage et sur l'urticaire.

Cet habile accoucheur a eu occasion d'employer, jusqu'ici, douze fois le nouveau forceps ; autant de fois dans les conjonctures les plus épineuses. Pour payer sa dette de reconnaissance à un instrument auquel il a dû de si beaux succès, le Dr Phélippeaux lui a consacré un travail de fond dont je recommande la lecture à mes coufrères. Ce travail, publié dans les numéros d'août et de septembre 1869 du *Journal de médecine et de chirurgie* de Bruxelles, a pour titre : *La Vérité sur le rétroceps.* (1)

OBS. X. — *Rétrécissement marqué, au moins relatif, du détroit supérieur. — Nombreuses tentatives infructueuses au moyen du forceps croisé. Enfant mort. — Succès facile du rétroceps.*

J'analyse sommairement cette intéressante observation, consignée dans le numéro du 30 août 1867 du *Bulletin général de Thérap.*, et dans le travail ci-dessus (p. 3 de la brochure).

Primipare de vingt ans, bien constituée en apparence. Début du travail le 22 juillet, à huit heures du matin. A une heure écoulement spontané des eaux. A deux heures, même élévation de la tête. Quelques prises de seigle ergoté. Effet absolument nul sur la progression de l'organe. A trois heures, un accoucheur est appelé par la sage-femme. Bain de siége. Depuis ce moment jusqu'à une heure du matin, moment où l'on se décida enfin à appeler le Dr Phélippeaux, dix tentatives peut-être ont été effectuées, toujours sans le moindre résultat, au moyen du forceps croisé.

A son arrivée, notre distingué confrère trouva une femme réduite par la douleur physique et morale. Depuis cinq heures du soir, elle avait cessé de percevoir les mouvements fœtaux. Nul indice de vie par l'auscultation obstétricale. Il importait d'agir au plus vite, sous peine d'avoir à déplorer un double malheur.

(1) On peut se procurer cette brochure chez l'auteur, à Saint-Savinien (Charente-Inférieure).

Vulve des plus sensibles, gonflée, œdématiée; tête enclavée au détroit supérieur en OIGA, fortement fléchie, et ne pouvant plonger dans l'excavation, malgré les contractions utérines, qui, par suite de l'épuisement de la femme, allaient se ralentissant.

Application facile du rétroceps. Tractions de plus en plus énergiques, bientôt avec appui, mais toujours au moyen d'une seule main, la seconde étant employée pour surveiller le jeu de l'instrument, écarter, puis protéger les parties maternelles.

En moins de cinq minutes, M. Phélippeaux avait pu extraire un magnifique enfant, malheureusement privé de vie. « Encore un enfant, s'écrie mon confrère avec raison, qui eût dû la vie au rétroceps, si l'on m'avait appelé quelques heures plus tôt ! » L'un des becs de l'instrument avait laissé une très-légère empreinte sur la bosse frontale gauche. Le second avait imprimé une trace à peine appréciable sur la région temporale homonyme de l'enfant. L'examen de ces stigmates venait donc, *à posteriori*, certifier l'exactitude du diagnostic digital, posé *in utero*.

Le développement de cet enfant était au-dessus de la moyenne. Longueur totale du corps, 0,56 ; diamètre OM, 0,18 (au lieu de 0,135) ; diam. OF, 0,145 (au lieu de 0,12) ; diam. BP, 0,11 (au lieu de 0,095).

Les diamètres du bassin n'ont pas été relevés ; mais il est manifeste, d'après les données métriques qui précèdent, que ce cas de dystocie a tenu, tout au moins, à un rétrécissement relatif du pelvis.

Obs. XI. — *Rétrécissement général du bassin. — Tête au-dessus du détroit supérieur en OIDP. — Quatre applications infructueuses du rétroceps. — Nombreuses tentatives stériles, au moyen du forceps croisé. — En désespoir de cause, nouvel essai du rétroceps : extraction d'un enfant vivant.*

Madame L. entre en travail le 2 décembre 1867, à neuf heures du matin. A une heure de la nuit, M. Phélippeaux est demandé. Dilatation complète ; tête au-dessus du détroit supérieur en OIDP. Bonnes douleurs.

Les détroits supérieur et inférieur ont 0,085 de diamètre antéro-postérieur.

A deux heures du matin, douleurs plus fortes. Première application du rétroceps. Insuccès. A trois heures, à quatre et à cinq heures, nouvelles tentatives non moins stériles effectuées à l'aide de cet instrument.

A ce dernier moment, lèvre antérieure du col très-œdématiée ; tremblement général, frissons, strabisme prononcé. Redoutant une attaque d'éclampsie, M. Phélippeaux, suivant en cela l'inspiration d'une saine pratique, témoin de l'impuissance du rétroceps, se décide à tenter la fortune au moyen de l'instrument classique. A cinq heures, puis à six heures du matin, tentatives réitérées au moyen du forceps croisé, utilisé vaille que vaille (par suite de son articulation défectueuse) et de toute façon, même à l'instar du levier. Autant d'échecs que d'essais.

La tête n'a pas changé de place. La vulve est gonflée outre mesure, infiltrée de sang. La femme découragée, haletante, en proie à de terribles douleurs, court les plus grands dangers. Persister dans l'emploi du forceps croisé, c'est vouloir l'impossible, et s'exposer à des désordres considérables.

La crâniotomie enfin est proposée. Mais avant d'en venir à cette *ultima ratio*, M. Phélippeaux désire encore courir les chances d'une dernière application du rétroceps. Il est, en ce moment, six heures et demie du matin.

Les deux cuillers engagées en arrière de la tête, le manche fut articulé au ras de la vulve. Tractions énergiques faites au moyen des deux mains, avec appui. Abaissement graduel de la tête. Au détroit inférieur, la résistance parut s'accroître, et nécessita des efforts des plus énergiques.

Après une demi-heure de ce pénible travail, la tête était dégagée en position occipito-pubienne.

Un beau garçon plein de vie venait d'être la récompense de tant de peines.

Un des becs a laissé son empreinte sur le milieu du front. Le second bec a porté sur la région temporale droite, en avant du lobule de l'oreille.

Mais la tête de l'enfant est déformée. Les régions temporale et pariétale droites sont très-aplaties : la tempe est enfoncée, et la dépression était encore visible quinze jours après l'accouchement. Une bosse séro-sanguine existe sur l'angle postéro-supérieur du pariétal gauche. Diamètres normaux de la tête. (1)

D'après toutes ces données, il est aisé de se rendre compte de la marche du travail. Il s'agissait ici d'une de ces positions occipito-postérieures *anormales*, ainsi que les a si justement désignées le Dr Chassagny, positions si pleines de dangers pour l'enfant, si hérissées d'écueils pour l'accoucheur. Il n'est que deux engins obstétricaux propres à remplir convenablement les indications qui s'y rattachent ; seuls, en effet, ils laissent à la tête la facilité d'évoluer avec toute la liberté nécessaire dans la filière utéro-pelvienne. J'ai nommé le forceps à tractions soutenues de l'habile accoucheur de Lyon, et le rétroceps.

On se rend très-bien compte de ce qui s'est passé dans ce cas particulier. La tête, d'abord située en OIDP, est venue, sous l'influence et des contractions utérines et des tractions effectuées au moyen du rétroceps (toutes les manœuvres exécutées au moyen du forceps croisé ont échoué ; l'instrument même, on s'en souvient, n'a pu être articulé), la tête, dis-je, est venue enfin s'enclaver en OCD. De là la bosse séro-sanguine développée vers l'angle postéro-supérieur du pariétal gauche, et la dépression persistante de la tempe droite, déterminée par la saillie du promontoire. L'organe, une fois solidement saisi par les cuillers selon ses régions temporale et coronale droites, a pu accomplir son évolution intra-pelvienne, à l'insu de l'accoucheur qui (ainsi qu'il est de règle pour tout praticien non passé maître dans cet art si difficile),

(1) Pour plus de détails voir la brochure du Dr Phelippeaux, (p. p. 4, 5, 6).

n'a pu qu'à *posteriori* se rendre un compte exact du *modus faciendi* de son fidèle instrument.

Ce fait mérite d'être cité, à tous les points de vue, comme un modèle de saine pratique. M. Phélippeaux a d'abord essayé, avec une grande persévérance, d'utiliser un instrument en qui une heureuse expérience lui avait inculqué la foi la plus profonde. Témoin enfin de son insuccès trop manifeste, il n'a pas hésité à recourir à un vieux serviteur relégué depuis longtemps au dernier plan, par suite de la supériorité marquée, à tous égards, du nouvel engin. Ce n'est qu'après avoir bien constaté et l'impuissance et les dangers du forceps, qu'il s'est décidé à faire, avec le rétroceps, une tentative désespérée. Tant de sagacité, de sang-froid et de persévérance, méritaient une juste récompense. M. Phélippeaux a été dédommagé de toutes ses peines par la douce satisfaction qu'il a éprouvée, en sauvant une jeune existence plus que compromise, et en évitant à la mère la somme probable des plus grands dangers. Que de catastrophes pourraient être évitées, si tous les accoucheurs s'efforçaient de suivre cette sage ligne de conduite ! Mais, par malheur, combien sont rares les élus !...

J'extrais les faits suivants de lettres particulières qu'a bien voulu m'adresser M. le Dr de Henne, de Bourbourg (Nord), le 9 janvier, le 17 février et le 14 mars 1873. Cet honorable confrère me fournit le bilan de trente-huit applications de rétroceps. Je ne saurais mieux faire que de reproduire textuellement ses propres paroles.

« Voici, m'écrit-il, le bilan de ces trente-huit cas:

Obs XII. — » 1° Un rétrécissement oblique ovalaire à droite, chez une batelière primipare. Le docteur qui la soignait me dit ne pouvoir appliquer la deuxième branche de son forceps. J'appliquai le rétroceps au deuxième trou, et *en deux tractions* j'amenai un enfant bien vivant.

» 2° Quatre présentations de la face menées à bien en

quelques minutes, avec une traction de trente à trente-cinq kilog.

3° » Quatre applications au-dessus du détroit supérieur, la tête reposant sur l'angle sacro-vertébral. J'ai dû enfoncer l'instrument jusqu'à la traverse qui touchait la vulve. La plus longue extraction m'a demandé près d'une demi-heure. L'instrument a dérapé, après avoir amené la tête dans l'excavation (ce qui se comprend), et j'ai dû replacer l'instrument pour achever l'accouchement.

Obs XIII. — » 4° Au mois de juin 1872, j'ai été appelé pour une femme, à cinq kilomètres de chez moi. Elle était à son huitième accouchement, et n'avait jamais eu d'enfant vivant. Rétrécissement en huit de chiffre. L'angle sacro-vertébral est très-proéminent, et me donne la sensation comme d'un œuf de poule. La tête de l'enfant repose dessus. Je n'avais comme aide qu'une matrone de campagne, qui maintint le membre pelvien droit hors du lit; je laisse le membre gauche sur la couche, et en trois tractions, j'amène une petite fille qui a aujourd'hui sept mois.

5° » Extraction d'un garçon pesant huit hilog. huit cents grammes, en position occipito-postérieure. Quand j'ai eu la tête et les épaules, j'ai dû appliquer mon genou contre le lit pour extraire les hanches de l'enfant du sein maternel.

6° » Tête restée seule dans le bassin après détroncation.

7° » Présentation du vertex compliquée de procidence des deux mains.

» Hors ces treize cas sérieux, les autres étaient ceux qu'on rencontre d'ordinaire dans la clientèle, prolapsus du cordon, travail trop long, etc., etc.

» Recevez, me dit en terminant mon honorable confrère, mes félicitations sur votre instrument et sur votre tenacité à le faire connaître. Vous avez tort de vous étonner de l'opposition acharnée que vous rencontrez, et de la critique plus ou moins loyale de vos adversaires ; si votre invention était mauvaise, vous n'auriez pas eu tant de déboires. Car votre rétroceps serait tombé de lui-même. On ne se passionne que contre les hommes et les choses de valeur. Les ignorants n'ont pas d'ennemis. »

Les quatre faits que je vais bientôt relater ont été observés par le Dr Lory, de La Ferté-Macé (Orne). Je les reproduirai en leur lieu, tels qu'ils sont consignés dans un mémoire sur le rétroceps, publié *in extenso* dans le compte-rendu de la séance de la Société de prévoyance des médecins de l'Orne, tenue à Flers, le 6 août 1872. En raison de son intérêt, je crois devoir reproduire, presque en son entier, cet important document.

Messieurs et chers Confrères,

« Sur l'invitation de notre honorable président, M. le docteur Damoiseau, je viens soumettre à votre appréciation éclairée quelques observations caractéristiques sur l'emploi du rétroceps.

» J'ai choisi mes citations, presque au hasard, dans la série des faits observés par moi, depuis cinq ans que j'emploie ce précieux instrument.

» La plupart des observations que je passe sous silence offrent d'ailleurs une telle analogie avec celles que je vais exposer qu'il serait fastidieux de les comprendre dans ce rapport, déjà bien long, et pour lequel je réclame votre bienveillante attention.

» En vous communiquant aujourd'hui le fruit de mon expérience, Messieurs et chers Confrères, je n'ai d'autre désir que celui d'être utile à notre art, de constater un progrès réel et de propager un nouveau moyen d'alléger le travail, parfois si pénible et si laborieux de l'enfantement.

» C'est en 1867 que j'expérimentai, pour la première fois, le nouvel engin obstétrical de M. le docteur Hamon. L'insuffisance du forceps ne m'était alors que trop démontrée dans un certain nombre de dystocies, surtout dans celles qui sont occasionnées par la lenteur excessive du travail ou par des obstacles s'opposant à la sortie normale de l'enfant, principalement au passage du détroit supérieur.

» Aussi, j'accueillis le rétroceps avec reconnaissance et je m'engageai à en faire l'essai loyal et sérieux.

» Voici d'abord six observations qui démontrent la supériorité du rétroceps sur le forceps, pour accélérer le travail, soit dans les accouchements réguliers qui marchent avec trop de lenteur, soit dans les accouchements qui sont compliqués d'accidents pouvant compromettre la santé et la vie de la mère ou de l'enfant.

I.

Présentation du sommet en position occipito-cotyloïdienne gauche. — Lenteur du travail.

» Le 7 octobre 1867, je fus appelé, en toute hâte, dans la commune de Lignou-de-Briouze, auprès de Mme S..., primipare, en travail depuis vingt-quatre heures, et éprouvant de violentes douleurs qui l'effrayaient beaucoup, sans déterminer de résultat notable.

» La tête était très-élevée et le col n'offrait que deux centimètres de dilatation.

» Un bain de siége de quarante-cinq minutes n'amena qu'un léger succès : car, après deux heures d'attente, l'ouverture du col ne présentait encore que trois ou quatre centimètres de diamètre et la tête restait toujours dans la même position.

» Alors je résolus, non sans une certaine appréhension, de faire l'application de mon nouvel instrument. Il me fut facile d'introduire les branches du rétroceps et de les articuler, mais j'éprouvai beaucoup de difficultés à les fixer, car les cuillers étaient trop rapprochées l'une de l'autre pour me permettre de placer aisément le piton de la poignée dans le premier trou du disque de la branche pivotante. J'eus aussi à lutter contre plusieurs dérapements. Néanmoins, après une demi-heure d'efforts énergiques, se confondant avec ceux de l'utérus, j'obtins un enfant vivant, fort et vigoureux, dont la tête ne présentait que quelques traces légères d'ecchymoses.

» Dans cette circonstance et malgré mon inexpérience, la durée du travail fut considérablement abrégée ; de longues et pénibles souffrances furent épargnées à la mère, et l'enfant dut peut-être son salut au rétroceps.

II.

Albuminerie. — Ectampsie. — Guérison de la femme.

» Le 16 novembre de la même année, je fus appelé dans la commune du Grais, auprès de la dame M..., primipare, enceinte de six mois, qui venait d'être atteinte d'un accès éclamptique.

» A mon arrivée, qui ne put avoir lieu qu'à sept heures du soir, j'appris que la malade n'avait eu que deux fortes convulsions dans le courant de la matinée, mais que depuis midi, elle n'avait pas recouvré connaissance. En effet, complétement immobile, excepté au moment des crises qui se succédaient rapidement, elle était plongée dans un coma profond. Le pouls filiforme est très-accéléré, l'insensibilité à peu près complète, la face vultueuse ; tout, en un mot, présageait un dénouement fatal.

» D'un autre côté, les battements du cœur de l'enfant, presque insensibles, annonçaient également pour lui une mort prochaine et imminente. Malheureusement, le travail était à peine commencé.

» Des ventouses scarifiées, appliquées en grand nombre sur les hanches, les cuisses et les jambes, paraissent ranimer un peu la malade. Mais voyant qu'il était urgent d'activer le travail, je fis pénétrer un tampon dans le col de la matrice. Au bout d'une heure et demie, j'avais ainsi déterminé une dilatation de trois à quatre centimètres qui me parut suffisante pour introduire le rétroceps. L'opération, favorisée du reste par l'insensibilité de la femme, fut facile et dura douze minutes environ. Le fœtus donna des signes de vie pendant plusieurs heures. La mère revint peu à peu de son assoupissement et n'apprit que le lendemain sa délivrance. Elle se rétablit complétement et, depuis lors, elle a eu plusieurs couches très-heureuses.

» Il n'est pas douteux pour moi qu'avec le forceps, et malgré le tampon, cet accouchement eût été retardé de trois à quatre heures. Or ce retard eût amené très-probablement la mort *in utero* de l'enfant, et aggravé considérablement l'état périlleux de la mère.

» Aussi, sans crainte d'être taxé d'un enthousiasme exagéré pour le rétroceps, je déclare qu'il est impossible, dans l'espèce, de ne pas mettre à son actif le baptême du fœtus et peut-être même l'existence de Mme M....

III.

Grossesse gémellaire. — Position inclinée du sommet.

» Le 27 décembre 1867, on m'appela en toute hâte auprès de Mme T..., de la commune de la Sauvagère.

» La sage-femme qui l'assistait était effrayée de voir le travail ne faire aucun progrès depuis quatre à cinq heures, malgré de très-fortes douleurs.

» Par le toucher vaginal, je distinguai immédiatement l'oreille droite : j'étais fixé sur la position de la tête qui s'engageait à peine dans l'excavation et qui restait comme enclavée à cette place depuis cinq ou six heures.

» La poche des eaux était rompue depuis plus de sept heures.

» Craignant justement pour la vie de l'enfant, je décidai de suite l'emploi du rétroceps.

» Au bout de dix minutes à peine, j'avais obtenu un enfant

viable et bien portant. Je m'aperçus alors que cet enfant n'était pas seul, et, quelques instants après, j'en amenai un deuxième aussi facilement que j'avais extrait le premier.

» Cet important succès peut se passer de commentaires et il n'est pas besoin de se demander si avec le forceps on aurait obtenu un pareil résultat.

» En effet, d'après les préceptes, la conversion de la position inclinée s'opère d'ordinaire spontanément ; mais si cinq à six heures après l'écoulement du liquide amniotique, la tête conserve encore sa position primitive, suivant laquelle le mouvement de descente ne peut s'exécuter, il faut alors opérer le redressement artificiel, soit avec la main, soit avec le levier, ou mieux encore, suivant Cazeaux, avec le forceps, à l'aide duquel on termine immédiatement l'accouchement. D'après le même auteur, on ne réussit pas toujours à saisir convenablement la tête et à l'entraîner dans l'excavation.

» Aussi, préfère-t-il même tenter tout de suite la version, lorsque l'utérus est peu rétracté et contient encore une certaine quantité de liquide.

» Mais cette manœuvre, dans l'espèce, alors que les eaux étaient écoulées depuis sept à huit heures et qu'un autre enfant restait dans l'utérus, c'était la mort inévitable pour le premier enfant et peut-être pour le second.

IV.

Dystocie par suite de rigidité du col. — Position occipito-iliaque gauche.

» Le 15 février 1868, je fut appelé, à minuit, auprès de Mme X..., primipare, en travail depuis cinq à six heures et éprouvant les plus violentes douleurs, surtout du côté des reins. Le col de la matrice était très-dur et recouvert d'un nombre considérable de granulations. Il ne présentait qu'un centimètre de dilatation.

» Un bain de siége n'eut guère d'autre résultat que de ranimer encore les douleurs.

» A sept heures du matin, je ne constatais que trois à quatre centimètres de dilatation, et la tête était toujours placée au détroit supérieur.

» Cédant aux sollicitations de la famille et de la malade qui poussait des cris effrayants, je me déterminai à employer mon rétroceps. En moins d'un quart d'heure et sans grande difficulté, je mis au monde un enfant vivant, fort et vigoureux.

» Il est évident que le rétroceps, dans cette circonstance, abrégea considérablement la durée du travail et évita de grandes souffrances à la mère.

V.

Dilatation incomplète. — Tête au détroit supérieur en position occipito-iliaque gauche; insuccès du Forceps; succès du Rétroceps.

» Le 25 février 1870, on m'appelle auprès de Mme G..., à Saint-Michel-des-Andaines. Il s'agit d'une présentation de la tête en position occipito-iliaque gauche. Malgré un travail de vingt heures, devenu très-laborieux depuis six heures surtout, le col est complétement dilaté, et la tête n'a pas encore franch le détroit supérieur.

» Un de mes confrères des environs, vieux praticien renommé dans l'art obstétrical, m'avait précédé de quatorze heures auprès de la malade. Ayant éprouvé des craintes très-sérieuses surtout pour l'enfant, il a fait, à différentes reprises, d'infructueuses tentatives avec le forceps.

» Le danger étant imminent pour l'enfant, nous décidons d'avoir immédiatement recours au rétroceps.

» L'application et la manœuvre du nouvel instrument se firent sans difficulté et, au bout d'une demi-heure d'efforts énergiques, combinés avec ceux de l'utérus, le rétroceps vainqueur sortait de la vulve avec un enfant vivant, mais aux trois-quarts asphyxié.

» Il est bien évident, dans l'espèce, que l'engin obstétrical du Dr Hamon a non-seulement sauvé l'enfant, mais évité à la mère de graves accidents.

VI

» Enfin, en 1868, je fus appelé à minuit, dans la ville de la Ferté-Macé, auprès de Mme D..., que je trouvai assistée d'une sage-femme et de M. le Dr Bignon.

» Il s'agissait d'une métrorrhagie interne des plus graves chez une femme à terme, dont le travail n'était pas encore déclaré.

» Douze heures après, mon confrère et la sage-femme venaient de constater le début d'un travail lent et tout-à-fait insuffisant pour permettre de terminer l'accouchement avec le forceps. Et cependant il fallait agir pour soustraire la mère aux accidents mortels qui la menaçaient à chaque instant ; il fallait agir promptement pour tenter de sauver l'enfant, s'il en était temps encore. C'est pourquoi on m'appelait avec mon nouvel instrument.

» Son introduction fut facile et prompte, malgré le rétrécissement du vagin, déterminé par des injections au perchlorure de fer.

» Dix minutes après mon arrivée, l'accouchement était opéré.

» Ce fait prouve bien évidemment l'infériorité du forceps : car le médecin distingué que nous avons nommé n'avait renoncé à cet instrument classique que parce qu'il voyait la dilatation du col trop incomplète pour pouvoir s'en servir, et ce fut seulement en désespoir de cause qu'il fit appel à notre rétroceps.

» Je vais maintenant, Messieurs et chers confrères, vous exposer quatre observations démontrant péremptoirement la supériorité du rétroceps sur le forceps dans les accouchements rendus difficiles, dangereux ou même impossibles par des obstacles qui s'opposent à l'expulsion du fœtus, notamment lorsque ces obstacles sont le résultat des rétrécissements du bassin, surtout au détroit supérieur.

VII.

Obs. XV. *Dystocie déterminée par une saillie considérable de l'angle sacro-vertébral et le rapprochement des ischions chez une femme rachitique.*

» Le 22 mars 1868, je fus appelé à Lignou-de-Briouze, auprès de la femme D..., enceinte de son deuxième enfant.

» A son premier accouchement, et bien que l'enfant fut très-petit, elle ne fut délivrée qu'à l'aide du forceps, après trois jours de travail extrêmement pénible.

» A mon arrivée, cette femme éprouvait des douleurs atroces depuis quatre heures.

» La dilatation était complète ; les eaux s'étaient écoulées depuis plusieurs heures. La tête paraissait enclavée et immobile dans le petit bassin.

» La malheureuse mère pousse des cris de détresse et ne sent plus, depuis plusieurs heures, les mouvements de son enfant.

» J'introduis immédiatement et sans difficulté le rétroceps. Après un quart d'heure d'efforts et de tractions énergiques à deux, on aperçoit la tête qui franchit enfin les grandes lèvres. Mais je ne pus faire sortir le tronc qu'au prix des plus grandes difficultés. Cet enfant était très-fort. Je pus constater les battements du cœur pendant trente à quarante minutes et il cessa de vivre.

» Le bassin de la mère était entièrement déformé, l'angle sacro-vertébral très-saillant et les ischions très-rapprochés.

Le diamètre sacro-pubien et le bi-ischiatique n'offraient pas plus de 0 m. 08.

» Ajoutez à ces fâcheuses conditions un enfant extrêmement fort, pesant au moins cinq kilog., et il n'est pas possible de méconnaître les services rendus par le rétroceps dans des conditions aussi épineuses.

VIII.

Obs. XVI. *Dystocie déterminée par la saillie exagérée de l'angle sacro-vertébral. - Succès du Rétroceps.*

» Le 18 janvier 1869, je fus appelé au Mesnil-de-Briouze, auprès de Mme S..., en travail depuis douze heures et en proie à de violentes douleurs.

» A mon arrivée, j'appris qu'elle avait été accouchée de son premier enfant, deux ans auparavant, après plusieurs jours de travail, par notre regretté confrère, M. Crouillebois.

» Après avoir passé une nuit tout entière auprès d'elle, il avait été obligé de se servir du forceps pour terminer l'accouchement.

» Pour moi, procédant immédiatement à l'examen de cette dame, je constatai la perméabilité complète du col, la situation du sommet au détroit supérieur en présentation occipito-iliaque gauche, la saillie considérable de l'angle sacro-vertébral. Le diamètre sacro-pubien ne mesurait que 0 m. 08 environ. Aussi, après une heure d'attente, convaincu que les violentes contractions de la matrice se brisaient en vain contre cet obstacle du détroit supérieur et que la vie de l'enfant et celle de la mère étaient gravement compromises, je me déterminai à user de mon rétroceps.

» La tête était si élevée et si mobile que pour placer les cuillers je fus obligé d'introduire presque toute la main dans le vagin.

» Néanmoins, après plusieurs applications suivies de dérapements, je parvins à entraîner la tête dans l'excavation. L'extraction facile d'un enfant vivant, ne portant aucune trace appréciable de l'instrument, me dédommagea d'une fatigue pénible qui n'avait pas duré moins d'une heure. Depuis ce moment, j'ai accouché Mme S... par le même moyen et avec le même succès.

» Il m'est permis de croire, dans l'espèce, que la mère et surtout l'enfant doivent la vie à l'emploi du rétroceps : en effet, l'intervention de l'art étant rendue nécessaire par l'obstacle dû au rétrécissement du bassin, l'application du forceps aurait été une opération difficile et dangereuse, et il eût été préférable d'avoir recours à la version ; or la version, dans ces conditions, aurait, suivant toute prévision, déterminé la mort de l'enfant.

IX.

Obs. XVII. *Dystocie par suite de rétrécissement considérable du bassin au détroit supérieur. Succès du rétroceps.*

» Le 20 avril 1872, je fut appelé au Grais, auprès de Mme P..., primipare, qu'on supposait en travail depuis huit à neuf jours.

» A mon arrivée, j'appris que cette femme éprouvait en effet, depuis huit à neuf jours, des douleurs modérées se répétant de demi-heure en demi-heure et que, depuis ce moment, les eaux s'écoulaient lentement.

» Au toucher, je constatai d'abord peu de dilatation du col, un centimètre environ, mais en promenant le doigt dans tous les sens, il me fut facile de m'apercevoir que le col était parfaitement perméable.

» Pour distinguer la présentation de l'enfant, ce fut plus difficile. Je trouvai bien à une très-grande hauteur, au-dessus du détroit supérieur, une masse charnue et, en dirigeant l'extrémité du doigt en arrière et en haut, je rencontrai l'angle sacro-vertébral très-saillant. Le diamètre sacro-pubien n'était que de 0 m. 07 c.

» Or, pour établir mon diagnostic, je fus obligé d'introduire la main dans le vagin. Il s'agissait d'une présentation du sommet en position occipito-iliaque gauche.

» Le corps de la matrice était fortement rétracté sur le fœtus ; l'impuissance des contractions n'était que trop démontrée, aussi ne pouvais-je employer que le rétroceps ou le forceps.

» L'application du rétroceps, malgré la hauteur considérable de la tête, fut d'une extrême facilité. Mais pour entraîner la tête au dehors, ce fut plus difficile.

» Pour obtenir ce résultat, je fus obligé d'exercer, pendant une demi-heure environ, des tractions énergiques et à trois.

» La tête était tellement saisie entre les cuillers de mon instrument, qu'il n'y eut aucun dérapement. La tête parut enfin à l'extérieur, mais le reste du corps refusa absolument de passer : il y eût détronquation, puis arrachement successif des membres supérieurs du tronc. Enfin après des efforts longs et pénibles l'extraction fut complète.

» Le peu d'adhérence de l'épiderme sur le derme du fœtus, son état de flaccidité me donnèrent la certitude que la mort remontait à plusieurs jours.

» Quant à la mère, elle n'éprouva aucun accident du rétroceps ; sept à huit jours après, elle était rétablie.

» Dans cette circonstance surtout, je vis que je possédais dans le rétroceps un moyen de traction extrêmement puissant. Mon instrument aurait plutôt tout broyé que de lâcher prise. Si je n'avais eu que le forceps, je suis persuadé que je n'aurais point réussi, et que la craniotomie eût été nécessaire. Il n'est pas douteux que les tentatives du forceps, que la craniotomie, que toutes ces opérations pénibles, en un mot, auraient gravement compromis l'existence de la mère.

X.

OBS. XVIII. *Dystocie déterminée par le rétrécissement du bassin au détroit supérieur. Succès prompt et complet du Rétroceps.*

» Le 3 juillet dernier, je fus appelé en toute hâte, auprès de Mme X..., en travail depuis dix-huit heures environ.

» Je l'avais accouchée un an auparavant avec le rétroceps, d'un enfant dont la mort avait été déterminée par la chute du cordon. Cette fois, il s'agit d'une présentation de la tête au détroit supérieur en position occipito-iliaque gauche. La tête s'engage à peine dans le détroit supérieur, on ne l'atteint qu'à une distance de 0 m. 07 de l'entrée de la vulve.

» Le pariétal droit forme un relief considérable, la suture sagitale est effacée et remplacée par le croisement du pariétal gauche, lequel présente une dépression considérable au toucher, persistant après l'accouchement et correspondant à la saillie du promontoire formant un relief considérable.

» La dilatation est complète ; les eaux sont écoulées depuis le commencement du travail ; l'enfant est encore vivant, mais en danger. Aussi, la sage-femme et moi, nous pensâmes qu'il y avait lieu d'intervenir immédiatement.

» L'introduction des branches du rétroceps, quoique dans une étendue de 0 m. 21, fut facile.

» Nous attendîmes une nouvelle douleur pour exercer des tractions et, dix minutes après, nous avions obtenu un enfant très-fort et bien vivant.

» Si je me reporte aux années antérieures à 1867, de 1863 à 1867, époque à laquelle je me servais du forceps, je trouve également quatre cas de rétrécissements considérables du bassin, quatre cas absolument identiques à ceux dont je viens de vous entretenir.

» Sur ces quatre cas de dystocies déterminées par un rétrécissement du détroit supérieur, j'ai eu à déplorer quatre insuccès du forceps, deux femmes et quatre enfants morts.

» Tandis que, de 1867 à 1872, sur quatre cas de dystocies déterminées par les mêmes causes, je n'ai obtenu que des succès avec le rétroceps ; je n'ai eu à déplorer la mort d'aucune femme et celle de deux fœtus ne peut être attribuée à l'instrument.

» D'après les observations citées et celles que j'ai omises, pour ne pas donner trop d'extension à ce travail, il résulte pour moi que le rétroceps offre sur le forceps un avantage considérable.

» Il peut, en effet, être utilisé sans inconvénient pour la mère et pour l'enfant, lorsqu'il s'agit d'abréger la durée du travail dans les accouchements naturels, bien que la dilatation ne soit pas complète.

» Cet instrument étant une véritable main mécanique, se plaçant toujours dans l'aire postérieure du bassin, en arrière de la tête, pour la saisir sans la comprimer, est d'une innocuité complète pour la mère et pour l'enfant, et peut avec avantage accélérer la durée du travail en suppléant aux contractions insuffisantes de la matrice.

» Or, chaque fois que la longueur du travail effraie la mère et la porte à demander la fin de ses souffrances, j'accède à son désir, pour peu que le col soit pénétrable à mon instrument. Je l'ai dit, trois à quatre centimètres me suffisent. Evidemment, le forceps ne pourrait me rendre le même service.

» En second lieu, le rétroceps est d'une application plus facile et surtout beaucoup moins dangereuse, pour la mère comme pour l'enfant, dans les cas de dystocies déterminées par le rétrécissement du bassin, notamment au détroit supérieur.

» Lorsque la tête, située au détroit supérieur, est à peine accessible au doigt et que le diamètre sacro-pubien n'offre que huit centimètres environ, avec le rétroceps j'ai constamment réussi plus ou moins facilement, non-seulement à appliquer mon instrument, mais encore à extraire la tête sans la léser notablement et sans déterminer de blessure à la mère. Mes observations 7, 8, 9 et 10 l'attestent.

» Cette facilité d'introduction du rétroceps me semble tenir au vide considérable qui existe de chaque côté du promontoire.

» Avec le forceps, dans des cas absolument identiques, j'ai eu autant d'insuccès. On peut le voir en se reportant aux observations 11, 12, 13 et 14.

» Il est facile de s'expliquer ces insuccès du forceps : En effet, lorsque la tête est placée au détroit supérieur, le diagnostic de la position est très-difficile.

» La mobilité de la tête, qui a lieu chaque fois que la matrice n'est pas directement appliquée sur l'enfant, fait qu'elle fuit devant l'instrument et qu'elle est assez souvent saisie seulement par le bout des cuillers du forceps qui n'offrent que vingt centimètres environ. Aussi, aux premières tractions et aux premières résistances, elle glisse entre les cuillers comme un noyau de cerise. Cet inconvénient n'a pas lieu avec le rétroceps qui, d'ailleurs, a l'avantage d'avoir cinq à six centimètres de plus de longueur.

» Enfin, à cette hauteur, il est impossible d'appliquer les cuillers sur les côtés de la tête, celle-ci se trouvant ordinairement placée en position diagonale et même souvent transversale.

» Dans ces conditions, l'application du forceps est dangereuse pour la mère ; car la tête étant mal assurée, l'instrument peut glisser et si ce glissement a lieu brusquement et pendant de fortes tractions, les bords du forceps peuvent, agissant sur le col comme un instrument sciant, le couper plus ou moins profondément, etc., etc.

» Avec le rétroceps, on n'a à redouter qu'un inconvénient sans gravité aucune, celui du dérapement.

» Je pourrais encore vous dire que j'ai trouvé au rétroceps un troisième avantage.

» Tout praticien dans l'art de l'accouchement ne peut nier

la difficulté qu'il éprouve à faire accepter par les femmes et même par les familles, l'emploi du forceps. Il y a toujours un sentiment d'effroi à la vue de cet instrument. Eh bien ! je n'ai nulle part rencontré la même répulsion pour le rétroceps. Son mécanisme, ses articulations qui le réduisent à un tout petit volume, le font aussi paraître plus inoffensif et après quelques explications, il est, non-seulement accepté, mais demandé.

» Je ne sais si cet argument aura beaucoup de valeur pour vous, Messieurs, mais il en a pour moi.

» En tout cas, c'est un fait indiscutable.

» Je crois superflu d'établir de nouveaux termes de comparaison entre le forceps et le rétroceps ; ceux indiqués suffisent, je crois, à un esprit impartial, pour juger de la supériorité du second sur le premier. »

I et II. Rétrécissements moyens et extrêmes du détroit supérieur.

Appareil a traction mécanique ; — Nouveau forceps symétrique ; — Rétroceps-scie ; — Endo-craniotomes ; — Porte-lacs ; — Tire-tête endo-cranien de l'auteur.

Comme à part quelques cas heureux (et celui qui va suivre est du nombre), où le rétroceps peut encore être employé avec succès, ce n'est guère que par exception, que, dans l'espèce, il y a lieu de compter sur la fidélité d'action de cet instrument, je réunirai dans un même chapitre les deux dernières catégories d'angusties pelviennes qui, trop souvent, sont justiciables d'un autre mode opératoire, et comportent l'emploi des mêmes agents spéciaux de délivrance.

La dimension du diamètre sacro-pubien, réduite à 0 m. 08, est-elle la limite extrême apportée à l'efficacité du rétroceps ? Il ne m'a pas été donné d'en faire moi-même l'épreuve ; mais un des partisans les plus autorisés de mon instrument, M. le docteur Duval, de Gournay-en-Bray, a recueilli deux faits qui témoignent de l'efficacité du nouvel engin dans les cas mêmes où l'étendue de ce diamètre est *inférieure à* 0 m. 06. Je ne saurais mieux faire que de reproduire ces faits, dont l'un seulement a été publié.

Obs. I. — *Femme rachitique; rétrécissement pelvien considérable; deux premiers accouchements ayant nécessité la crâniotomie; troisième accouchement terminé rapidement par le rétroceps.*

Voici la reproduction textuelle d'une lettre adressée, par le Dr Duval, au regretté Marchal (de Calvi). (Voir le no du 9 janvier 1870 de la *Tribune médicale*).

Très-honoré rédacteur en chef,

« Il y a bien longtemps que je n'ai eu l'honneur de vous entretenir du rétroceps. Ce n'est point que j'aie abandonné ce précieux instrument ; il s'en faut de beaucoup. Il m'a rendu déjà tant de services qu'il y aurait de ma part une ingratitude noire. J'ai craint d'abuser de votre hospitalité généreuse ; c'est la seule raison qui m'a fait réserver pour un petit cercle de confrères voisins, le récit des succès que je dois à l'engin obstétrical du vaillant médecin de la Rochelle. Il en est un dernier cependant que je veux vous raconter succinctement et dont vous ferez ce que bon vous semblera.

» La fille X, de Gaucourt Saint-Etienne, âgée de 24 ans, d'une très-petite taille, est affectée, par suite de rachitisme, d'un rétrécissement pelvien considérable. Le diamètre antéro-postérieur du détroit supérieur mesure *moins de 0,06 centimètres*. Elle a eu trois grossesses depuis cinq ans.

» A son premier accouchement, trois confrères appelés avant moi avaient inutilement tenté, l'un après l'autre et à plusieurs reprises, des applications de forceps. Pour le terminer, il me fallut avoir recours à la crâniotomie et au céphalotribe. Je réussis à la délivrer, mais non sans peine, sans fatigues pour moi, et sans danger pour la parturiente.

» Mandé par le médecin qui l'assistait à sa seconde parturition, je dus agir comme à la première, et j'eus la satisfaction de mener encore tout à bien, au point de vue, du moins, de l'accouchée ; mais que de soins, que de précautions sont nécessaires pour ne pas léser les organes maternels en pareille circonstance ! Et encore, malgré toute l'attention possible, n'est-on pas toujours certain, après des manœuvres instrumentales nécessairement longues et laborieuses, d'obtenir un dénouement heureux et exempt de toutes complications consécutives. Il ne m'a pas paru en être de même avec le rétroceps.

» Au dernier accouchement de la fille X..., qui eut lieu le 24 novembre dernier, j'eus l'idée que cet instrument, dont j'ai maintes fois expérimenté l'action, pourrait plus aisément que tout autre me tirer d'embarras, et c'est à lui que je recourus tout d'abord, seul, sans l'assistance d'aucun confrère et n'ayant pour me seconder que deux *profanes* vigoureux. Les deux branches appliquées avec une extrême facilité, comme toujours, je les articulai sur leur manche commun, et, utilisant les douleurs, je fis coïncider avec elles des tractions faites d'abord avec une main, puis avec les deux. Vains efforts : la tête ne bougeait pas plus que la montagne de Mahomet. J'enroulai alors un linge plié en cravate autour de la poignée du rétroceps, et j'en confiai chacun des chefs à l'un de mes deux aides. Cela fait, j'introduisis deux doigts de la main droite pour surveiller l'opération, et, protégeant de la main gauche les organes maternels, je commandai à mes deux aides de tirer dans une direction horizontale, doucement, et sans secousses, par intervalles, pour donner à la femme le temps de se reposer. N'obtenant aucun résultat, mais sentant la voûte céphalique s'allonger, je fis faire des tractions plus énergiques, et enfin la tête franchit le détroit supérieur. Je repris en main le rétroceps et je terminai l'accouchement en un clin d'œil. Tout cela n'avait pas demandé plus de vingt minutes, et la femme en était quitte pour un peu moins de souffrances que dans un accouchement spontané un peu long et pour une petite déchirure du périnée, accident peu grave auquel je remédiai par un seul point de suture, qui amena une réunion par première intention. Entre parenthèse, c'est le seul reproche que l'on puisse adresser au rétroceps, à mon avis. La forme de ses cuillers donne aux branches un écartement tel, en arrière, qu'il n'est pas facile d'éviter cette petite lésion au moment du dégagement. Aussi ai-je pris le parti, depuis quelque temps déjà, de laisser aux contractions utérines le soin de l'accomplir, ou d'employer pour ce dernier temps le forceps classique, qui m'y semble plus propre et qui, en tout cas, est plus commode et moins dangereux pour l'intégrité du périnée que l'asymétrique. (1)

» J'ai oublié de vous dire que la tête, très-déprimée vers la région temporo-malaire gauche en rapport avec l'angle sacro-vertébral pendant le travail, était comme passée à la filière, ce qui n'avait pu être obtenu par le chevauchement simple des os crâniens. Bien entendu, l'enfant qui était très-gros, avait cessé de vivre.

» La fille X..., se rétablit complétement en quelques jours et plus vite qu'aux accouchements précédents. Vous voyez, d'après cette courte observation, combien est fondée l'opinion de ceux qui prétendent que le rétroceps est un mauvais instrument de préhension ou de traction, et qui soutiennent que la tête ne peut être saisie par lui au-dessus du détroit supérieur. Vous voyez aussi que je ne suis pas de l'avis de ceux qui n'admettent son efficacité qu'au détroit inférieur.

» Veuillez agréer, etc. »

Obs. II. — Dans une lettre en date du 4 juillet 1871, que m'a fait le plaisir de m'adresser mon distingué confrère de Gournay, il m'annonce que trois mois auparavant, il a de nouveau accouché cette malheureuse fille, trop largement pourvue au point de vue des appétits génésiques. L'efficacité du rétro-

(1) J'ai le regret de ne me point trouver, sur ce point, en communauté d'opinion avec mon distingué confrère. Je crois, du reste, que sa manière de voir n'est partagée par aucun des partisans du rétroceps. On en trouvera des preuves aussi nombreuses que péremptoires, disséminées dans le cours de cet ouvrage.

ceps, mis une seconde fois à l'épreuve et appliqué de la même façon, n'a fait que se confirmer de nouveau. S'il survient une nouvelle grossesse, ce qui est plus que probable chez cette fille débauchée, M. Duval se propose de l'envoyer à Paris, pour voir ce qu'en pourront faire, avec l'instrumentation classique, messieurs les accoucheurs des hôpitaux.

Il est donc établi, par ces deux faits, que le rétroceps peut se montrer efficace dans les rétrécissements sacro-pubiens portés jusqu'à *moins de six centimètres*, et assurer encore à l'accoucheur un succès qui lui serait refusé par le forceps. Mais est-ce à dire cependant que, en pareilles circonstances, il soit toujours permis de compter sur son efficacité ? On peut se croire fondé à estimer *a priori* que toute tentative doit demeurer stérile, si l'ossification des os du crâne a enlevé à l'organe toutes ses chances de réductibilité, voire même de friabilité.

Dans ces graves conjonctures, au lieu d'insister avec opiniâtreté sur un déploiement de force qui pourrait avoir pour la mère de si funestes suites, mieux vaut recourir aux suprêmes ressources que les progrès de la science moderne ont mis à la disposition des accoucheurs : je veux parler de la traction mécanique, et des agents qui portent directement leur action sur la base du crâne. Je vais, en conséquence, dire quelques mots de divers instruments qui constituent l'*ultima ratio* de l'accoucheur, en présence d'une angustie pelvienne infranchissable.

Jusqu'à ces dernières années, le dernier mot de la science était l'emploi du céphalotribe. Plusieurs fois j'ai eu le malheur d'en être réduit à cette extrémité ; or, j'ai pu m'assurer par moi-même que cet engin est non-seulement d'une manœuvre parfois difficile, mais qu'il fait encore courir à la mère les plus graves dangers. La céphalotripsie repetée de M. Pajot, semblerait ne les point avoir trop heureusement conjurés, puisque sur les sept femmes chez lesquelles le célèbre professeur a employé sa méthode, deux ont succombé. Qu'en adviendrait-il donc si, dans ces graves conditions, l'emploi de cette arme dangereuse était confié à des mains insuffisamment exercées ?

Les autres agents de délivrance, qui sont d'invention moderne, tout en supprimant les longs délais de la méthode précédente (avantage capital dont chacun comprendra la portée), les autres agents, dis-je, semblent présenter une plus grande somme de garanties au point de vue de l'intégrité des organes maternels.

1° *Appareils à traction mécanique.*

Les *appareils à traction mécanique* qui ont été présentés jusqu'à ce jour sont au nombre de trois : ce sont ceux de MM. Chassagny, Joulin et le mien.

1° *Appareil à traction soutenue de Chassagny.* C'est à l'illustre accoucheur de Lyon que revient l'honneur d'avoir inauguré la féconde méthode des tractions mécaniques. Son instrument se compose d'une longue traverse prenant appui sur les genoux de la femme. A la portion moyenne de l'arc de cercle qui constitue cette traverse est adaptée une longue canule intérieurement munie d'une vis, mettant en mouvement un écrou à deux crochets, sur lesquels viennent se réfléchir les cordons de traction. Ceux-ci, d'autre part, vont se fixer à deux crochets, disposés à cet effet sur le bord interne et vers le milieu des deux branches de chacune des cuillers. Le principal avantage de cet appareil, c'est d'agir suivant le centre même de gravité de la tête, et de laisser l'agent de préhension libre dans ses mouvements, ce qui assure à la tête une indépendance relative dans ses évolutions intra-pelviennes.

On ne saurait, je crois, reprocher à cet instrument que de prendre son appui en un point trop éloigné du bassin. Divers critiques, je dois le dire, lui ont reconnu un plus grave défaut :

celui d'opérer les tractions dans un sens trop antérieur, par rapport à la perpendiculaire élevée au centre du plan fictif correspondant au détroit supérieur.

2° *Aide-forceps de Joulin.* L'aide-forceps de M. Joulin, moins bien conçu, sans aucun doute, prend son appui sur les ischions, maintenu par le forceps, auquel il trace impitoyablement la voie. Les tractions sont opérées à l'aide d'une canule à pas de vis implantée sur la partie centrale de la traverse métallique. Un lien unique, passant dans l'une et l'autre fenêtre du forceps, après s'être réfléchi sur le bord inférieur de ladite traverse, vient se fixer, par l'intermédiaire d'un dynamomètre, sur un taquet-écrou mis en mouvement par la vis de la canule.

C'est avec juste raison que M. Chassagny a reproché à cet instrument d'incarcérer le forceps, et de contraindre la tête à suivre une voie tracée à l'avance. De là, le déploiement d'une force plus considérable, encore accrue par le frottement en rapport avec la réflexion des liens sur le bord de la traverse. Ces conditions mauvaises entraînent une plus grande somme de périls pour la tête fœtale, exposée à tous les dangers de la compression et du traumatisme.

3° *Tracteur obstétrical de l'auteur.* Mon propre instrument est constitué de la manière suivante : deux montants de 0,40 de longueur, sont munis de béquilles destinées à prendre appui de chaque côté de la vulve, sur l'ischio-pubis. L'appareil est complété par deux traverses dont l'inférieure est percée à sa partie moyenne d'un pas de vis, dans lequel se meut une longue vis destinée à imprimer ses mouvements à la traverse supérieure, laquelle est pourvue de dynamomètres, auxquels viennent se fixer les cordons de traction.

Cet appareil se recommande par les avantages suivants :

Ainsi que dans celui de Chassagny, les manches du forceps jouissent de toute leur liberté ; il suit de là que rien ne contrarie les évolutions intra-pelviennes de la tête ;

Par le bénéfice d'un mécanisme fort simple (raccourcissement facultatif, extemporané, et *in situ* de l'un ou de l'autre montant), mon instrument permet d'effectuer des tractions latérales, dont l'efficacité est aujourd'hui reconnue par les accoucheurs les plus habiles ;

Grâce à son système de béquilles, mon tracteur peut être mis en œuvre, que la femme affecte la position classique ou dorsale, qu'elle repose sur le côté, suivant la mode Anglaise, qu'on lui fasse prendre, enfin, l'attitude ventrale, pour l'accouchement dit *a tergo* ;

Il peut être appliqué, enfin, le cas échéant, sans déranger la femme de son lit, précaution prise seulement de relever le siége, au moyen d'une ballière, ou d'oreillers.

Cet instrument peut s'adapter à tous les forceps.

Reconnaissant, avec M. Chassagny, tous les avantages du point d'attache en un point le plus rapproché possible du centre de gravité de la tête, j'ai fait pratiquer deux petits trous vers la partie centrale des cuillers de mon forceps à branches non croisées, pour l'attache supérieure des lacs.

Désirant utiliser cette puissante et inoffensive machine dans certains cas où la manœuvre du rétroceps comporte un grand déploiement de force ; comprenant aussi combien il serait irrationnel de prendre appui sur l'extrémité extra-vulvaire de l'instrument, j'ai fait pratiquer une petite ouverture vers l'extrémité antérieure de chacun des becs des cuillers de mon instrument, afin d'y fixer les cordons de traction.

Je dois dire sans plus tarder, les raisons qui militent en faveur de l'adjonction, soit du forceps symétrique, soit du rétroceps à l'appareil à traction.

Toutes les fois qu'il convient d'opérer la réduction du périmètre de la tête, d'en réduire la grosseur, par l'élongation de son diamètre vertical ; toutes les fois que les cuillers du rétroceps, quelle qu'en soit la raison, n'affectent pas sur l'organe une prise solide et sûre, il est d'une saine pratique de s'adresser aux engins symétriques à action concentrique.

Dans les cas qui exigent un grand déploiement de force, c'est au rétroceps associé aux machines qu'il convient de recourir, toutes les fois qu'il y a lieu d'opérer la réduction du diamètre antéro-postérieur de la tête, et d'opérer l'abaissement de l'extrémité postéro-supérieure de ce même diamètre, insuffisamment engagée, par rapport à son point opposé ou rétro-pubien. L'obstacle surmonté, le détroit supérieur franchi, par exemple, l'appareil à traction, devenu inutile, doit être enlevé. L'accoucheur, après s'être assuré que les cuillers affectent une bonne position, doit alors prendre en main le rétroceps et l'utiliser, selon les règles, pour mener à bien le reste de l'opération.

La méthode des tractions soutenues a été accueillie avec la plus grande défaveur par les princes de l'obstétrique. Tel a été le sort du rétroceps ; tel sera celui de toutes les inovations les plus utiles, qui ne sortiront pas du giron intellectuel du suprême aréopage. Fort heureusement, cet ostracisme injuste est loin d'être sans appel. Le rétroceps n'a pas tardé à se répandre dans les coins les plus reculés de la vieille Europe, et à franchir la vaste étendue des mers. Il en sera de même des appareils à traction, au succès si légitime desquels je ne vois qu'un obstacle, par malheur assez sérieux : je veux parler du prix de ces instruments, beaucoup trop élevé pour les minces ressources du plus grand nombre. Leur vulgarisation serait beaucoup plus rapide, si les fabricants tenaient moins à la perfection de la matière. Mes premiers essais ont été effectués à l'aide d'un simple tracteur en bois, qui fonctionnait à merveille; mais quel artiste émérite consentirait à graver son nom sur d'aussi informes modèles ?

En somme, les appareils à traction se recommandent par de précieux avantages.

Ils abaissent la tête par un entraînement graduel et sans secousse, qui met à coup sûr à l'abri de ces échappements brusques et violents, si dangereux pour la mère, si compromettants, aussi, pour la dignité de l'accoucheur.

La traction mécanique, opérée par graduation calculée, et soutenue tout le temps désirable, est beaucoup plus efficace que la force manuelle, qui ne peut se maintenir adéquate pendant même quelques secondes consécutives. La conséquence de ce déploiement inégal de l'effort musculaire, et du temps de repos qu'il nécessite, c'est de permettre à la tête, momentanément abaissée, de remonter à sa place primitive. Une action non interrompue, opérant à l'instar de la poche des eaux, ou de la dilatation artificielle, aurait au contraire pour effet d'assouplir, de dilater l'orifice cervical et de frayer, beaucoup plus promptement, un passage à l'organe.

Les expériences de MM. Chassagny et Joulin ont mis hors de doute ce fait capital, à savoir, que les machines, avec un degré de force de 35 à 50 kilogrammes, produisent des effets plus sûrs et plus rapides qu'un déploiement musculaire de 100 à 120 kilogrammes, représentant les efforts combinés de deux adultes vigoureux.

Les appareils à traction suppléent donc avec les plus grands avantages à la musculature de l'accoucheur, laquelle laisse toujours plus ou moins à désirer. Grâce à eux, plus de ces sueurs profuses, plus de ces cruels lombagos, plus de ces douloureuses courbatures, au prix desquels se trouve trop souvent acheté son triomphe. Non-seulement ces précieuses machines peuvent l'exonérer du tribut à la force brutale de tout aide *profane*, mais elles lui permettent encore de se confier au premier assistant, pour la manœuvre de la vis de traction. Déchargé de ce soin, il conserve lui-même la liberté des deux mains pour surveiller, avec toute la sollicitude désirable, les effets des efforts mécaniques, sur le jeu des cuillers et l'entraînement de la tête. Il lui devient, en même temps, plus facile de calculer l'emploi de la force, soit en s'assurant, à l'aide des doigts, du degré de tension des cordons attractifs, soit en suivant de l'œil la marche de l'aiguille du dynamomètre, qui relie ces mêmes cordons à la traverse supérieure de l'appareil.

Par cela même qu'ils agissent par le fait d'une force méthodiquement graduée et sans aucune secousse, les appareils à traction prennent mieux les intérêts de la mère et de l'enfant. Mais il ne faut pas oublier ce que j'ai dit plus haut de la configuration du bassin et des conditions de struc-

13

ture et de volume de la tête. Il ne serait donc pas juste, à l'exemple de plus d'un détracteur juré de ces appareils, de leur faire leur procès, s'ils n'amènent pas dans toute son intégrité une tête disproportionnée, insuffisamment ou trop fortement ossifiée.

Ils réussiront souvent à prévenir la pratique, beaucoup plus cruelle pour des parents, de la céphalotripsie. L'illustre accoucheur de Lyon a bien pu, à l'aide de sa machine, faire franchir à la tête un rétrécissement de 0m.05. Mais, encore une fois, on ne saurait d'un instrument, d'une méthode, exiger l'impossible. La part équitable faite à cette dernière est, du reste, assez belle pour que ses promoteurs puissent se consoler des détractions jalouses dont ils sont chaque jour encore l'objet. La postérité, sinon l'âge présent, reconnaîtra qu'ils ont bien mérité de la science et de l'humanité.

En principe, il faut le reconnaître, les appareils à traction ne sont pas applicables dans les cas de rétrécissements extrêmes, alors surtout que le degré d'ossification de la tête est assez prononcé. Alors, c'est à une autre catégorie d'instruments qu'il faut avoir recours.

Ces cas, fort heureusement, sont des plus rares. En effet, dans le milieu tout spécial de dystocie où il exerce, M. Pajot déclare que, dans dix ans de pratique, sur trente cas de rétrécissements du bassin qu'il a rencontrés, il ne s'en est trouvé que treize inférieurs à 0m.065. Nonobstant la rareté de ces suprêmes conditions de dystocie, il n'importe pas moins que l'accoucheur soit prêt à y parer à l'occasion. Nous allons bientôt passer en revue quelques-uns des instruments qui ont été conçus à cet effet. Mais pour en finir avec les appareils à traction, je dois d'abord donner la description de mon forceps symétrique.

2º *Nouveau forceps symétrique, ou à branches non croisées.*

Mon extrême confiance dans les vertus du rétroceps étant bien connue, chacun, avec raison, peut se demander les motifs qui m'ont conduit à imaginer et à faire construire un nouveau forceps. Ces motifs, je vais les exposer :

Plus d'un partisan convaincu de la méthode rétrocépitale m'a exprimé cette opinion que, malgré la sûreté d'action de mon instrument, il se pourrait rencontrer des cas exceptionnels, justiciables de l'emploi d'un engin symétrique. Ces conditions sont bien rares, puisque, sur un contingent de près de cinq cents applications heureuses que j'ai pu recueillir, deux fois seulement, à ma connaissance, le rétroceps, mis en œuvre selon les règles, a dû céder la place à son aîné.

Bien qu'un nombre imposant de faits entièrement opposés, quant au résultat, soit de nature à établir que l'exception même doit confirmer la règle, il suffit qu'une telle éventualité soit possible, pour que l'accoucheur soit tenu de se précautionner d'un moyen d'action qui, à un moment donné, peut lui être utile et lui aplanir bien des difficultés. Il ne suffit pas, en effet, de réussir quand même. Il importe d'arriver au but par la voie la plus courte et la moins épineuse.

L'adjonction au rétroceps d'un forceps symétrique, d'un diamétroceps, si je puis m'exprimer de la sorte, étant reconnue utile, était-il nécessaire de me lancer de nouveau dans la voie de l'innovation, quand l'*armentarium* obstétrical se trouve déjà encombré de la collection la plus variée de ces agents de préhension ? Cette richesse même constitue, à mes yeux, le gage le plus certain d'une trop réelle pauvreté. Ce n'est donc pas sans des motifs plausibles que j'ai créé ce nouvel instrument, dont il va m'être facile, je l'espère, d'établir la raison d'être.

Un des reproches les plus fondés que l'on puisse adresser à tous les engins symétriques tient à la difficulté de leur articulation. Je ne saurais trop le répéter, ce vice de construction, auquel il n'est donné de parer que de la façon la plus aléatoire, par la réunion des branches à l'aide de divers liens, fait trop souvent du forceps croisé (le moins imparfait encore de ces engins, à ce point de vue), un instrument infidèle et inutile. De là une foule de catastrophes qui seraient sans nul doute évitées par l'emploi d'un agent de délivrance mieux conçu.

Plusieurs accoucheurs, il est vrai, se sont efforcés de parer à ce grave défaut, en modifiant le mode de rassemblement ou d'articulation des deux leviers.

Le professeur Delmas, de Montpellier, par exemple, a imaginé un système de levier, portant son action sur l'extrémité manuelle de l'une des branches, à l'effet d'opérer le parallélisme forcé des entablements. Par malheur, une telle union ne saurait avoir pour effet de rectifier la position asymétrique des cuillers. Saisissant l'organe suivant son périmètre postérieur, ces dernières agissent surtout par leur bord antérieur et, le mode vicieux de traction aidant, elles reviennent à vide, dès le premier effort un peu énergique.

Les mêmes remarques sont applicables au forceps à douille articulaire de Mattei. L'idée en est heureuse, je n'en disconviens pas ; mais l'exécution laisse à ce point à désirer, que cet instrument est tombé dans une légitime désuétude, dans la pratique même de son inventeur.

Quant aux forceps à branches parallèles, comme ils sont dénués d'entablement, lequel permet encore de rectifier quelque peu la position des cuillers, lorsqu'elles sont placées d'une façon défectueuse, ils ne peuvent être utilisés avec avantage qu'à la condition que ces mêmes cuillers soient conduites, de prime abord, dans une bonne situation. Pour ce motif, la manœuvre de ces instruments me semble encore plus difficile à ce point de vue, pour les accoucheurs novices, que celle du forceps croisé.

Un seul entre les instruments de cette variété, me semble à l'abri d'un tel reproche, c'est le léniceps de Mattei. Chaque extrémité manuelle des branches est munie d'un manche transversal, qui constitue un double levier superposé, très-propre à rectifier, bien que dans une mesure restreinte, par un parallélisme forcé, la position des cuillers, défectueuse au point de vue de la symétrie.

Le système que je propose est si simple, que l'articulation des leviers est, à la lettre, automatique. Pour tout dire en un mot, c'est celui du rétroceps.

Je dois le dire de suite, cependant; cet agent de délivrance participe des inconvénients qui sont le propre de tous les forceps symétriques.

Son application, surtout dans les cas quelque peu épineux, est loin d'être aussi facile et rapide que celle du rétroceps.

Ainsi, l'introduction des cuillers de ce dernier s'effectue d'une façon presque spontanée, par cette double raison : 1° qu'elles pénètrent au sein de l'organe par son point le plus aisément perméable, qui correspond à la lèvre cervicale postérieure ; 2° qu'elles se posent comme d'elles-mêmes au lieu précis où doit porter leur action.

Un ou deux doigts suffisent d'ordinaire, quelle que soit la hauteur de la tête, pour guider le bec de ces mêmes cuillers. Lorsque l'étroitesse des organes sexuels complique la manœuvre du placement de la seconde branche, la première tige mise en place suffit presque toujours pour lui tracer la voie.

Le nouveau forceps ne saurait, assurément, réaliser de tels avantages. Aussi j'insiste avec instance sur ce point : de même que tous les forceps symétriques, celui que je propose ne saurait être tenu, à mes yeux, que comme une *ultima ratio* ; il doit être réservé pour les cas spéciaux, que les accoucheurs expérimentés pourront presque toujours discerner *a priori*, et pour les conditions fort rares où l'infidélité d'action du rétroceps se trouve *a posteriori* péremptoirement démontrée.

Pour ce qui est du placement de l'une et de l'autre branche, il doit être effectué suivant le mode qui régit toute application méthodique des divers forceps symétriques. Pour faire affecter aux cuillers une position approchant le plus possible de la symétrie, il est de rigueur, lorsque la tête est assez élevée, d'introduire au préalable la main entière dans l'utérus, afin de préparer une sûre voie à l'une et à l'autre cuiller.

Est-il besoin de le faire observer ? C'est parce que les accoucheurs peu expérimentés négligent cette précaution, qu'il leur arrive des déceptions et des malheurs qui pourraient être évités si l'opération était conduite d'une façon plus méthodique.

Ce mode de faire, que recommandent avec raison nos maîtres, présente toujours des inconvénients plus ou moins sérieux. En premier lieu, il ne saurait manquer d'occasionner à la malade d'assez vives douleurs, qu'il serait bon de lui éviter. Il y a plus ; une telle pratique peut devenir inexécutable. Il en est ainsi, par exemple, chez la plupart des primipares, surtout dans les *couches sèches*, en raison de l'étroitesse, de l'aridité, et de l'inextensibilité de la vulve.

Les mêmes inconvénients n'existent pas lorsque l'on fait usage du rétroceps. Le bec des cuillers, je l'ai répété jusqu'à satiété, n'a nullement besoin d'être précédé par la main entière, plongée dans le sein de l'utérus. Pour lui tracer la voie, il suffit de conduire un ou deux doigts entre les lèvres cervicales, jusqu'à l'encontre de la tête. Les vulves les plus réduites, enfin, offrent toujours un suffisant passage aux étroites cuillers du rétroceps.

Une dernière raison m'a engagé à faire construire ce nouveau forceps. J'ai désiré utiliser la poignée du rétroceps, laquelle est devenue commune aux deux instruments. Chacune des branches pouvant être, tour-à-tour, solidement montée sur cette même poignée, on peut utiliser avec avantage ce levier terminal pour faire affecter, si besoin est, une position plus régulière aux deux cuillers.

Pour être en demeure de parer à toutes les éventualités, il suffit donc, à qui possède le forceps asymétrique, de se pourvoir de deux branches supplémentaires. Par un faible excédant de dépense, l'accoucheur aura de la sorte sous la main les deux précieux auxiliaires, sans qu'il en résulte pour lui une grande surcharge, ni un volume exagéré.

Quels sont les cas qui, en bonne pratique, comportent surtout l'emploi du nouveau forceps ?

Je l'ai déjà dit : Je suis convaincu qu'au moyen du rétroceps il sera toujours donné à un accoucheur patient et habile de surmonter tous les obstacles, dans les limites du possible. Il est toutefois des cas exceptionnels où l'homme de l'art ne peut triompher qu'au prix de bien des peines, des difficultés qui se dressent devant lui. Il se peut faire que ces mêmes difficultés, dans certaines conditions particulières, soient en rapport avec un mode défectueux de préhension de l'instrument.

En principe, on peut établir, je crois, que le forceps symétrique doit être employé de préférence au rétroceps, toutes les fois qu'il est indiqué de diminuer le périmètre de la voûte crânienne, et d'augmenter l'étendue du diamètre vertical de la tête. Il en serait ainsi, par exemple, dans certains cas de rétrécissement de l'excavation et du détroit inférieur, alors qu'une disproportion, soit absolue, soit même relative de volume, met surtout obstacle à l'extraction de l'organe, régulièrement engagé.

Il y aura lieu, également, d'avoir recours au forceps symétrique toutes les fois que, pour divers motifs, le rétroceps n'effectuera pas sur la tête une prise assez solide.

Ces conditions, où le rétroceps bien employé ne réussit pas au souhait de l'accoucheur, sont fort rares. Mais il ne convient pas moins de les prévoir, et de se tenir prêt à trancher de telles difficultés, en faisant l'application la plus heureuse du fameux précepte : *Cito, tuto et juconde.*

Après ce qui précéde, une courte description suffira pour donner une idée du nouveau forceps que je propose.

Cet instrument appartient à la variété des forceps dits à *branches parallèles.* Dans celui-ci, toutefois, en raison de leur rigidité, ces mêmes branches sont plutôt obliques. Cette obliquité est d'autant plus prononcée que la tête est plus volumineuse, et que le diamètre embrassé par les cuillers est plus étendu.

La longueur totale de la branche basculante est de 0,39. Celle de la pivotante est de 0,40. Dans mon modèle de choix, elles sont brisées à leur partie moyenne, pour la facilité du transport, à l'instar du rétroceps dit à flexion.

Les tiges sont cylindriques et affectent une épaisseur de 8 millimètres. Elles sont finement taillées selon une longueur de 0m,18 au-dessus de la poignée, dans le double objet de bien tenir en main et de prévenir le glissement de l'anneau qui doit opérer le rapprochement des branches une fois en place.

Cet anneau constricteur (H. Voir à la fin du volume, le dessin de l'instrument), qui a pour objet d'opérer, au degré voulu le rapprochement des branches, et de prévenir tout écartement des cuillers durant le cours des tractions, est constitué par une petite courroie de cuir, munie d'une série de trous, s'accrochant à une tête d'arrêt, dont est pourvue une petite pièce métallique, qui répond elle-même à une triple indication :

1° Elle sert de base d'implantation à cette même tête d'arrêt;
2° Elle fixe sur la branche basculante un appendice qui, par suite de son peu de volume, serait susceptible de s'égarer ;
3° Elle permet, enfin, par le moyen d'une vis de pression (D) dont elle est munie à son extrémité externe, de rendre inamovible l'anneau constricteur au moment des tractions, et même d'en augmenter la constriction, si cette précaution est jugée nécessaire.

A la rigueur, on pourrait se dispenser de faire usage de cet anneau coulant, auquel se substituerait l'action de la vis modératrice de la branche basculante (F). Rien ne serait plus facile, à l'aide de cette même vis, que d'opérer au degré voulu le rapprochement des cuillers. Mais il faudrait compter, si un obstacle assez sérieux s'opposait au passage de la tête, avec l'élasticité de ces longs et minces leviers, laquelle deviendrait une condition de dérapement. L'anneau constricteur, remonté jusqu'au voisinage de la vulve, assure au contraire, à ce poin de vue, une fidélité éprouvée à cet agent de préhension.

A cinq centimètres au-dessus de la face supérieure de la poignée, chacune des branches est munie, à sa partie externe d'une tête d'arrêt (J, J'), destinée à fixer les cordons de traction pendant la manœuvre du placement des cuillers. Grâce à cette disposition, l'accoucheur sera assuré de toujours trouver sous la main les liens attractifs, lorsque sera venu le moment de les utiliser.

J'ai adopté les dimensions et les cintres des cuillers du forceps à branches parallèles de Valette (de Lyon).

Chaque branche des fenêtres est percée à sa partie moyenne, ainsi que dans les premiers modèles de Chassagny, d'une petite ouverture, pour donner attache aux cordons attractifs.

L'habile accoucheur de Lyon a, le premier, démontré toute l'importance de faire agir l'effort au centre même de gravité de la tête. La démonstration de ce principe fondamental de mécanique obstétricale sera le plus beau titre de gloire du docteur Chassagny. La traction mécanique elle-même n'en est que l'accessoire plus ou moins obligé.

C'est pour réaliser cette indication si importante que j'ai muni mon forceps symétrique d'un système de lacs prenant attache en un point des cuillers correspondant, je l'ai dit, au centre de figure de la tête. Le quadruple cordon, dont est pourvu chaque cuiller, est muni d'un petit anneau en caoutchouc, dont l'élasticité permet de fixer, avec la plus grande facilité, l'un et l'autre lacs sur la tête d'arrêt qui lui est destinée.

En principe, les tractions doivent être effectuées au moyen des cordons. En agissant sur les tiges, et surtout sur la poignée de cette longue machine, on produirait une excentricité de traction dont les effets seraient défavorables ou même nuisibles. Le nouvel instrument est, avant tout, *un forceps à traction concentrique*.

Je suis convaincu que la simple traction manuelle, effectuée à l'aide de ce système, doit permettre, dans l'immense majorité des cas, de se dispenser des machines, auxquelles on pourrait reconnaître un triple inconvénient. En premier lieu, elles peuvent produire sur les esprits une impression pénible, par leur volume même. Seconde considération, elles constituent, pour l'accoucheur, un véritable *impedimentum*. En troisième lieu, enfin, leur prix est fort élevé. En tenant un tel langage, certes, je ne parle pas *pour mon Eglise*, puisque j'ai moi-même fait construire par Guéride un appareil à traction, que je considère comme excellent. Mais je tiens, avant toute considération d'intérêt personnel, à être sincère dans mes appréciations et à me rendre, autant qu'il est en moi, utile au plus grand nombre de mes confrères, peu favorisés des dons de la fortune.

Pour faciliter la traction manuelle au moyen des cordons attractifs , j'ai muni mon appareil de deux poignées en bois (K K). Chacune de ces poignées, qui tient très-bien en main, est pourvue d'un crochet dans lequel doit être engagée l'anse des liens de traction.

Par un tel mode, on peut avec la plus grande facilité, bien que dans une mesure restreinte, effectuer des tractions latérales, dont l'exagération seule est nuisible, et dont les effets sont si utiles, même lorsque l'on fait usage du rétroceps.

Pour procéder aux tractions avec plus de méthode, j'ai fait faire deux petits dynamomètres, de la force chacun de 35 kilog., qui relient le crochet de chacune des poignées à l'anse des cordons attractifs. On peut, par ce moyen, faire l'emploi d'une force mathématiquement calculée.

Malgré les avantages de ce mode de délivrance, il est des cas où l'effort mécanique est susceptible de produire des effets que l'on attendrait en vain de la traction manuelle la mieux combinée. Il en est ainsi, par exemple, toutes les fois qu'il importe de déployer une force progressive et non interrompue. En de telles conditions il est rationnel de recourir aux machines.

Pour tirer parti de mon appareil à traction mécanique, il suffit de relier à la traverse supérieure de la machine, le plein d'un lien attractif unique, engagé au préalable dans l'anse de l'un et de l'autre cordon de traction, lien dont le jeu est réglé à l'aide d'un excentrique.

Ce nouveau forceps, on peut s'en faire l'idée , présente tous les avantages des forceps à branches parallèles. Il l'emporte toutefois sur eux par la facilité sans égale de son articulation.

Le disque de la pivotante étant muni de trois ouvertures d'arrêt, il est toujours facile de se faire un jeu de ce temps de l'opération qui, trop souvent, constitue une difficulté réelle, voire même insurmontable pour le plus grand nombre, lorsque l'on met en œuvre les agents de préhension le plus communément employés dans la pratique.

Ce système d'articulation présente encore un avantage; il permet de saisir asymétriquement la tête, et d'utiliser, *dans une certaine mesure*, le nouveau forceps à l'instar du rétroceps. A ce point de vue, l'instrument pourrait être considéré comme un *Rétro-forceps*.

3° *Rétroceps-scie.*

Chacun connaît, au moins de nom, le *forceps-scie* des Belges. Il m'a donné l'idée du *rétroceps-scie*. Ce dernier aurait pour incontestables avantages le placement facile de ses cuillers et l'articulation toujours spontanée de ses leviers.

On sait que le premier de ces instruments n'est guère applicable dans les rétrécissements inférieurs à 0m.07. Encore faut-il sérieusement compter avec les difficultés de la réunion des branches, difficultés souvent insurmontables pour ce qui a trait à tous les engins symétriques. Le rétroceps, utilisé à ce point de vue, réaliserait donc de sérieux avantages. Cet instrument, en outre, pourrait être employé pour la crânio-céphalotomie antérieure. La femme, placée dans l'attitude ventrale, les cuillers seraient introduites en avant de la tête de l'un ou de l'autre côté de la symphyse pubienne. On se débarrasserait, par ce nouveau mode opératoire, du segment antérieur de l'organe, si le cas exigeait que l'on agit sur cette partie de préférence.

4° *Endo-crâniotomes ; tarière sphénoïdienne ; porte-lacs à balle de plomb et à ressort ; tire-tête sphénoïdien.*

Quelques mots maintenant sur les appareils les plus propres à la pratique de l'endo-crâniotomie et de l'endo-crâniocepsie.

Parmi ces instruments, il faut surtout citer : le *transforateur* du professeur Hubert, de Louvain ; le *trépan-sphénoïdien* de M. Guyon ; le *sphénotribe* des frères Lollini, de Bologne, et ma propre *tarière sphénoïdienne.*

1° *Transforateur du professeur Hubert.* — Si je comprends bien les vues de l'accoucheur Belge, l'extrémité acérée du térébellum doit invariablement aboutir à la portion fraisée de la branche courbe de l'instrument, sorte de tuteur destiné à prévenir toute lésion des organes maternels, par la pointe vulnérante du perforateur. Or, comment admettre une telle rencontre, si ce dernier est engagé dans la partie centrale de la voûte crânienne ? Je ne comprends le mode d'action de cet instrument qu'à un double point de vue : ou bien le térébellum est utilisé à l'instar de celui de Dugès, des miens, ou de la tréphine Guyon, ou de ma tarière, et alors la branche mobile additionnelle ne saurait y être adaptée ; ou bien ce même térébellum est enfoncé en un point péri-pariétal de la base du crâne. C'est en l'une seulement de ces dernières parties qu'il peut arriver à rencontrer l'excavation ménagée dans la cuiller protectrice, après avoir perforé la paroi osseuse. Le transforateur Hubert devient ainsi un excellent tire-tête endo et extracrânien, tout à la fois. En tant que térébellum, l'instrument, on peut s'en assurer, est loin de constituer une nouveauté. Considéré comme tire-tête, je suis porté à le considérer d'autant plus comme une conception heureuse, que l'on peut procéder au préalable à la transforation de la base du crâne. Pour être efficace, il me semble que l'instrument doit être surtout utilisé à ce double point de vue.

C'est pour réaliser cette heureuse idée que j'ai moi-même donné à mon fabricant le plan d'un instrument dont nous avons déjà tous les éléments. Il suffirait d'associer, par une douille, la branche basculante du rétroceps à la tige de mes tire-fonds. Ces derniers, toutefois, devraient être implantés dans un point plus ou moins rapproché des parois de la boîte crânienne, mais non les traverser complétement. Les fenêtres du rétroceps, en effet, se trouvant évidées, sont hors d'état de protéger les organes maternels contre l'action vulnérante des tire-fonds.

2° *Trépan de M. Guyon.* — Cet instrument n'est qu'une imitation perfectionnée de la *tréphine* du docteur Assalini, de Milan (1810). Dans ce dernier, la couronne du trépan est guidée et maintenue par un cylindre métallique externe. Celle de M. Guyon a pour tuteur un tire-fond conducteur interne. L'accoucheur Italien ne semble avoir utilisé son instrument que pour l'évidement externe de la base du crâne, après la sortie du tronc.

M. Guyon a décrit et figuré, en 1867, le *toucher intracrânien, que j'ai moi-même indiqué dans les termes les plus explicites, dans le numéro du 20 février 1860 de la Gazette des Hôpitaux.* Quoi qu'il en soit de cette question de priorité, l'accoucheur de Paris a rendu un réel service à l'art des accouchements, en insistant sur un mode d'exploration trop peu utilisé.

On a prétendu que les instruments à tige droite étaient impropres à opérer la dissociation des parties centrales de la base crânienne. En effet, dans les rétrécissements du détroit supérieur, il est de règle que la tête se présente plus ou moins fortement inclinée sur son pariétal antérieur. Cette inclinaison, jointe à l'obstacle qu'apporte le périnée à l'action de l'instrument dans le sens de la perpendiculaire au plan du détroit supérieur, semble *a priori* devoir rendre ces manœuvres difficiles et peu efficaces, dans les cas d'angustie extrême. M. Guyon, il est vrai, a eu, en présence de M. Bailly, un remarquable succès ; mais il opérait sur le cadavre, et il a pu placer la tête dans la direction la plus favorable, ainsi, du reste, qu'il l'a figurée sur ses planches explicatives.

Il annonce deux succès sur le vivant, mais non dans autant de cas de rétrécissements extrêmes, qu'il n'a pu que simuler sur le fantôme. Dans ces dernières conditions, il a constamment réussi alors même que l'angustie a été portée jusqu'à 0m. 03. Je le crois sans peine, car, dans ces opérations d'amphithéâtre, il est toujours facile d'opérer sur la base du crâne au point d'élection, c'est-à-dire d'évider la partie centrale du sphénoïde ou de l'apophyse basilaire. Cependant, comme il semble résulter des expériences cadavériques de M. Guyon que l'action de l'instrument peut se montrer non moins efficace lorsque la tréphine porte son action aux points de nécessité, constitués par l'ethmoïde, la base des rochers, le pourtour du trou vertébral, peut-être est-il permis d'espérer que, nonobstant la rectitude de leur tige, on peut également tirer un bon parti des tréphines rectilignes dans les cas difficiles, malgré la position défavorable de la tête ?

Suivant M. Guyon, en effet, il suffirait d'opérer un évidement, même dans un point de nécessité, pour rendre la tête friable sous l'influence du moindre effort effectué au moyen du forceps. Je ne puis contredire une telle assertion, n'ayant fait aucune expérience moi-même, ni sur le cadavre, ni sur le vivant. Tout ce que je sais, c'est que, dans un cas de rétrécissement à 0m. 035, où le docteur Phelippeaux a fait, dans le rocher postérieur, une perforation avec mon tire-fond, il a échoué dans ses tentatives d'extraction, et la femme a succombé sans avoir été délivrée.

Il me semble donc que, pour ce qui est au moins des rétrécissements extrêmes, il serait prématuré de porter un jugement motivé sur l'efficacité de ce genre d'instrument.

3° *Sphénotribe Lollini.* — L'instrument des frères Lollini se propose un triple objet. Le *térébellum* est monté sur une tige courbe, en vue d'atteindre plus facilement la clef de voûte crânienne, c'est-à-dire la partie centrale du sphénoïde. Pour éviter que le transforateur, venant à s'égarer, ne porte son action sur les organes maternels, la portion externe de sa tige est fixée sur un entablement du forceps, dans l'axe même des cuillers, suivant lequel il opère son mouvement de rotation. C'est ce même forceps, enfin, dont les manches sont munis d'un écrou de compression, qui le transforme en un véritable céphalotribe et en un puissant agent de traction.

Le docteur Andreini, d'Alger (1), cite un certain nombre de

(1) *Tribune Médicale* nos 113, 114 et 115 de la série.

faits en faveur de cet instrument, entre autres un cas de présentation latérale du fœtus, qui a pu être saisi dans cette position vicieuse et entraîné, sans que les mors du forceps aient eu tendance à lâcher prise.

4° *Tarière sphénoïdienne de l'auteur.* Ma *tarière sphénoïdienne* n'est autre que l'instrument si connu dans l'industrie, que j'ai quelque peu modifié pour l'appliquer à l'obstétrique. Elle présente, à un égal degré, toutes les garanties de succès du trépan sphénoïdien du docteur Guyon, tout en représentant un prix d'achat infiniment inférieur, puisque sa valeur n'est que de 10 francs.

C'est sur la même poignée que j'ai fait monter un perce-crâne, un crochet mousse et aigu, un porte-lacs à balle de plomb pour opérer la décapitation du fœtus *in utero*, et un tire-tête endo-crânien.

Je ne ferai que signaler les quatre premiers instruments, qui n'ont rien d'original.

5° *Porte-lacs à ressort.* — Le porte-lacs à balle de plomb présente un inconvénient capital auquel j'ai essayé de parer. Il faut peu compter sur la chute spontanée de la balle. L'accoucheur doit donc, le plus souvent, aller lui-même à sa recherche. On comprend ce que peut avoir de délicat une telle manœuvre, lorsque les parties fœtales, trop engagées, ne laissent à la main qu'un passage insuffisant. Pour parer à cette difficulté, j'ai fait construire un porte-lacs à ressort, analogue à la sonde nazale de Belloc. Le bec de l'instrument est conduit sur la main engagée dans les organes maternels, par le point le plus accessible, jusqu'au lieu où il convient d'opérer la section. Ce premier temps accompli, il suffit d'enfoncer la tige interne, dont la longueur est calculée à cet effet, pour que le ressort contourne la partie, et vienne présenter à l'accoucheur son extrémité libre. Le cordonnet de section y est fixé, et son entraînement est effectué en retirant à soi la tige, puis l'instrument dans son ensemble.

6° *Tire-tête endo-crânien.* Quant au *tire-tête*, qui peut aussi être utilisé en tant que *endo-crâniotome*, il me suffira de dire qu'il constitue une application du vulgaire tire-bouchon ou du tire-fond chirurgical à l'obstétricie, idée dont l'originalité a été reconnue par un accoucheur d'une grande notoriété, M. le professeur Mattei. (Voir la *Gazette des Hôpitaux,* n° 28—1860).

J'ai fait faire des tire-fonds de trois grosseurs. Je ne les ai jamais, grâce au ciel, employés sur le vivant, mais je les ai plusieurs fois mis à l'épreuve sur le cadavre : munis d'un double pas de vis, ils pénètrent dans les os avec la plus grande facilité. Ils affectent sur la base du crâne la prise la plus solide.

Pour en tirer un meilleur parti en tant que tire-têtes, j'ai fait munir leur tige, à sa partie supérieure, d'une petite ouverture pour le passage d'un cordon de traction, en vue d'agir en un point correspondant au centre même de figure de la tête. Il importe, en effet, d'éviter d'agir à l'extrémité manuelle de l'instrument, ce qui entraînerait une excentricité de traction considérable, laquelle aurait pour conséquence presque inévitable l'arrachement à vide de l'instrument.

Les tractions, d'ailleurs, peuvent être effectuées, au moyen du cordon, soit avec la main, soit, ce qui serait préférable, à l'aide d'un tracteur mécanique.

Les mêmes instruments peuvent être utilisés, ainsi que je l'ai déjà dit, en tant que *térébellum*, pour évider la base du crâne, à la manière de ma tarière. A ce point de vue, cette dernière ne présente sur eux que cet avantage, d'enlever plus nettement une rondelle osseuse.

Je n'ai pu, faute d'espace, traiter à fond l'importante question de l'angustie pelvienne, mais j'en ai dit assez, je l'espère, pour donner au moins aux praticiens, insuffisamment versés dans l'art des accouchements, une idée des agents de délivrance qui peuvent être employés le plus utilement dans ces conditions si épineuses de dystocie.

§ 5. Des positions inclinées du sommet.

Des causes diverses peuvent donner lieu aux présentations irrégulières de la tête fœtale. On a signalé, entre autres, le rétrécissement du diamètre sacro-pubien, la grande mobilité du fœtus, l'issue prématurée du liquide amniotique, l'obliquité si fréquente de l'utérus. Le plus ordinairement la réduction de l'organe est opérée par les seuls efforts de la nature ; mais quelquefois cette dernière se montre impuissante ; alors l'intervention de l'art devient indispensable. Quant à la ligne de conduite à suivre en pareil cas, voici les conseils qui nous sont donnés par nos maîtres.

Lorsque le bassin est bien conformé, la réduction céphalique, ou redressement de la tête, peut être tentée avec la plus grande chance. En cas d'insuccès, alors surtout que la mère est douée d'une bonne conformation, on doit recourir à la version pelvienne. Dans les conditions opposées, c'est-à-dire quand le pelvis est rétréci, il devient indispensable d'en venir aux instruments de délivrance.

De tels conseils sont assurément fort sages, eu égard à l'instrumentation classique. L'emploi de la main doit d'abord être tenté, comme comportant d'ordinaire une moindre somme de difficultés et de dangers. Toutefois, lorsque la tête est fortement engagée; qu'elle se trouve à l'étroit dans l'excavation du bassin ; que l'utérus, après l'écoulement du liquide amniotique, se trouve en quelque sorte moulé sur le produit de la conception, il faut faire peu de fond et sur la réduction manuelle, et sur la version podalique. Reste donc, comme suprême ressource, l'emploi des instruments obstétricaux. Mais si de telles manœuvres sont faciles à exécuter par des maîtres de l'art, familiarisés par un long usage avec l'emploi de ces engins de délivrance, combien deviennent-elles délicates, épineuses, pour la généralité des accoucheurs, auxquels une expérience spéciale fait nécessairement plus ou moins défaut ?

Il y avait, à ce point de vue, une importante lacune à combler dans l'*armentarium* obstétrical. Il fallait, pour rendre accessibles à tous, ces manœuvres toujours difficiles, imaginer un instrument que je dirai *des faibles*. Cet instrument, c'est le rétroceps. Grâce à lui, le problème reçoit une tout autre solution. L'*ultima ratio* devient la première, la plus sûre ressource. Par son précieux concours, les praticiens les moins expérimentés sont susceptibles de trancher aisément une difficulté qui, par le fait, n'est que relative ; par son moyen, en effet, il suffit, sauf de rares exceptions, d'une seule main, parfois même de quelques doigts pour opérer la réduction, puis l'extraction de la tête.

Ne fût-il apte qu'à réaliser un tel objet, le rétroceps aurait, sans conteste, réalisé un immense progrès dans le domaine de l'obstétricie. Que l'on compare son maniement superlativement facile et inoffensif à la brutale manœuvre de la grande version, voire même à la simple réduction céphalique, qui exige encore l'introduction de la main tout entière dans le sein de l'organe gestateur ; que l'on songe aux difficultés trop souvent insurmontables pour le plus grand nombre, dans ces positions difficiles ; que, dans ces dernières conditions, l'on établisse enfin le bilan de la mortalité, pouvant à la fois frapper deux existences, et tout esprit non prévenu ne saura manquer de reconnaître l'importance du nouvel instrument qui, sous peu d'années, j'en ai l'intime conviction, trouvera sa place marquée dans l'arsenal obstétrical de tous les accoucheurs. Il est, en effet, des indications spéciales que, seul entre tous les instruments connus, le rétroceps est susceptible de réaliser.

Est-il besoin de décrire le mode d'action du rétroceps dans les cas qui nous occupent ? Je l'ai dit et répété à satiété. C'est une main d'acier, ouverte pour saisir, réduire et entraîner la tête. Il opère ici la manœuvre de la réduction manuelle, en substituant ses quatre doigts d'acier, si je puis ainsi m'exprimer, à nos si frêles organes de préhension. Il agit à l'instar du levier, auquel, faute d'un meilleur engin, on s'est vu contraint de revenir en ces temps derniers, tant la défectuosité et l'impuissance du forceps croisé, dans l'espèce, ont été notoirement reconnues par nos maîtres eux-mêmes.

Toutefois, que d'avantages immenses ne réalise pas mon instrument sur l'antique spatule ? Pour être mise en œuvre, celle-ci exige de toute nécessité l'emploi des deux mains. Elle constitue bien plus un instrument de réduction que de traction. Quoi qu'on en dise, le levier, lui aussi, est l'instrument *des forts*. Qu'on le mette donc entre les mains d'un accoucheur infirme (or, *quam multi apparent nantes !...)* ; on verra hélas ! tout le parti qu'il en saura tirer.

Eh bien ! je le répète, car il est de ces choses que l'on ne saurait assez répéter, le rétroceps est d'une application superlativement facile et inoffensive ; à moins de diamètres disproportionnés entre la tête fœtale et la filière pelvienne, il ne nécessite même pas pour la femme la position classique en travers du lit. Même dans les positions irrégulières, hybrides, de la tête, sa manœuvre ne comporte ordinairement que l'emploi d'une seule main, souvent même de quelques doigts.

Mais arrivons aux applications pratiques, et occupons-nous successivement des variétés de positions inclinées qu'il m'a été donné à moi-même d'observer, ou qui se sont présentées dans la pratique de quelques confrères qui ont bien voulu me transmettre leurs observations. En conséquence, j'aurai à traiter successivement des présentations du pariétal, de l'oreille et de la face.

1° PRÉSENTATION DU PARIÉTAL.

Au point de vue des difficultés de l'extraction de la tête, les présentations du pariétal doivent être divisées en deux catégories. Il faut distinguer *l'engagement du pariétal antérieur* et celui du *pariétal postérieur.* Les deux cas constituent souvent autant de conditions de dystocie, lorsque le travail est confié aux seuls soins de la nature.

Artificiellement parlant, c'est-à-dire le rétroceps étant mis en œuvre, la distinction à établir entre ces deux mêmes conditions est capitale.

Dans la première (tête engagée suivant le pariétal antérieur), l'extraction à l'aide du rétroceps s'effectue le plus ordinairement avec une merveilleuse facilité, alors surtout que la tête est très-haut située.

La raison en est simple. En pareil cas, l'instrument opère la réduction de la tête, à la manière d'un large levier postérieur, agissant, de plus, comme un puissant agent de traction.

Dans la seconde catégorie, les conditions sont loin d'être aussi favorables. Le rétroceps, en effet, tend à abaisser encore la région postérieure de la tête, déjà trop profondément engagée, par rapport à sa congénère. Le succès d'ordinaire, il est vrai, trompe rarement encore l'espoir de l'opérateur ; mais ce n'est parfois qu'au prix de plus ou moins pénibles efforts.

Quatre fois, dans cette dernière catégorie de faits, j'ai eu à noter la paralysie, fort temporaire du reste, du nerf facial. Cette légère lésion s'explique par le mode spécial de préhension du rétroceps.

Dans cette position irrégulière, en effet, l'une des cuillers prend appui sur la région frontale, la seconde vers l'angle du maxillaire inférieur, dernier point où se trouve ainsi comprimé le cordon nerveux à son point d'émergence, traumatisme qui donne lieu au symptôme signalé.

Toutes les fois que l'on constate l'empreinte de l'une des cuillers sur le bord et vers l'angle du maxillaire inférieur, voire même au-dessous du lobule de l'oreille, on peut sûrement en conclure *a posteriori*, que, *à un moment donné*, la tête a été saisie en présentation pariétale postérieure.

Je dois faire observer que cette position hybride peut, par exception, être la conséquence du mode particulier de préhension du rétroceps. En pareils cas les cuillers ont dû opérer l'abaissement prématuré du segment postérieur de la tête. La cause de cet engagement irrégulier de l'organe me semble devoir être attribuée à une amplitude trop grande de l'excavation, coïncidant avec une constriction cervicale plus ou moins prononcée, ou à une aridité défavorable des surfaces de glissement.

Il est encore un autre signe, également *a posteriori*, qui traduit quelquefois la nature de l'une ou de l'autre présentation primitive. Je veux parler de la bosse séro-sanguine, que l'on peut relever sur la région pariétale engagée. Ce signe, toutefois, n'est pas constant, et ne se produit que lorsque la compression a été assez énergique et prolongée pour mettre un obstacle sérieux au cours des liquides en circulation. Lorsque les contractions utérines ont été très-énergiques, en même temps qu'insuffisantes pour forcer l'obstacle qui retient la tête, on constate même parfois une déformation de la voûte crânienne, une proéminence plus ou moins prononcée de la partie engagée. Je me propose de relater bientôt un cas de cette nature, fait d'autant plus remarquable qu'il a été observé chez une multipare, présentant un vaste bassin. (Obs. I).

Le diagnostic des présentations pariétales est loin d'être toujours facile, faute de pouvoir relever les points de repère indispensables. J'ai pu, encore une fois, m'en convaincre dans un cas récent, qui fera l'objet de ma troisième observation. Il y a plus, il peut arriver que la précision de cet examen soit impossible même pour les maîtres. On en verra plus loin un exemple.

Quant à moi, j'avoue que je me préoccupe rarement de ce point de détail. Avec les instruments symétriques, la détermination exacte de la position de la tête est de rigueur, sous peine de compromettre tout le succès de l'opération par de fausses manœuvres ; mais lorsque l'on fait usage du rétroceps, ces précautions ne sont que par exception indispensables. Cet instrument, en effet, se charge seul du soin d'opérer la réduction de la tête, ou de l'entraîner quand même. Pour ce motif, j'ai pour habitude de m'en remettre presque entièrement à lui d'un tel soin, et ce n'est que par exception que je m'attache à poser un diagnostic précis *in utero*. Mais je le proclame bien haut, c'est là une pratique mauvaise, que j'engage mes confrères à ne point imiter. En raisonnant davantage, il est de la dernière évidence que l'on ne peut qu'arriver à mieux faire. Dans les cas de la dernière catégorie qui nous occupent, par exemple, pour vaincre la résistance et opérer la réduction de la tête, il devient parfois nécessaire de déployer une grande énergie musculaire. C'est qu'alors l'instrument est mal placé ; partant, les tractions sont peu méthodiques. On arrive au but, il est vrai, mais, je le répète, avec beaucoup plus de peine que si l'on procédait d'une façon plus rationnelle.

Dans de telles conditions, au lieu d'opérer *a retro*, c'est-à-dire dans l'aire postérieur du bassin, il serait plus convenable d'utiliser l'instrument à l'instar du levier antérieur, et de placer ses cuillers entre la tête et le pubis, la femme étant au préalable placée dans l'attitude ventrale, sur les genoux et les coudes. C'est là, du reste (soit dit d'une manière générale), une ligne de conduite trop peu suivie en obstétrique, que je conseille à mes confrères, et que, dans l'espèce, je suivrai moi-même à l'avenir, si l'occasion m'en est donnée.

Mais arrivons aux faits. J'en choisirai trois parmi ceux que je possède, se rapportant, l'un à la première, les deux autres à la seconde des catégories que j'ai admises. Six autres cas m'ont été fournis par le Dr Lory. Ces derniers me semblent tous se rattacher à la première variété. Toujours est-il qu'ils ne paraissent pas avoir donné lieu à de grandes difficultés opératoires. Je me bornerai à rappeler sommairement un de ces faits.

Une autre observation très-intéressante, se rapportant à un engagement du pariétal postérieur, m'a été communiquée par le Dr Thierry-Mieg. Je me verrai contraint, à mon grand regret, de m'en tenir à un court extrait.

Obs. I. — *Présentation du pariétal antérieur. — Singulière facilité de l'extraction de la tête au moyen du rétroceps.*

Le 8 octobre 1867, j'étais appelé à quatre lieues de Fresnay, pour assister, *dans sa cinquième couche*, la femme Leroux, *en mal d'enfant depuis trois fois vingt-quatre heures*. Les couches précédentes avaient été rapides et heureuses. Il devait donc s'agir de conditions défavorables, venant du côté du produit de la conception.

En pratiquant le toucher, je trouvai, engagée au détroit supérieur, une partie fœtale molasse, qui me fit croire tout d'abord à une présentation de l'épaule. Pour éclairer mon diagnostic, je pinçai entre l'index et le pouce le tégument cutané, à l'effet de constater la présence ou l'absence des cheveux. Cette expérience fut décisive : il s'agissait bien d'un engagement de la voûte crânienne. Par une exploration plus attentive, je ne tardai pas à reconnaître l'extrémité d'une suture, sans pouvoir, d'ailleurs, préciser laquelle. L'empâtement des parties ne pouvait donc provenir que d'une congestion séro-sanguine, en rapport avec la grande prolongation du travail de la parturition, occasionnée elle-même, suivant toute vraisemblance, par un engagement défectueux de l'organe.

Sur la partie droite de la tête de l'enfant je constatai la présence d'une main. Comme dernier renseignement, je perçus très-distinctement les bruits fœtaux dans le flanc gauche de la mère. Il s'agissait donc d'une présentation OIG plus ou moins irrégulière.

Je me préoccupai fort peu de préciser avec plus de soin la nature de l'engagement céphalique, tant j'avais confiance dans le jeu de mon instrument pour opérer, s'il y avait lieu, la réduction de l'organe.

Je laissai la patiente étendue naturellement sur sa couche, me contentant de lui faire écarter les cuisses et de relever le siége au moyen d'une ballière. Me tenant moi-même debout au bord du lit, à droite de la femme, je me mis en demeure d'effectuer l'intromission de mes deux cuillers, qui allèrent comme spontanément, et en un clin d'œil, se placer en arrière de la tête. Les deux leviers articulés sur leur poignée commune, je saisis cette dernière au moyen de deux doigts, et j'opérai de légères tractions, espérant que, eu égard à l'amplitude du bassin, il me suffirait de quelques faibles efforts pour entraîner la tête.

Mais, depuis vingt-quatre heures, les contractions utérines faisaient complétement défaut, après avoir été pendant près de deux jours très-énergiques. Je m'aperçus aussitôt que je ne pouvais plus compter sur le réveil artificiel des douleurs, et je prévis que j'allais avoir à lutter contre un sérieux obstacle. Avant, toutefois, d'en venir aux grands moyens, je résolus de tenter une petite manœuvre qui m'a souvent réussi.

Convaincu par le siége des bruits fœtaux que l'occiput devait se trouver dans l'aire gauche du bassin, je pensai qu'il serait bon d'essayer la conversion occipito-pubienne de l'organe. Saisissant donc le manche à pleine main droite, je combinai un double mouvement d'abaissement d'arrière en avant, et de rotation de gauche à droite par rapport à la mère. Cette tentative eut le plus heureux résultat, et, presque sans effort, la tête descendit sur le plancher périnéal.

Le reste du travail ne me demanda que quelques instants, et ne présenta rien de particulier.

L'enfant vint au monde tout souillé de méconium, et, en apparence, entièrement privé de vie. Par mes soins empressés, que je lui prodiguai pendant une heure, j'espérai un moment conserver cette jeune existence. Par malheur mes peines furent infructueuses, et cet enfant s'éteignit enfin entre mes mains.

Pour le dire en passant, je pus, durant cette lueur de vie, noter une paralysie peu prononcée du facial gauche.

Après l'extraction du produit, mon premier soin fut d'examiner la tête. Une congestion séro-sanguine notable avait pour siége la partie supérieure et postérieure du pariétal droit, portion de l'organe qui affectait une proéminence très-marquée et irréductible, sans aucune mobilité entre les pièces osseuses. D'ailleurs, pas la moindre trace de fracture. L'action des cuillers avait été tellement inoffensive, qu'elle ne se traduisait que par un léger sillon ecchymotique, correspondant à la région moyenne droite du frontal. Une marque, à peine visible, était imprimée au-dessous du lobule de l'oreille gauche.

La déformation signalée avait été manifestement le résultat de l'engagement vicieux de la tête, et de la prolongation excessive du travail. Il est manifeste que la compression prolongée de la pulpe cérébrale avait été la seule cause de la mort.

De l'examen des divers stigmates relevés sur la tête, on peut conclure, *a posteriori*, qu'il s'est agi, dans l'espèce, d'un engagement primitif du pariétal antérieur, converti, par une réduction exagérée, en un engagement, d'ailleurs très-transitoire, du pariétal postérieur.

Quant au signe fallacieux fourni par l'auscultation, laquelle m'avait fait espérer l'extraction d'un enfant vivant, il n'est qu'un moyen d'en fournir l'explication. Le cœur, chacun le sait, est le *primum vivens* et l'*ultimum moriens*. Les contractions de cet organe peuvent encore être perçues, alors que le principe animateur a quitté depuis quelques instants notre frêle organisme. J'en ai pu un jour acquérir moi-même la preuve la plus frappante. Si l'on tient compte de la rapidité suivant laquelle a été opérée l'extraction de l'enfant, et de la si faible compression qu'ont pu effectuer sur la tête les becs de mon instrument, il est manifeste que la mort a eu lieu *in utéro*, opinion encore étayée, du reste, par l'évacuation du méconium.

Il est pour moi manifeste que, s'il m'avait été donné d'intervenir une ou deux heures plus tôt, j'eusse eu la satisfaction de sauver les jours de cette nouvelle victime de l'incurie et de la temporisation.

Obs. II. — *Engagement du pariétal postérieur. — Extraction assez laborieuse de la tête au moyen du rétroceps. — Paralysie de courte durée du facial.*

14 Décembre 1866. — Femme Gérard, primipare, habitant à trois lieues de Fresnay. Invasion du travail, quarante-huit heures. Tête au détroit supérieur. Une suture, très-circonscrite, est seule accessible, dans l'aire gauche du bassin. Je suppose *a posteriori* qu'il s'est agi du bord supérieur gauche de l'occipital.

Selon mon habitude, fort mauvaise en soi, je l'avoue, je pris le parti d'agir, sauf à raisonner ensuite. Les battements fœtaux se percevaient très-retentissants dans le flanc G. C'était donc une OIG quelconque, avec engagement probable du pariétal gauche.

Nonobstant l'élévation de la tête, et sans me préoccuper de son défaut de réduction, je procédai au placement de mes cuillers, sans déranger la femme de son lit, me contentant de lui faire écarter les cuisses. Les leviers articulés, je saisis le manche à pleine main, et effectuai quelques tractions avec une force progressivement croissante. La descente de la tête s'effectuait lentement, la résistance à vaincre étant considérable. Je songeais à la nécessité de placer la patiente en travers du lit, afin d'être à même de déployer une plus grande énergie musculaire, lorsque l'idée me vint de me procurer, sans me déranger, un bon point d'appui. J'aime peu les scènes à grand effet. C'est pour ce motif que je n'ai recours à la position classique que lorsque je ne puis m'en dispenser. Cette fois donc, je me posai à droite de la patiente, sur le bord correspondant de son lit, croisant ma jambe droite sur sa jambe homonyme. Je saisis alors à pleine main droite le manche de mon rétroceps, prenant, durant mes tractions, appui de mon pied gauche arc-bouté contre les mains que me tendit, à hauteur de poitrine, un vigoureux campagnard. Pendant cette manœuvre, la main gauche fut utilisée pour décoiffer la tête, jusqu'au moment où le col pût être franchi.

Voulant m'efforcer de réduire la tête en occipito-pubienne, je pratiquai deux tractions en imprimant à mes cuillers un mouvement de rotation d'arrière en avant et de gauche à droite par rapport à la femme. En effet, lorsque cette réduction fut opérée, ma cuiller gauche vint se placer derrière la portion gauche de l'arcade pubienne, la droite correspondant au raphé médian périnéal.

L'instrument tenait bon; je jugeai inutile de rectifier la position des cuillers.

Arrivé au moment du dégagement, en vue d'éviter un déploiement de force inutile et même dangereux, je descendis du lit, et repris ma position primitive.

L'extraction de la tête, dégagée en position occipito-pubienne, ne présenta rien de particulier, et s'effectua sans la moindre déchirure de la fourchette ; accident qui, je ne saurais trop le répéter, ne se produit que lorsque les tractions sont opérées trop brusquement et sans les ménagements nécessaires.

Le dégagement des épaules fut difficile, et j'en trouvai la raison dans l'enroulement du cordon autour du corps et de la cuisse gauche de l'enfant. Aussi ce dernier vint-il au monde dans un état alarmant d'asphyxie, dont j'eus quelque peine à triompher.

Je remarquai aussitôt une paralysie du facial gauche, dont je trouvai la raison en relevant l'empreinte des cuillers. Un stigmate fort léger était imprimé en arrière de l'angle du maxillaire inférieur gauche. La seconde empreinte, également presque insignifiante, correspondait au milieu du front.

Au bout de vingt-quatre heures, toute trace de paralysie avait disparu.

Il ne m'a fallu qu'une demi-heure pour mener à bien cet accouchement qui, en somme, a exigé de moi peu d'efforts, ayant pu me contenter d'une seule main pour opérer mes tractions.

Comme on le voit, le rétroceps s'accommode de toutes les positions. On a vu que j'ai pris, dans le présent cas, un point d'appui en arc-boutant un de mes pieds contre les mains d'un aide. En une circonstance épineuse, le Dr Damoizeau arc-bouta ses genoux contre ceux de la malade, improvisant ainsi un nouveau parallélogramme des forces. (Voir p. 130.)

Le Dr Ch. Duval, pour opérer des tractions plus énergiques à deux, fit passer sur le manche de son instrument le plein d'une serviette, et en confia chacun des chefs à un aide vigoureux. (Voir p. 185.)

Cet instrument peut aussi être utilisé en tant que levier intermobile. Plusieurs fois déjà le Dr Phélippeaux (1) a employé ainsi les branches de l'instrument sans les articuler, et à la manière de la spatule Belge.

Le rétroceps, on le voit, se prête à tout, et la formule de son emploi est d'une rare simplicité, puisqu'elle se réduit à cette donnée élémentaire : « Les cuillers tiennent ? Tirez, tirez toujours dans le sens, quel qu'il soit, de la résistance ; prenez tel point d'appui que vous jugerez convenable. » Aux infirmes, je dirai : « Tirez, sans trop vous préoccuper de la véritable position de la tête. L'instrument saura bien suppléer à la science qui vous fait défaut. » Aux forts, je tiendrai un autre langage, et je m'exprimerai ainsi : « Si les faibles savent tirer un si bon parti du rétroceps, quels services ne vous rendra-t-il pas, à vous qui êtes en état de raisonner vos manœuvres ? » Ainsi, dans les cas de la nature de celui qui précède, et qui comportent la dépense d'une certaine énergie musculaire, alors que l'on procède suivant le mode habituel, il est pour moi certain qu'en procédant avec méthode, il deviendrait possible de réduire la tête avec une extrême facilité, en ne faisant usage que de quelques doigts.

Le troisième fait qui m'est propre est plus récent, puisqu'il date du 11 février 1873. Le voici en substance.

(1) Voir la brochure ayant pour titre *la Vérité sur le rétroceps.*

Obs. III. — *Engagement du pariétal postérieur, chez une primipare. — Application du rétroceps. — Extraction d'un enfant volumineux après une demi-heure de tractions assez énergiques.*

Tête au haut de l'excavation. Aucune suture n'est accessible, bien que l'ouverture du col mesure de 0,04 à 0,05 ; partant, diagnostic digital impossible. Battements fœtaux dans le flanc gauche, donc OIG quelconque. Application facile du rétroceps ; tractions de plus en plus énergiques à deux mains, la femme étant étendue sur une chaise renversée, moi-même me tenant assis sur un petit siége, en regard des organes sexuels. Deux sutures deviennent enfin accessibles, l'une transversale en arrière et à droite de la symphyse pubienne (sut. sagittale), la seconde, oblique de haut en bas et de gauche à droite par rapport à l'accoucheur, à gauche de cette même symphyse (bord supérieur gauche de l'occipital). Après une demi-heure d'efforts, extraction d'un gros garçon bien vivant. La cuiller de la basculante a embrassé la région auriculaire droite ; le pavillon de l'oreille est encore violacé. Celle de la pivotante a pris appui sur la partie moyenne du front et sur la racine du nez.

La tête était d'un volume à peu près normal, mais exagéré par rapport au bassin peu développé de la mère. La véritable cause de la dystocie a tenu à un engagement défectueux de l'organe et à l'aridité des surfaces de glissement.

Le rétroceps a eu assez facilement raison, quand même, de cette mauvaise présentation. Il est fort à croire que le forceps croisé en aurait beaucoup plus mal aisément triomphé, car les tractions, forcément dirigées dans un sens vicieux, eussent eu pour effet d'exagérer encore une situation défectueuse, dont il n'eût été possible de faire justice que par un grand déploiement de force.

Rationnellement parlant, de tels cas comporteraient l'emploi du rétroceps d'une façon particulière, c'est-à-dire en tant que levier antérieur.

Je le répète, je ne l'ai jamais utilisé suivant un tel mode. Je crois *a priori* que cette application serait d'autant plus facile que la nature prévoyante a ménagé, en arrière du pubis, un espace libre correspondant à la vessie. Cet organe, préalablement évacué, s'il y avait lieu, il est à croire que les cuillers du rétroceps pourraient y trouver place. Ce mode opératoire comporterait, il y a tout lieu de le croire, un très-faible déploiement de force. Il est plus que probable qu'il suffirait même de faire usage d'une seule cuiller pour opérer la réduction de la tête. Cette dernière, une fois ramenée à des conditions normales, il conviendrait de retirer l'instrument pour l'appliquer ensuite *a retro*, la malade, cela va de soi, au préalable replacée dans l'attitude dorsale.

En somme donc, pour procéder avec méthode, telle serait la ligne de conduite à suivre dans un cas de présentation pariétale postérieure *bien constatée*. Je souligne ce mot à dessein, car un diagnostic précis est loin d'être toujours facile.

On pourrait tout d'abord essayer d'une application normale du rétroceps, qui réussit souvent, sans de trop grands efforts, ainsi qu'on a pu s'en convaincre, par la lecture des deux observations qui précèdent. Si l'on avait à lutter contre de trop grands obstacles, il faudrait placer la femme dans l'attitude ventrale (*more ferarum*) et utiliser le rétroceps en tant qu'antéroceps. Si cette tentative n'aboutissait pas à un résultat satisfaisant, il conviendrait de recourir au levier Hollandais dont l'emploi, dans l'espèce, pourrait être plus facile, en raison de la faible courbure sur le plat de la cuiller, qui ne présente, en outre, aucun cintre sur le champ.

Faisons maintenant une courte excursion dans le domaine de la pratique de quelques confrères.

Obs. IV. — *Présentation du pariétal droit. — Extraction très-rapidement effectuée au moyen du rétroceps.*

Je reproduis textuellement l'observation suivante, telle que le Dr Lory a bien voulu me la transmettre :

« Invasion du travail, dix-huit heures. Dilatation à peu près complète depuis quatre à cinq heures. Tête à peine engagée dans l'excavation. Pour ces motifs la sage-femme fit réclamer mon intervention. Je constatai une présentation du pariétal droit. Application immédiate est faite du rétroceps. Accouchement en huit à dix minutes. » (Lettre du 1er août 1868.)

L'observation suivante, dont je relève les principales circonstances dans la relation détaillée qu'a bien voulu m'adresser le Dr Thierry-Mieg, présente un grand intérêt. Je dois attirer l'attention sur l'attitude de la malade. Le premier, à ma connaissance, l'habile accoucheur de Paris a eu l'idée, durant le cours des tractions, de faire affecter à la parturiente une position particulière : l'attitude dite Anglaise. A mon grand regret, je dois me borner à donner une sommaire analyse du travail du Dr Thierry-Mieg, qui ne compte pas moins de onze grandes pages.

Obs. V. — *Engagement du pariétal postérieur. — Obstacle considérable à l'entraînement de la tête. — Attitude latérale de la malade. — Le rétroceps reste en place pendant quatre heures et un quart.—Excellents résultats, tant pour la mère que pour l'enfant.*

Mme P..., primipare, âgée de 31 ans. Etat névrosique très-accentué. Premières douleurs le 3 mars 1869 à neuf heures du matin. A neuf heures du soir, dilatation de l'orifice cervical de trois à quatre centimètres. Ethérisation. — A dix heures un quart suspension de l'anesthésie. Cris perçants de la malade. Reprise de l'éthérisation au moment des douleurs, durant tout le cours du travail. A onze heures un quart dilatation 0,04.

Rupture de la poche des eaux. A une heure du matin, même condition du col ; application du rétroceps, sans déranger la malade de son lit. Après une heure de tractions, la tête s'est abaissée de 0,02. Au bout d'une nouvelle heure, abaissement de deux autres centimètres. Le siége était toujours sur un coussin. Mais après chaque effort, la malade glissait, et il fallait la remonter. Privé d'aides nécessaires, ce fut naturellement que le Dr Thierry-Mieg se vit amené à faire coucher Mme P.... sur le côté gauche, dans l'attitude Anglaise, qui lui permit d'effectuer les tractions. Au bout d'une heure et demie d'efforts, le rétroceps était descendu de 0,06. A bout de force, le Dr Thierry-Mieg fait appeler à son aide le Dr T..., qui arrive à cinq heures du matin. Grâce à des bras reposés, la tête était heureusement énucléée après vingt minutes d'efforts bien combinés. *La durée totale de l'application du rétroceps avait été de quatre heures et un quart.*

L'enfant était plein de vie ; la mère s'est promptement rétablie.

Le Dr Thierry-Mieg a joint à son travail une planche qui donne parfaitement l'explication de ce cas de dystocie. Il a dessiné la tête, en assignant leur place aux cuillers, suivant les empreintes qu'il a aussitôt relevées sur cet organe.

L'une des cuillers a pris appui sur la région pariéto-coronale gauche, la seconde a embrassé dans sa fenêtre le lobule de l'oreille et l'angle maxillaire gauche. Il s'agissait donc, ainsi que dans ma seconde observation, d'un engagement du pariétal postérieur.

Il est permis de supposer que le rétroceps appliqué, dans ce cas encore, en tant *qu'antéroceps*, eût procuré à l'habile accoucheur un succès moins chèrement acheté. Mais on ne songe pas à tout, et l'on pense d'autant moins à utiliser de cette façon l'instrument que, eu égard à l'incertitude du diagnostic digital, on est plus naturellement porté à croire à un rétrécissement du bassin, qu'à une position anormale de la tête. Partant de là, la solution de l'accouchement semble se réduire à une question de temps et de force musculaire!......

2° PRÉSENTATION DE L'OREILLE.

Je ne possède que deux faits de cette nature :

L'un m'a été communiqué par le Dr Lemariey, de Pont-Audemer. Le second est consigné dans le mémoire du Dr Lory, auquel j'ai fait ci-dessus un long emprunt, à propos des rétrécissements du détroit supérieur.

Voici l'observation du Dr Lemariey. Je transcris littéralement le passage de sa lettre qui s'y rapporte.

Obs. I. — *Présentation de l'oreille gauche. — Extraction, au moyen du rétroceps, de la tête, saisie au moyen de deux doigts.*

« *Antécédents.* Au mois d'avril 1863, j'accouchais une de mes clientes, primipare bien constituée et au bassin large en apparence. L'enfant se présentait par l'oreille. Connaissant par expérience les difficultés de l'emploi du forceps dans les positions irrégulières de la tête, je tentai plusieurs fois l'emploi du levier, qui ne me procura aucun bon résultat. Après vingt-quatre heures d'attente et d'inquiétude, je fis avec beaucoup de peine une application du forceps, au moyen duquel j'amenai un enfant vivant.

« *Deuxième accouchement.* En décembre 1866, ma cliente était, pour la deuxième fois, en mal d'enfant. Il s'agissait encore une fois d'une présentation de l'oreille gauche, le dos de l'enfant tourné en arrière. Au bout de douze heures, je me décidai à intervenir au moyen du rétroceps. Ce ne fut qu'en tremblant, je l'avoue, que je m'armai de cet instrument, dont je faisais usage pour la première fois. Le cas, assurément, me paraissait mal choisi pour faire mon apprentissage. J'eus assez de mal à placer mes cuillers, ce que j'attribue surtout à mon inexpérience dans la manœuvre de ce nouvel engin. Les

15

cuillers en place et articulées, *il me suffit de quelques tractions, effectuées avec deux doïgts*, pour mener à bien un accouchement qui me donnait déjà de grandes inquiétudes. Je n'ai pas besoin de dire que, comme moi, la mère fut beaucoup plus satisfaite du second accouchement que du premier, et que, depuis lors, elle recommande à tout le monde mon nouvel instrument. (Lettre du 2 octobre 1867.)

Ce fait, emprunté à la pratique d'un habile accoucheur, plaide assez victorieusement la cause du rétroceps, dont l'efficacité est réellement merveilleuse dans toutes les positions irrégulières de la tête. On en verra de nombreuses preuves dans le chapitre suivant.

OBS. II. — *Grossesse gémellaire. — Présentation de l'oreille. — Application heureuse du rétroceps. — Extraction non moins facile du second enfant, à l'aide de cet instrument.*

La seconde observation, recueillie par le Dr Lory, se trouve consignée dans le compte-rendu de la société des médecins de l'Orne, pages 47 et 48. Je reproduis textuellement les paroles de mon distingué confrère.

« Le 27 décembre 1867, on m'appela en toute hâte auprès de Mme T..., de la commune de la Sauvagère.

» La sage-femme qui l'assistait était effrayée de voir le travail ne faire aucun progrès depuis quatre à cinq heures, malgré de très-fortes douleurs.

» Par le toucher vaginal, je distinguai immédiatement l'oreille droite : j'étais fixé sur la position de la tête qui s'engageait à peine dans l'excavation, et qui restait comme enclavée à cette place depuis cinq ou six heures.

» La poche des eaux était rompue depuis plus de sept heures.

» Craignant justement pour la vie de l'enfant, je décidai de suite l'emploi du rétroceps.

» Au bout de dix minutes à peine, j'avais obtenu un enfant viable et bien portant. Je m'aperçus alors que cet enfant n'était pas seul, et, quelques instants après, j'en amenai un deuxième aussi facilement que j'avais extrait le premier.

» Cet important succès peut se passer de commentaires et il n'est pas besoin de se demander si, avec le forceps, on aurait obtenu un pareil résulat.

» En effet ; d'après les préceptes, la conversion de la position inclinée s'opère d'ordinaire spontanément ; mais si cinq à six heures après l'écoulement du liquide amniotique, la tête conserve encore sa position primitive, suivant laquelle le mouvement de descente ne peut s'exécuter, il faut alors opérer le redressement artificiel, soit avec la main, soit avec le levier, ou mieux encore, suivant Cazeaux, avec le forceps, à l'aide duquel on termine immédiatement l'accouchement. D'après le même auteur, on ne réussit pas toujours à saisir convenablement la tête et à l'entraîner dans l'excavation.

» Aussi, préfère-t-il tenter tout de suite la version, lorsque l'utérus est peu rétracté et contient encore une certaine quantité de liquide.

» Mais cette manœuvre, dans l'espèce, alors que les eaux étaient écoulées depuis sept à huit heures et qu'un autre enfant restait dans l'utérus, c'était la mort inévitable pour le premier enfant et peut-être pour le second. »

Dans ces graves conditions de dystocie, l'emploi du forceps symétrique est tellement difficile, qu'il exige une habileté consommée, qui est loin d'être l'attribut du plus grand nombre.

On trouve dans le numéro du 2 juin 1866 de la *Gazette des Hôpitaux* une observation empruntée à la pratique du professeur Verrier, qui fait ressortir toutes les difficultés en rapport avec ce mode vicieux de présentation. *Le diagnostic de la présentation ne pût être posé, par deux accoucheurs émérites, qu'après l'extraction de la tête.* Doutant de ses propres forces, dans un cas véritablement hérissé d'écueils, l'habile professeur jugea bon de s'adjoindre un confrère, l'éminent docteur Mattei. Ce dernier, *sans prononcer sur la position, si ce n'est qu'il écartait l'hypothèse d'une présentation de la face*, parvint, avec l'adresse dont il a donné tant de preuves, à introduire les deux branches de son léniceps *sur les côtés du bassin*. Puis, s'aidant des contractions, il réussit à engager la tête du fœtus *avec de grands efforts*. L'accouchement se termina par la naissance d'un enfant vivant.

« Il nous fut facile alors, ajoute M. Verrier, de voir la position. Une tumeur séro-sanguine existait sur la partie inférieure du pariétal gauche, et *la branche gauche du léniceps avait profondément entamé le derme du cou fœtal, plusieurs centimètres au-dessous du lobule de l'oreille gauche*, malgré la précaution prise par l'opérateur de garnir les cuillers de l'instrument d'un fourreau en caoutchouc. »

Cette opération fait le plus grand honneur au professeur Mattei ; mais il suffit de tenir compte de l'impression des cuillers pour se convaincre qu'il ne faut rien moins que l'habileté consommée d'un maître pour triompher d'une aussi grave condition tocologique, à l'aide d'un instrument symétrique. Or, de tels cas sont susceptibles de se présenter journellement dans la pratique, et en des lieux où il est impossible de compter sur l'assistance d'un accoucheur de premier ordre.

Aussi, que de catastrophes n'a-t-on point chaque année à enregistrer, par suite des difficultés insurmontables que présente, pour le plus grand nombre, la manœuvre des instruments jusqu'ici employés ! Encore une fois, l'emploi du rétroceps permet, le plus souvent, d'éviter de tels malheurs. Non seulement, en effet, entre les mains des faibles il constitue un précieux agent de salut, mais encore il permet d'intervenir aisément dès le début du travail, alors que le col, insuffisamment dilaté, rend impossible l'application de tout instrument symétrique. Pour ne parler que du fait de M. Mattei, il est probable que l'emploi du rétroceps, utilisé plus tôt, eût permis de sauver les jours de la mère, emportée trois jours après l'accouchement, c'est-à-dire quatre jours après l'invasion du travail, par le développement d'une péritonite, survenue sous l'influence de ce travail pathologique. Grâce à la grande habileté de l'opérateur, l'enfant, du moins, a été arraché à une mort assurée. Mais, encore une fois, sans cette intervention d'un maître de l'art, il est hors de doute que l'on eût eu à enregistrer une double catastrophe.

Je le répète, dans ces conjonctures relativement si graves, le rétroceps devient, entre les mains les moins expérimentées, une arme aussi inoffensive que sûre dans ses effets. Si tous les faits énumérés dans le cours de ce travail, ainsi que ceux que de nombreux confrères ont consignés dans les divers organes de la presse médicale, si, dis-je, tous ces faits sont encore insuffisants pour témoigner de la supériorité des vertus du rétroceps, ceux que je me propose de relater dans le chapitre suivant achèveront, je l'espère, de porter la conviction dans les esprits.

3° PRÉSENTATION DE LA FACE.

Les présentations de la face sont, à juste titre, considérées comme des plus graves, entre tous les cas de dystocie. Par bonheur, l'accoucheur se trouve assez rarement en présence de semblables difficultés. D'après Stoltz, en effet, cet état de déflexion exagérée de la tête ne se présente qu'une fois sur quatre-vingt-quinze accouchements. Moi-même, dans une carrière d'accoucheur assez bien remplie, je n'ai rencontré que quatre fois en vingt-deux années un tel écueil, si justement redouté des praticiens même les plus habiles.

Quelles sont les ressources que l'*alma mater* met à notre disposition pour triompher de ces conditions si épineuses ? Elle nous conseille de tenter tout d'abord de pratiquer la réduction céphalique. En cas d'insuccès, on doit recourir à la version, au forceps ou au levier. Comme dernières ressources, enfin, viennent les pratiques barbares de la crâniotomie et de la céphalotripsie. Quelques mots seulement sur chacune de ces opérations, dont les résultats doivent être envisagés au double point de vue de l'enfant et de la mère :

1° *Réduction manuelle céphalique.* — Cette pratique est la plus aisée à mettre en œuvre : c'est elle aussi qui prend le mieux les intérêts des deux existences mises en cause. Il n'y a qu'un seul malheur : c'est qu'elle n'est que par exception exécutable, par cette raison surtout, selon mon avis, que l'organe chargé de l'effectuer n'est pas doué d'une force de préhension suffisante. Notons aussi que la partie en présentation a la plus grande tendance, une fois réduite, à reprendre sa position vicieuse.

2° *Version pelvienne.* — Cette opération prend souvent mieux les intérêts de l'accoucheur. Lorsque la main peut se frayer un passage suffisant, que l'utérus contient encore une certaine proportion de liquide amniotique, cette manœuvre est d'ordinaire prompte et facile. Mais il peut se faire que la tête soit trop fortement engagée dans l'excavation, que l'organe gestateur, énergiquement contracté, soit moulé en quelque sorte sur le produit de la conception. Alors la grande version devient impraticable ou pleine de dangers pour la mère. Parfois, enfin, l'accoucheur n'a évité un écueil que pour en rencontrer un autre. Je veux parler des difficultés extrêmes de l'extraction de la tête, restée seule dans l'excavation. Je lisais naguère dans une revue périodique (1) un cas de ce genre, dans lequel cet organe n'a pu être convenablement saisi par le forceps. La pauvre femme a succombé, sans qu'il ait été possible d'opérer la délivrance.

Reste à envisager la question au double point de vue de la mère et de l'enfant. Un simple relevé statistique va nous permettre d'élucider promptement une telle question.

Riecke a trouvé que, à la suite de la version pelvienne, la mortalité s'élevait à 1 sur 10, 4 pour ce qui a trait à la mère, et à 1 sur 1,28 pour ce qui concerne l'enfant. Cazeaux, (2) se rangeant à l'avis du respectable Capuron, reconnaît que, dans les cas difficiles, les deux tiers et même les trois quarts des

(1) *France médicale*, numéro du 23 mars 1870.
(2) *Traité d'accouchements*, p. 837.

enfants paient l'impôt fatal. Churchill, enfin, donne une mortalité de 1 sur 3 pour les enfants et de 1 sur 15 pour les mères.

Pour compléter ces données, rappelons enfin que, suivant Cazeaux, (1) dans les accouchements terminés au moyen du forceps (il n'est point ici tenu compte de la nature des présentations de la tête), la mortalité est de 1 sur 22 pour la mère, et de 1 sur 4,3 pour l'enfant.

On peut conclure de tout ce qui précède que la pratique de la version est d'ordinaire la plus facile ; mais l'on voit aussi combien elle peut être funeste au double point de vue de la mère et surtout de l'enfant. Seul donc, l'accoucheur y trouve mieux son compte ; car, à de rares exceptions près, et lorsqu'elle est exécutable, il est pour lui plus aisé de la mener à bien que de faire une application de forceps, qui, en pareil cas, devient souvent une arme impuissante entre les mains les plus expérimentées.

3° *Forceps.* — Pour tirer un bon parti de cet instrument dans les cas qui nous occupent, il faut être passé maître dans la pratique des accouchements. J'ai connu un vieux praticien, qui a exercé son art pendant un demi-siècle, avec le plus grand honneur. Or, il m'a fait l'aveu que, dans aucun cas de présentation de la face, il n'a pu être assez heureux pour mettre utilement en œuvre l'engin traditionnel. Lorsqu'il n'a pu effectuer la version, il s'est vu contraint de s'en remettre aux efforts de la nature ; la crâniotomie, enfin, a dû constituer pour lui la dernière ancre de salut. C'est dire assez quels ont pu être les résultats d'une telle pratique, dont les funestes effets ne sont évidemment imputables qu'à l'impuissance des ressources dont les modestes et peu habiles praticiens de la province peuvent encore disposer de nos jours.

Dans ces cas particuliers, la manœuvre des instruments symétriques est tellement difficile, que souvent elle devient inexécutable pour les praticiens de l'habileté la plus con-

(1) *Op. cit.*, p. 883.

sommée. Cazeaux (1) nous avoue, avec une bonne foi qui l'honore, que dans un cas semblable il ne lui a été possible de faire usage ni du forceps ni du levier. Dubois, appelé à son tour pour terminer cet accouchement, en a été réduit à recourir au céphalotribe, opération qu'il n'a pu conduire à bonne fin qu'avec une peine infinie.

Si des praticiens d'une telle valeur, le forceps en main, en sont réduits à l'impuissance, que doit-il donc en être de nous tous qui, par le fait, ne sommes que des accoucheurs de circonstance? On se souvient de ce que j'ai dit dans un autre chapitre, (2) sur les difficultés en rapport avec l'application oblique du forceps. Eh bien ! dans les cas qui nous occupent, nos maîtres nous enseignent qu'il convient de procéder *deux fois* à cette délicate opération, double manœuvre indispensable pour exécuter la réduction mento-pubienne. Or, combien en est-il parmi nous d'assez habiles pour placer l'une des cuillers du forceps entre l'arc pubien et la tête fœtale? Pour moi, j'avoue en toute humilité, que je n'ai jamais pu m'élever au delà de la méthode dite *Allemande*, et que les applications obliques ont de tout temps dépassé mes moyens.

Malheureusement, une telle incapacité est le propre d'un très-grand nombre. Combien de fois ne m'a-t-il pas été donné de la constater chez d'honorables confrères, qui m'ont fait l'honneur de réclamer mon assistance? Les feuilles périodiques, enfin, ne nous présentent-elles pas journellement des témoignages trop éloquents de l'impuissance de quiconque met en usage, en pareil cas, l'instrument traditionnel?

J'ai lu notamment, dans divers numéros de mars 1870 de la *France Médicale*, (3) un long article d'un praticien fort habile qui, sur sept cas de présentation vicieuse de la tête, a essayé quatre fois en vain, à plusieurs reprises, d'appliquer le forceps croisé. Cette impuissance se traduit, hélas ! par des chiffres qui n'ont besoin d'aucun commentaire : trois mères

(1) *Op. cit.*, p. 710.
(2) *Des positions diagonales de la tête.*
(3) *Parallèle du forceps et de la version*, etc., nos 13, 16, 17, etc., 1870.

ont payé le tribut fatal, une quatrième ne s'est rétablie qu'après une convalescence de trois mois ; quant aux enfants, *un seul a pu être extrait vivant par la pratique de la version* !

Mais admettons un instant que l'accoucheur soit assez habile pour tirer parti de son forceps symétrique. Quelles seront, pour l'enfant, les conséquences de ce mode de dégagement ? Il faut peu compter assurément sur la réduction céphalique instrumentale directe. La manœuvre sur laquelle on doit faire le plus de fond consiste au moyen du forceps, soit courbe, soit droit, à faire exécuter à la tête un mouvement de rotation assez étendu pour ramener le menton derrière le pubis. Cette opération est à ce point dangereuse, par suite de la torsion du cou, si brutalement effectuée au moyen d'un instrument qui, une fois mis en place, doit être utilisé sans délai, que l'existence de l'enfant est presque fatalement condamnée. Parfois même cette réduction est inexécutable. Sur cinq cas analogues, Smellie n'a pu l'effectuer qu'une seule fois.

En somme, les difficultés en rapport avec l'application du forceps dans les présentations de la face, surtout en mento-postérieure, sont telles, que Verrier (1) a pu prononcer ces paroles : « Si la mort était constatée avant l'opération, il vaudrait mieux faire la crâniotomie, et au besoin la céphalotripsie. » Ailleurs, il en est réduit à ce triste aveu : « *Nos maîtres*, dit-il, *ont réussi quelquefois*, dans ces conditions, *à amener des enfants vivants.* » Si nos maîtres n'ont que *quelquefois* le bonheur de sauver ces jeunes existences, que pourra-t-on donc attendre de praticiens tels que nous, qui sommes si peu rompus avec la manœuvre du moins maniable des instruments ?

4° *Levier.* — Parlerai-je de la spatule Belge ? Je la crois susceptible de rendre de signalés services dans les cas qui nous occupent. Mais je suis convaincu que cet instrument aussi est celui des *forts*. Entre les mains d'un accoucheur médiocre, il sera non moins impuissant que le forceps croisé.

(1) *Manuel de l'art des accouchements*, p. 439.

Du reste, ne l'a-t-on pas vu échouer entre les mains mêmes de Cazeaux ? (1)

5° *Crâniotomie.* — Nous voici donc réduits à cette *suprema lex !* Reste à savoir si cette terrible opération est toujours et pour tous accessible, et si, par elle, il est possible d'assurer au moins le salut de la mère.

J'aurai toute ma vie le fait suivant présent à la mémoire. Il s'agit du premier cas de présentation de la face qui se soit présenté dans ma pratique. C'était le 10 février 1860. A cette époque, le rétroceps était encore dans les limbes. Une sage-femme me fit demander à son aide, en même temps qu'un accoucheur très-distingué, qui fut mon maître en obstétricie, certifiant *qu'il y avait bien certainement de la besogne pour deux.* Nous constatâmes une présentation de la face, mento-iliaque droite transversale, en pleine excavation. Mon respectable confrère se mit aussitôt à l'œuvre. Il essaya d'abord d'appliquer le forceps, dont il faisait encore, à cette époque, usage avec une merveilleuse adresse. Impossible de placer même sa première branche. Il tenta alors de pratiquer la version. Il ne put parvenir à dépasser le promontoire. Ces manœuvres furent répétées par moi avec le même insuccès. Réduits à notre dernière ressource, nous eûmes recours à la crâniotomie. Mon digne confrère essaya, après avoir opéré la perforation du crâne, d'implanter dans l'orbite un crochet aigu. Malheureusement les forces ne tardèrent pas à lui faire défaut, et je me vis contraint de m'armer à mon tour des instruments. Ces tentatives superlativement laborieuses, et non sans danger pour la mère, ne durèrent pas moins d'une heure et demie. Je pus enfin arracher un enfant très-développé, dont nous déplorâmes moins le sort, en constatant qu'il était impropre à la vie extra-utérine. Il avait, à la région lombaire, un spina-bifida avec dénudation, d'une étendue de 6 centimètres sur 3.

J'ajouterai que la mère supporta plus heureusement cette

(1) *Op. cit.*, p. 710.

épreuve que son accoucheur. A quatre jours de date, je trouvai cette jeune femme dans le plus parfait état. Moi-même j'étais encore, à ce moment, à ce point courbaturé que la marche était très-pénible, et accompagnée de la claudication la plus prononcée.

Pour extraire l'enfant à la suite de la crâniotomie, il faut encore que l'accoucheur ait acquis une certaine expérience dans la pratique de l'art obstétrical. On verra plus loin un cas dans lequel un de mes confrères fut contraint d'avoir recours à mon assistance, ne pouvant rien faire de ses crochets.

Parfois aussi la crâniotomie se montre insuffisante, et il faut en dernier ressort recourir à l'emploi du céphalotribe. J'ai plus haut parlé du fait de Cazeaux, où il fallut toute l'habileté d'un Dubois, pour opérer le broiement, puis l'extraction de la tête fœtale.

Restent enfin les divers instruments de trépanation et d'évidement. C'est d'autant moins le lieu d'en parler ici qu'ils ne sauraient guère être utiles et inoffensifs qu'entre les mains des accoucheurs bien exercés. Or, je l'ai dit et répété à satiété, ce n'est pas aux maîtres de l'art que j'ai la prétention de donner des leçons.

Mais en voilà assez pour faire voir que, avec l'instrumentation classique, les présentations de la face sont assurément, entre toutes les positions vicieuses de la boîte osseuse, celles qui réservent à l'accoucheur la plus grande somme de tribulations. Ce sont aussi, par là même, celles qui, au point de vue des deux existences mises en cause, portent les plus funestes fruits.

Voilà où en était encore l'obstétrique, lorsque le rétroceps a fait son entrée dans la carrière. Voyons-le à l'œuvre, et examinons, sans parti pris, s'il est réellement digne de la faveur avec laquelle il a été accueilli par une foule de praticiens, séduits par la simplification extrême apportée par le nouvel instrument dans les manœuvres tocologiques.

J'ai moi-même appliqué quatre fois le rétroceps, dans autant de cas de présentation de la face. Je puis certifier que, entre tous les accouchements que j'ai effectués, ce sont ceux dont il s'agit qui, peut-être, m'ont occasionné le moins de peine. Je ne relaterai, avec quelques détails, que deux de ces observations ; l'une me permettra de démontrer la manœuvre de mon instrument, l'autre me mettra à même d'établir comparativement les difficultés de la mise en œuvre des instruments rivaux, et de faire ressortir les différences si capitales des résultats auxquels ils donnent lieu.

Puisant ensuite à pleines mains dans la pratique de mes confrères, suivant mon habitude, en vue surtout de prouver que le rétroceps n'est pas pour son seul inventeur un instrument d'une fidélité éprouvée, je déroulerai sous les yeux de mes lecteurs un certain nombre de faits qui mettront encore, et toujours, hors de doute la supériorité d'action du forceps asymétrique, dans les conditions même réputées à juste titre les plus épineuses. En raison de l'importance du sujet, je me propose de relater succinctement tous les faits de cette catégorie qui, jusqu'à ce jour, ont été portés à ma connaissance.

Pour terminer ce chapitre, il me suffira de quelques mots pour faire ressortir la différence des résultats fournis par le forceps croisé et par le rétroceps, au point de vue de l'accoucheur, de la mère et du produit de la conception.

OBS. I. — *Présentation de la face au détroit supérieur. Remarquable facilité de l'extraction de la tête au moyen du rétroceps.*

Le 28 juillet 1867 j'arrivais, vers les huit heures du soir, au village de Champoirier, distant de quatre lieues de Fresnay, auprès de la femme Corbeau, âgée de trente-deux ans. Le travail comptait déjà quatorze heures d'invasion. Nonobstant de fortes douleurs, l'état des choses était demeuré stationnaire. Aussi la matrone, qui avait assisté la malade dans une première couche promptement terminée, soupçonnant quelque chose d'anormal dans l'accouchement actuel, décida la famille à réclamer mon assistance.

Je constatai une présentation de la face en M I G T, au détroit supérieur.

Je me décidai à effectuer, sans plus tarder, une application de rétroceps. C'était la deuxième fois que j'allais affronter une difficulté qui, par le fait (je ne tardai pas à en acquérir encore une fois la preuve), n'est que relative. Dans l'éventualité de manœuvres dont rien ne me garantissait la facile exécution, je crus bon de faire affecter à la parturiante la position classique en travers du lit.

Comme la tête était arrêtée au détroit supérieur, je me proposai de tenter la réduction céphalique instrumentale. En conséquence, j'introduisis successivement en avant de la lèvre postérieure l'une et l'autre cuiller, qui prirent place avec la plus grande facilité en arrière de l'organe, dans l'aire postérieure du bassin. Le manche une fois articulé, je l'embrassai à pleine main droite, et opérai des tractions ménagées de haut en bas, et de droite à gauche, par rapport à la femme, en vue d'abaisser le sommet de la tête, et de convertir la présentation de la face en celle du sommet.

A la suite de ma seconde traction, j'explorai les parties, afin de constater l'effet produit. La tête avait été entraînée dans l'excavation ; mais nulle réduction n'avait été obtenue. Je ne pouvais donc plus compter que sur un dégagement mento-pubien.

Mes cuillers avaient cessé d'occuper sur l'organe une position favorable. Il fallait leur assurer de nouveau une bonne prise, sinon, à la première traction elles n'auraient pas manqué de revenir à vide. Le bassin me paraissant suffisamment ample, je ne pris même pas le soin de désarticuler mes leviers, et remontai doucement l'instrument tout d'une pièce, en arrière de la tête. Cette précaution prise, je recommençai mes tractions, que j'effectuai cette fois de haut en bas, directement (en un mot, dans le sens qui me donnait la meilleure prise), toujours au moyen d'une seule main, la gauche étant utilisée pour surveiller le jeu de mes cuillers, et suivre les mouvements imprimés à l'organe.

Deux fois je constatai une tendance au dérapement. Deux fois je remontai en bloc l'instrument en arrière et au-dessus de la tête. Bientôt il me fut donné de sentir d'abord, puis de voir de mes yeux l'organe rouler au-devant de mes cuillers. Au bout de quelques instants, le menton venait, à la lettre, spontanément se présenter en arrière du pubis. Quelques minutes plus tard, j'amenais au monde une fille vivace, dont la face, violette et fortement infiltrée, témoignait suffisamment de la véritable cause de la marche anormale du travail.

Les manœuvres de l'extraction de la tête, accomplies sans le moindre effort (il m'eût assurément suffi de deux doigts pour opérer mes tractions) et avec une seule main, ont été effectuées avec une rapidité vraiment merveilleuse, et en l'absence de toute contraction utérine.

Obs. II et III. — *Présentation de la face au détroit supérieur. Réduction céphalique et extraction très-faciles au moyen du rétroceps.*

Il est complétement inutile de reproduire ici ces deux observations, qui ne sont intéressantes qu'à un point de vue. Elles établissent la possibilité de réduire une présentation de la face en celle du vertex dans certains cas, d'ailleurs assez difficiles à déterminer à l'avance. Il y a peu lieu, du reste, de se préoccuper de ce point de détail. Il faut surtout compter sur la fidélité du rétroceps, qui se charge du soin de trouver pour l'organe la voie la plus facile.

Est-il besoin de faire remarquer ici que ces deux accouchements se sont terminés par la naissance d'autant d'enfants vivants ?

OBS. IV. — *Présentation de la face en pleine excavation. Tentatives impuissantes d'un confrère au moyen du forceps croisé et des crochets. Rapide terminaison du travail au moyen du rétroceps.*

Le 6 mai 1865, je fus appelé au village des Planches, à trois lieues de Fresnay, auprès de la femme Thébault, multipare. Un honorable confrère, M. le docteur Metivier, appelé avant moi, assisté d'une sage-femme diplômée, avait, à diverses reprises, essayé de mettre en œuvre son forceps. De guerre lasse, il avait jugé convenable d'opérer la perforation du crâne ; puis, il avait tenté d'entraîner la tête au moyen des crochets. Après deux heures de tentatives infructueuses, il se décida à faire appel à mon assistance.

Je constatai une présentation de la face mento-iliaque gauche en pleine excavation. La perforation du crâne avait eu lieu à la racine du nez.

J'introduisis sans la moindre difficulté mes deux cuillers, qui furent se placer littéralement d'elles-mêmes en arrière de la tête.

Les tiges articulées, j'opérai deux ou trois tractions à pleine main droite, et, en quelques secondes, j'obtenais la réduction mento-pubienne, puis le dégagement de la tête.

Encore un enfant qui eût dû la vie au rétroceps, si mon intervention eût été plus tôt réclamée !

Passons actuellement aux faits empruntés à la pratique de ceux de mes confrères qui ont bien voulu mettre à l'épreuve les vertus de mon instrument, et me communiquer les résultats de leurs propres expérimentations.

OBS. V ET VI. *Têtes au détroit supérieur. Bons effets du rétroceps. Enfants vivants.*

Ces deux observations, qui m'ont été communiquées par M. le Dr Lebreton, de Ballée (Mayenne), ont ceci de commun que, dans les deux cas, l'organe était situé au détroit supérieur. Ces accouchements ont eu la solution la plus heureuse. Comme ils ne présentent rien de saillant, je dois me borner à les enregistrer pour mémoire.

« Le rétroceps, m'écrit en terminant mon honorable confrère, a dû recevoir l'accueil sympathique qu'il mérite à si bon droit. Pour moi, je le regarde comme le meilleur engin obstétrical actuel. » (Lettre du 6 février 1868).

Obs. VII, VIII et IX. — Trois observations m'ont été communiquées par le Dr Devaux, de Colombières (Calvados). On en pourra trouver la relation détaillée dans le numéro 28, 1866, de l'*Abeille médicale*, ainsi que dans les numéros du 15 février 1868 et du 15 décembre 1872 du *Bulletin général de Thérapeutique*. Pour ne point abuser de la bienveillante attention de mes lecteurs, je me bornerai à relever, dans cet avant-dernier n°, les principales circonstances de l'un de ces accouchements.

Multipare ; couches antérieures heureuses ; rupture des eaux datant d'une heure et demie ; face un peu engagée sous l'arcade pubienne, et tellement tuméfiée, que ses parties molles donnent au toucher la même sensation que celle produite par les anses du cordon. Sommet de la tête fortement refoulé en arrière et en haut, un peu incliné à gauche.

La main ne put en rien aider à la progression de l'organe. Application du rétroceps ; terminaison facile et rapide du travail.

En date du 18 novembre 1867, M. Duvaux avait fait usage dix-neuf fois, toujours avec succès, du rétroceps. Il estimait que *deux enfants*, déjà, devaient la vie à l'emploi de cet instrument. Dans sa dernière lettre, datée du 28 février 1873, cet honorable confrère me signale quatre-vingt-dix applications du rétroceps. Il ne compte qu'un seul insuccès, tenant, de son propre aveu, à un défaut de persévérance.

Obs. X et XI. — Trois faits analogues m'ont été communiqués par M. le Dr Damoiseau, d'Alençon. Deux d'entre eux ont été consignés dans le numéro du 19 janvier 1868 de la *Tribune médicale.*

Dans l'un et l'autre cas, il s'agissait d'une présentation de la face en M I D P, au détroit supérieur. Après des efforts énergiques, une fois au bout d'une heure, la seconde fois après trois quarts d'heure, cet habile accoucheur a pu extraire pleins de vie, ces enfants en dégagement mento-pubien.

Cet honorable confrère fait remarquer que la manœuvre du rétroceps a été à ce point facile, qu'elle n'a exigé d'autre précaution que celle que l'on prend d'ordinaire pour pratiquer le simple toucher.

Le troisième fait, emprunté au docteur Damoiseau, a paru dans le compte-rendu de la séance du 10 août 1870 de l'Association médicale de l'Orne (p. 33). Comme cette observation n'a été publiée dans aucun recueil périodique, je vais la reproduire ici *in extenso.*

Obs. XII. — *Présentation de la face* (M I D P). *Application du rétroceps. Heureux effets de cet instrument.*

« Le 16 décembre dernier, écrit le Dr Damoiseau, je fus appelé à six heures du matin auprès de la femme X..., de Valframbert. Les eaux ont coulé en abondance depuis une heure. Il faut introduire la main tout entière pour atteindre avec l'index, une partie dure que je suppose être la tête. Après deux heures de douleurs violentes et répétées régulièrement, je finis par reconnaître une présentation de la face, en position MIDP. Mais à ce moment les douleurs cessent, et la malade est prise d'un découragement complet. Au bout d'une heure d'expectation, pendant laquelle les douleurs ne se réveillèrent pas, je prends le parti de chercher à venir en aide à la nature au moyen du rétroceps.

« *Cet instrument s'applique et s'articule avec sa facilité ordinaire, c'est-à-dire sans que la malade en souffre plus que du simple toucher.*

« La femme étant couchée sur le bord de sa couche, je l'engage à arc-bouter ses pieds contre la traverse du pied du lit qui me sert à moi-même de point d'appui, et toutes les deux ou trois minutes j'exerce des tractions dans le sens de la résistance, avec toute la vigueur de mes bras. Les douleurs spontanées ne tardent pas à se réveiller. Toutefois, à onze heures, après deux heures d'efforts, la tête n'était pas descendue d'une façon appréciable. Je me désespère, et j'envoie chercher le Dr Letailleur. En attendant, je continue mes tractions auxiliaires de chaque contraction utérine, et j'ai bientôt la satisfaction de voir approcher la face, si bien qu'à midi et demi je puis extraire un énorme enfant dont la face noirâtre est vraiment monstrueuse. *Une anse du cordon, très-serrée, a déterminé depuis quelques heures la strangulation.* C'est à une telle cause aussi qu'il convient de rapporter l'obstacle à la descente de la tête. La femme X... s'est rétablie très-promptement. Elle n'a pas été mécontente du rétroceps, car elle recommandait dernièrement à sa voisine, que j'assistais dans un accouchement spontané, de n'en avoir pas peur, « parce que, disait-elle, les *douleurs aidées* sont beaucoup moins pénibles que les autres. »

Obs. XIII. — *Présentation de la face. Echec du forceps croisé. Succès facile du rétroceps.*

Le fait dont il s'agit est emprunté à la pratique d'un habile confrère, bien connu par ses travaux sur le rétroceps. J'ai nommé, encore une fois, M. le Dr Ch. Duval, de Gournay-en-Bray. Je dois me borner à rappeler les principales circonstances de cet accouchement, relaté avec quelques détails dans le numéro de mars 1868 du *Journal de médecine et de chirurgie pratiques*, art. 7,509.

Secondipare. Tête dans l'excavation en MIDP. Douleurs fréquentes et énergiques. Un premier accoucheur essaie en vain de pratiquer la version. *Tentatives réitérées* et *complétement infructueuses au moyen du forceps croisé.* Appelé à son tour, M. Duval essaie vainement d'opérer les versions céphalique et pelvienne. Il se décide alors à essayer du rétroceps. *En moins d'un quart d'heure, le menton était, par son moyen, amené sous le pubis, et la tête en vue.* Le reste alla de soi, et bientôt après l'heureux accoucheur eut en mains un enfant à la face bouffie et noirâtre, mais plein de vie. « *Cet enfant,* ajoute en terminant M. Duval, *a évidemment dû la vie au rétroceps, puisqu'après l'échec de la version et du forceps, il n'y avait plus qu'à recourir à la crâniotomie.* »

Trois cas de cette nature ont été recueillis par M. le docteur Lambert, de Goetzenbruck (Moselle). Le premier a été publié dans le numéro du 15 mai 1867 du *Bulletin genéral du Thérapeutique.* Le second a fait l'objet d'une communication particulière. Le troisième a été relaté dans le n° du 23 décembre 1872 de l'*Abeille médicale.* Voici le sommaire exposé de ces trois faits.

Obs. XIV. — *Présentation de la face. Succès facile du rétroceps.*

Quatrième grossesse. Femme exténuée par des douleurs atroces et stériles. Présentation de la face, de nature inconnue, tant l'organe est gonflé, tant sont endoloris les organes maternels. *Application très-facile du rétroceps, extraction rapide, au moyen d'une seule main, d'un enfant vivant.*

« Voilà plus d'un an, écrivait alors mon honorable confrère, que je me sers du rétroceps. Treize fois il m'a rendu des services aussi grands que celui qui précède ; c'est pourquoi je voudrais le voir entre les mains de tous mes confrères. »

Jusqu'ici nous n'avons eu à consigner que des succès remarquablement faciles, obtenus à l'aide du rétroceps. Est-ce à dire pourtant que, dans tous les cas, cet instrument puisse se faire un jeu de ces conditions tocologiques, si justement redoutables pour quiconque ne peut disposer que des ressources classiques ? Toute règle, hélas ! peut avoir ses exceptions, et l'observation suivante, que l'impartialité me fait un devoir de rapporter, établit clairement que le rétrocepseur n'est pas toujours sur un lit de roses. Pour mettre mes lecteurs à même d'apprécier, en toute connaissance de cause, la valeur du fait en question, je ne puis mieux faire que de reproduire textuellement la lettre que M. le docteur Lambert m'a fait l'honneur de m'adresser, à ce sujet.

Obs. XV. — *Présentation de la face au détroit supérieur en* MIDP. — *Extraction, après une quatrième tentative d'application du rétroceps, d'un enfant mort, d'un volume monstrueux.*

« 19 avril 1867, sept heures du matin. Présentation de la face au détroit supérieur, en MIDP. J'applique le rétroceps, et je retourne la tête sans trop de difficulté ; mais pas l'ombre d'une douleur ! Je retire l'instrument, et j'attends l'effet de 5 grammes de seigle ergoté.

« Vers midi, la femme me prie de faire une nouvelle tentative, *n'ayant aucune douleur*. La tête est revenue à sa position primitive. Je la retourne de nouveau. Je fais des tractions d'abord légères, puis plus fortes. Rien !.... Alors le mari, impatient comme sa femme d'obtenir une fin, tire avec moi sur le rétroceps, et nous sentons une résistance vaincue. Moi, je cesse les tractions pour juger si la tête obéit, pendant que le paysan arrache l'instrument à vide. La tête n'avait pas bougé.

« Je revis la femme vers le soir, sans qu'il n'y eût rien de changé. Je renouvelai mes tentatives, mais en vain. Ce n'est que le lendemain, vers quatre heures du matin, après une nouvelle dose de 5 grammes de seigle, que je pus saisir la tête et l'extraire. L'enfant était tellement fort, que le mari et moi, nous tirions sur la tête, pendant que la sage-femme se servait d'un crochet glissé dans l'aisselle pour tirer comme nous, de toutes ses forces, durant une bonne demi-heure, pour dégager les épaules. Je regrette de n'avoir pas fait peser ce petit monstre, qui était mort depuis plusieurs heures. »

J'ai reproduit cette observation telle qu'elle m'a été communiquée par mon honorable confrère. Elle est, malheureusement, fort incomplète. On peut toutefois se convaincre que l'accoucheur à dû lutter contre des difficultés excessives. Il n'a pu extraire qu'un enfant mort, mais du moins il a sauvé les jours de la mère. Dans ces graves conjonctures, M. Lambert a fait preuve d'une grande énergie, poussée peut-être jusqu'à la tenacité. Peut-être, en effet, eût-il bien fait de recourir à la crâniotomie ou de tenter la version, lorsque l'impuissance du rétroceps a pu lui paraître dûment établie ? Il a jugé convenable de persister dans l'emploi d'un instrument dont la fidélité lui avait été démontrée par quinze succès antérieurs. (1) L'événement a prouvé que sa confiance était bien légitime.

« En résumé, ajoute en terminant mon honorable confrère, j'en suis aujourd'hui à ma seizième application du rétroceps, et je n'ai éprouvé que ce mécompte. Eh bien ! que les partisans du Smellie soient de bon compte, et qu'ils m'en disent autant du forceps ! Je les en défie. Je crois donc, en mon âme et conscience, que vous avez rendu un service immense à l'humanité, et qu'il est possible de *tout* faire avec le rétroceps ce qu'on ferait avec le forceps ; mais loin de moi de vouloir m'engager à soutenir l'inverse de cette proposition. Je souhaite donc, pour vous bien moins que pour la médecine, que tous mes confrères viennent à connaître ce bon et loyal instrument, et l'on ne parlera bientôt plus d'une foule de malheurs trop communs aujourd'hui. » (Lettre du 19 juillet 1867.)

Obs. XVI. — Cette observation est très-sommairement relatée, avec un autre fait, dans le n° 52, 1872, de l'*Abeille médicale*. Le complément m'en a été fourni par mon honorable confrère, dans une lettre datée du 26 décembre 1872.

(1) Dans sa dernière lettre, en date du 26 septembre 1872, M. Lambert m'accusait *plus de 50 applications toujours heureuses* du rétroceps.

Il s'agit d'une présentation de la face en MIDP. Le col était si peu perméable, que l'application du rétroceps présenta quelques difficultés. Les deux tiges étaient à ce point à l'étroit que, ne pouvant tout d'abord les articuler, le Dr Lambert dut les lier ensemble au moyen d'une bande de linge. Bientôt, cependant, la pivotante put être arrêtée au deuxième trou du disque. Après quelques fructueuses tractions, extraction d'un enfant qui, « sans le rétroceps, m'écrit mon honorable confrère, eût eu de la peine à vivre. »

« Je puis dire, ajoute M. Lambert, pour terminer son trop court article, je puis dire, sous forme de conclusion, que *voilà encore deux enfants qui doivent la vie au rétroceps.* »

Les observations XVII, XVIII, XIX et XX, m'ont été communiquées par M. le Dr de Henne, de Bourbourg (Nord). En voici le sommaire résumé, tel que je le relève dans une lettre en date du 14 février 1873, qu'a bien voulu m'adresser cet aimable confrère.

Obs. XVII. — 2 mai 1868. Primipare ; aspect rachitique ; ventre en besace. Enfant mort. Faux travail jusqu'au 5. Présentation de la face en MID. Application du rétroceps au détroit supérieur. Dégagement occipito-pubien d'un gros garçon privé de vie.

Obs. XVIII. — Dixième accouchement. Tête au haut de l'excavation ; position MID. Le rétroceps extrait aisément la tête en dégagement occipito-pubien.

Obs. XIX. — Quatrième accouchement. Les trois premiers ont duré chacun trois à quatre jours, et ont été terminés à l'aide du forceps. Deux enfants morts. — 16 mai 1872. Tête dans l'excavation en MIDP. En deux tractions le rétroceps amène l'organe, en dégagement occipito-pubien. Fille bien vivante.

Obs. XX. — Quatre couches antérieures faciles. 24 septembre 1872. Organe très-haut situé en MIG. Dégagement occipito-pubien. Enfant bien vivant.

Quelques mots seulement, pour tirer des conclusions de ce qui précède. Examinons comparativement les effets du rétroceps et du forceps croisé, au triple point de vue de l'accoucheur, de la mère et de l'enfant.

1° Dans la présentation de la face, l'application du forceps classique est inabordable pour la très-grande majorité des accoucheurs. Cette opération, superlativement délicate et dangereuse, est l'attribut presqu'exclusif des maîtres. Voici vingt cas empruntés, pour la plupart, à la pratique de simples et modestes accoucheurs, exerçant leur art dans de petites localités. Le rétroceps, employé par eux, souvent après d'infructueuses manœuvres, soit manuelles, soit instrumentales, le rétroceps, dis-je, dix-neuf fois a procuré des résultats brillants et presque toujours faciles. Dans un seul cas, M. Lambert a rencontré de grandes difficultés, dont il est cependant sorti avec honneur. A ce premier point de vue donc, le forceps croisé ne peut soutenir aucun parallèle avec le rétroceps.

2° *Au point de vue de la mère, nous n'avons à déplorer aucun malheur.* Dans la très-grande majorité des cas, la délivrance a été aussi rapidement qu'heureusement effectuée.

3° Pour ce qui a trait aux enfants, c'est ici que les précieuses vertus du rétroceps apparaissent dans tout leur éclat. *Sur vingt existences mises en jeu, quatre cas de mort seulement ont été à déplorer;* encore, un de ces malheurs eût-il été incontestablement évité (Obs. IV), si le rétroceps eût été à temps employé. Dans les observations XII, XV et XVII, il était inévitable.

De pareils résultats sont tellement remarquables, que tout commentaire devient inutile. Combien serait sinistre le bilan de l'obstétrique traditionnelle, considérée dans la pratique courante du commun des accoucheurs !

C'est précisément parce que le rétroceps comble un important *desideratum* dans l'*armentarium* obstétrical que, nonobstant de mesquines passions, qui s'efforcent de lui barrer le passage, il est appelé, sans aucun doute, à se vulgariser promptement, surtout parmi les accoucheurs doués d'un médiocre talent obstétrical.

Ceux-ci sauront bon gré à un instrument qui les met à l'abri des dangers d'un diagnostic erroné, et se charge du soin d'opérer, presque spontanément, les diverses et successives réductions de la tête.

Quelle ne sera pas aussi la reconnaissance des familles qui lui devront la conservation des êtres si chers, que sa facile manœuvre aura permis de conserver à leur affection ?

§ 6. De l'hydrocéphalie.

EMPLOI DU RÉTROCEPS DANS LES CAS DE PRÉSENTATION DU SOMMET.

L'hydrocéphalie est une affection que l'on a rarement occasion de rencontrer dans la pratique. Sur 43,555 accouchements, madame Lachapelle n'en a observé que 15 cas. Moi-même, dans une carrière déjà longue, je n'en ai recueilli que deux observations. L'un de ces cas (présentation du sommet), a présenté les plus grandes difficultés tocologiques. Le second (présentation du siége), s'est dénoué avec une facilité sans égale, par le moyen d'une application du rétroceps. J'aurai à revenir bientôt sur chacun de ces deux faits intéressants. Pour l'instant, quelques considérations générales sur l'hydrocéphalie ne me semblent pas déplacées.

On connaît trois degrés à l'hydrocéphalie interne. La collection est peu abondante, elle est moyenne, ou considérable.

Dans le premier cas, l'accouchement peut être physiologique ou seulement quelque peu prolongé.

Le second réclame presque toujours l'intervention de l'art.

A ces deux degrés, cette affection, pour le dire en passant, peut encore quelquefois permettre la vie extra-utérine.

Dans le troisième cas, enfin, la parturition est extrêmement laborieuse. A ce degré, l'affection est incompatible avec la vie, et souvent le produit de la conception a déjà trouvé la mort au sein des organes maternels.

Je n'ai point ici à m'occuper de l'hydrocéphalie, assez peu prononcée pour rendre possible l'accouchement physiologique, soit naturel, soit instrumental. Je n'ai à traiter que des épanchements extrêmes, et de nature à constituer de véritables cas de dystocie.

Occupons-nous d'abord d'un point capital. Je veux parler du diagnostic *in utero* de l'hydrocéphalie.

Il serait bien à désirer que l'accoucheur pût reconnaître de bonne heure la véritable cause qui s'oppose à la descente de la tête : sa ligne de conduite alors serait toute tracée. Il suffirait de donner issue à une certaine proportion de la collection, (1) pour diminuer le volume de l'organe et faciliter, par ce seul fait, son abaissement. Mais il faut bien le reconnaître, ce diagnostic présente beaucoup plus de difficulté que ne le prétendent les traités.

Le Dr Chassinat, d'Hyères, (2) a pu rassembler 28 observations d'hydrocéphalie, dont 21 coïncident avec la présentation du sommet, et 7 avec celle du siége. Sur ces 28 observations, cet accoucheur avance que 17 fois seulement l'affection a été méconnue. Je suis convaincu que ce chiffre est beaucoup au-dessous de la vérité. Pour ce qui me concerne, dans le seul cas qui s'est présenté à mon observation, nonobstant les difficultés de l'extraction, je n'ai même pas soupçonné la nature de l'obstacle qui paralysait tous mes efforts. Plusieurs confrères que j'ai consultés sur ce sujet m'ont fait le même aveu. Ces erreurs de diagnostic s'expliquent, du reste,

(1) L'affaissement subit du cerveau, conséquence de l'évacuation complète de la collection, pouvant donner la mort à l'enfant, on doit éviter d'extraire la totalité du liquide, condition, du reste, qui n'est pas nécessaire pour réduire suffisamment le volume de la tête. Pour éviter les dangers d'une déplétion trop rapide, il serait d'une saine pratique de réduire autant que possible l'ouverture de ponction. C'est pour cette raison que l'emploi de l'aspirateur profond, avec ses trocarts-canules capillaires, offre les plus grands avantages.

(2) *Gazette médicale*, 1865, cité par Verrier dans son *Manuel d'accouchements*, p. 342.

par la rareté même de ces faits particuliers, rareté qui rend excusable l'inattention de l'accoucheur.

Suivant les traités, quels sont donc les signes au moyen desquels on peut soupçonner ou reconnaître l'hydrocéphalie?

Le doigt rencontre une surface large et peu convexe (plate, ont dit quelques auteurs), qui recouvre tous les points du détroit supérieur, sans s'y engager. Cette surface a une consistance variée, dans divers points de son étendue. Partout dure et résistante, pendant les douleurs, elle est, au contraire, molle et fluctuante en quelques points, pendant l'intervalle des contractions. On pourra également constater la consistance molle et comme membraneuse des os, la largeur des commissures et des fontanelles. Dans l'engagement par la base de la tête, ces signes seront moins prononcés, mais néanmoins appréciables.

De tels caractères sont suffisants pour éclairer de bonne heure la religion des maîtres. Mais pour le plus grand nombre, il faut bien le reconnaître, ils restent presque toujours lettre close. Pour eux, le diagnostic n'est le plus ordinairement fait qu'après l'extraction du produit.

Lorsqu'une telle affection est soupçonnée, il est un mode d'investigation dont nous sommes redevables au progrès de la science moderne, mode qui peut être employé sans le moindre danger, et avec le plus grand avantage. Je veux parler de l'application de *l'aspirateur profond.*

Deux aspirateurs ont été présentés presqu'en même temps: celui du Dr Dieulafoy et le mien. Depuis, ces instruments ont été copiés, avec des variantes plus ou moins heureuses. Mon aspirateur a été décrit dans le nº du 11 juillet 1870, de l'*Abeille médicale*. Comme il n'a, avec mon sujet, que l'afférence la plus indirecte, je dois ici me borner à cette simple mention.

Pour tirer parti de ces instruments, dans les cas qui nous occupent, il suffirait d'enfoncer, aussi obliquement que possible, pour éviter toute lésion cérébrale, une aiguille-trocart au travers de la première suture accessible. L'emploi de ces aiguilles, presque capillaires, serait sans aucun danger pour l'enfant, la pointe pénétrât-elle assez avant dans la partie supérieure des lobes cérébraux.

L'affection soupçonnée, décelée par la mise en œuvre de l'instrument, ce dernier pourrait rendre un triple service : 1° Il permettrait d'élucider le diagnostic ; 2° Il faciliterait l'accouchement ; 3° Il pourrait rendre, enfin, le fœtus viable, ainsi que l'a démontré l'expérience *post partum*, pour ce qui a trait aux hydrocéphalies de la seconde catégorie.

Aujourd'hui que quelques années de pratique de plus ont accru mon expérience, je tiendrais une autre ligne de conduite que celle que j'ai suivie, dans le cas qui va suivre, et qu'a tenue également, dans les deux faits que je vais lui emprunter, mon distingué confrère, le Dr Phélippeaux, de Saint-Savinien.

Me trouvant en présence d'un cas de dystocie caractérisé par la tendance la plus marquée au dérapement des cuillers (signe caractéristique), je soupçonnerais bientôt une hydrocéphalie ; (1) je m'efforcerais alors de rechercher quelques-uns des signes qui la caractérisent (mollesse, défaut de résistance des os, largeur anormale des sutures et des fontanelles). Ces signes objectifs une fois constatés (et, avec plus d'attention, je les eusse assurément observés dans le fait qui va suivre), je n'hésiterais pas à m'armer de mon *aspirateur profond*, pour pratiquer une ponction exploratrice. Si un tel mode eût été employé par mon habile confrère et par moi-même, il est hors de doute que nous nous fussions épargné, dans tous ces cas, des efforts très-pénibles, et nous eussions en même temps écarté loin des mères tous les dangers possibles en rapport avec des manœuvres toujours brutales, pour l'extraction d'une tête d'un volume disproportionné.

Mais il est temps de descendre sur le terrain de la pratique. Je vais exposer le seul fait d'hydrocéphalie à pré-

(1) La brièveté excessive du cordon, la trop grande amplitude du bassin, jointe à un relâchement général des organes maternels, ainsi que quelques autres causes qu'il n'y a point lieu de signaler ici, peuvent aussi occasionner cette tendance marquée au dérapement des cuillers.

sentation céphalique, qu'il m'ait été donné de recueillir. Il est intéressant à divers titres. Je reproduirai ensuite deux faits que j'emprunterai au Dr Phélippeaux ; eux aussi, l'un surtout, sont dignes du plus grand intérêt.

Je livre ces faits tels quels à l'attention de mes confrères, tout en leur faisant observer , encore une fois , qu'aujourd'hui, grâce aux progrès de la science moderne, il est devenu possible de mieux faire, à bien des égards.

Obs. I. — *Tête mobile au-dessus du détroit supérieur rétréci. — Application du rétroceps. — Tendance au dérapement incessant des cuillers ; sa cause. — Déchirure transversale de la lèvre cervicale antérieure ; raison de cette lésion. — Hémorrhagie traumatique considérable. — Extraction d'un enfant hydrocéphale.*

Le 11 janvier 1867, je fus appelé par un confrère des environs de Fresnay, pour l'assister auprès d'une grosse fermière de son voisinage, âgée de 44 ans, en mal d'enfant, sans aucun résultat depuis une vingtaine d'heures.

Cette femme a eu cinq accouchements antérieurs, les trois derniers effectués par mon confrère. Dans ces trois cas, la tête est demeurée longtemps au-dessus du détroit supérieur, malgré la complète dilatation du col. Il y avait donc ici tout lieu déjà de soupçonner un rétrécissement de ce même détroit.

Je trouvai la parturiante étendue à terre, sur une ballière, épuisée par de stériles douleurs, suspendues d'ailleurs complétement depuis six à sept heures.

Cesssation des mouvements actifs du fœtus depuis minuit, c'est-à-dire depuis douze heures. Pulsations cardiaques très-faibles dans le flanc gauche. Ventre énorme ; membres pelviens infiltrés depuis deux mois.

Je fais poser la patiente en travers du lit, pour procéder à une opération fort difficile, au dire de mon confrère.

L'excavation est vide et ample, et j'arrive d'emblée au promontoire. Il y a, à n'en pas douter, un rétrécissement antéro-postérieur du détroit supérieur.

La lèvre antérieure du col utérin coiffe presque complétement la partie fœtale qui se présente. Je la relève avec le doigt, et parviens sur un organe dur et globuleux, que je reconnais pour la tête, très-mobile au-dessus du détroit supérieur.

En pareil cas, fallait-il opter pour le rétroceps ou pour la version ?

Je suis, en général, et lorsque le choix est possible, peu disposé pour cette dernière pratique, opération brutale et trop souvent fatale au produit. (1) Je donnai donc la préférence à un instrument tant de fois déjà éprouvé avec succès, sauf à recourir à la version, si l'impuissance du rétroceps m'était dûment démontrée.

J'introduisis sans coup férir, et avec la facilité qui caractérise d'ordinaire toute application de rétroceps, effectuée dans des conditions convenables, j'introduisis, dis-je, vingt-trois centimètres d'acier dans le sein maternel. Puis j'articulai l'instrument, temps de l'opération toujours facile, grâce aux conditions mêmes de sa construction.

Saisissant le manche avec trois doigts, j'exerçai quatre ou cinq tractions ménagées. L'instrument tenait bon, mais la tête ne descendait pas. Je continuai ces manœuvres durant une demi-heure, sans arracher à la patiente aucun cri, tant je mettais de circonspection dans mes efforts. A ce moment, j'explorai les organes, et je constatai l'engagement de la tête au travers du détroit supérieur. Encore quelques efforts bien ménagés, et l'organe était descendu au sein de l'excavation.

Qui eût pu croire, après un aussi brillant début, après avoir

(1) Suivant Churchill, la version donne une mortalité de un enfant sur trois. L'emploi du *forceps croisé* donne un cas de mort sur 4,3. Il est hors de doute que les résultats sont beaucoup plus satisfaisants lorsque l'on fait usage du rétroceps, qui n'exerce aucune compression énergique sur la tête, et laisse à cet organe, libre en avant de ses cuillers, une certaine latitude, pour accommoder ses diamètres les plus favorables à ceux de la filière pelvienne.

eu le bonheur de saisir une tête mobile au-dessus d'un détroit supérieur rétréci, en un lieu si élevé que bien des accoucheurs eussent hésité à y conduire un forceps croisé, qui eût pu soupçonner que cette œuvre, d'ordinaire si facile, de l'extraction de la tête, descendue dans l'excavation, devait devenir pour moi une source de tant de difficultés et d'angoisses ?

A partir de ce moment, en effet, le bec de mes cuillers affecta les plus grandes tendances à déraper, quelle que fut d'ailleurs la direction assignée à mes tractions.

La tête, en outre, était toujours restée coiffée par la lèvre cervicale antérieure. Je priai mon confrère de relever soigneusement cette rigide lanière, qui opposait à la descente de l'organe un obstacle insurmontable. Il me seconda si mal que, m'étant assuré du lieu où portaient ses doigts, je m'aperçus qu'ils agissaient sur le cul-de-sac du vagin, entre le bas-fond de la vessie et la base de la lèvre cervicale antérieure !...

Je l'engageai à mieux faire. Mais, hélas ! on va voir quel fruit il retira de mes conseils.

Mes cuillers affectaient une tendance de plus en plus marquée au dérapement. Alors, je l'avoue, je regrettai mon vieux forceps ; car ce cas, où il fallait saisir, serrer fortement la tête ne semblait-il pas plutôt relever du forceps croisé (*fortifier capiens*), que du rétroceps qui, par son mode de construction, ne saurait, en aucun cas, remplir l'office d'une tenaille ?

Par malheur, ni mon confrère, ni moi, n'étions munis de l'instrument classique. M'eût-il rendu dans l'espèce plus de services que le rétroceps ? Je l'ignore. Tout ce que je sais, c'est que plus d'un confrère, en pareil cas, a pu constater son impuissance, et n'a pu terminer l'accouchement qu'après la perforation préalable de l'enveloppe crânienne. (1)

(1) L'observation du Dr Phélippaux, que l'on va lire bientôt, vient encore une fois confirmer ces réserves sur la suprématie du forceps, dans les cas mêmes qui semblent en mieux comporter l'emploi. Là encore, la supériorité semble rester acquise au rétroceps, à la condition, toutefois, d'en savoir tirer tout le parti convenable.

Réduit aux seuls offices du rétroceps, je m'armai de courage et de patience. J'effectuai mes tractions en ayant soin de ne tirer que du poignet, repoussant l'instrument, relevant ses becs au-dessus de la tête, à mesure que je les sentais glisser sur elle et menacer de revenir à vide.

A force de persévérance, j'étais parvenu à amener l'organe en pleine excavation et non loin du plancher périnéal. A la suite d'une traction un peu plus énergique, soudain j'aperçois une véritable bride transversale, large de 0,015 environ, s'étendant en avant de la tête, dans toute l'étendue vulvaire accessible à la vue. Cette lanière était évidemment le bord libre de la lèvre cervicale antérieure, déchirée dans le cours d'une traction, par les doigts maladroitement posés de mon malencontreux confrère.

Le mal était sans remède. Il est hors de doute que, pour sa production, mon aide inattentif était le seul coupable. Il est bien manifeste que si, suivant mon conseil, il avait avec soin relevé la lèvre antérieure pour décoiffer la tête, il eût été matériellement impossible qu'une telle lésion put se produire. Donc, l'accoucheur, non plus que son instrument, ne sauraient être ici accusés.

Croirait-on, cependant, que quelques détracteurs *a priori* ont accusé à ce propos le rétroceps, et en ont fait un engin superlativement dangereux ? S'il fallait compter tous les méfaits du forceps, dresser une table de tous les cas de mort de la mère qui ont été son œuvre, on aurait bien le droit, hélas! de s'effrayer du danger d'une arme qui n'est inoffensive qu'entre les mains des maîtres.

J'ai pu, par contre, relever près de 500 applications de rétroceps. Or, je n'ai eu à constater que deux accidents, qui, par une bizarrerie sans nom, sont arrivés entre les mains mêmes de son inventeur. Je m'empresse d'ajouter que ces accidents n'ont eu, pour les mères, aucune conséquence fâcheuse. J'ai eu la sincérité de publier ces observations. Mes détracteurs se sont empressés de les dénaturer, en vue de nuire au succès de mon instrument. Quand on ne peut combattre un adversaire par une arme loyale, il faut bien recourir aux moyens déloyaux et discourtois !

Mais revenons à notre pauvre patiente. La nature de la lésion reconnue, je ne m'en préoccupai point et continuai mes tractions, ne voulant pas, au moment d'arriver au port, sacrifier un enfant dont je percevais encore les pulsations cardiaques.

La tête était non loin de la vulve. Cependant, je n'étais pas encore au bout de mes tribulations. Voilà que, à la suite d'une traction cependant assez modérée, effectuée au moyen de ma seule main droite (depuis le début du travail je n'avais pas une fois fait usage des deux mains), je vois sourdre des parties un jet de sang continu, dont le sol, en quelques instants, se trouve recouvert à mes pieds !

Quelle lésion s'était donc produite? Quels étaient le siége et l'étendue de cette déchirure ? J'avoue que, nonobstant une certaine expérience dans l'art des accouchements, j'éprouvai, en ce moment, une des plus grandes angoisses que j'aie ressenties de ma vie. (1)

Mais ce n'était pas le moment de perdre la tête : plus que jamais, j'avais besoin de toute mon énergie, de tout mon sang-froid, pour éviter une catastrophe possible. L'hémorrhagie, en effet, avait acquis des proportions effrayantes.

Je reposai mes cuillers, et bien qu'elles n'eussent quelque prise que par leurs becs, je pratiquai, coup sur coup, des tractions moins ménagées. Au bout de quelques instants, mon instrument revint à vide. Le sommet du vertex avait franchi l'anneau vulvaire.

Epuisé par tant d'efforts, et surtout par la violente émotion que j'avais ressentie, je confiai à mon confrère le reste de la délivrance, qui n'offrit rien de particulier.

Le dégagement fut occipito-pubien. La délivrance opérée

(1) Il y a lieu de croire que cette hémorrhagie a dû être la conséquence d'une déchirure de la lèvre cervicale postérieure, insuffisamment dilatée pour le passage d'une tête d'un monstrueux volume.

par quelques tractions funiculaires, la malade fut couchée dans son lit. L'hémorrhagie était suspendue sans retour.

Cet accouchement eut pour la mère les suites les plus heureuses. Le lendemain de son accouchement, cependant, elle ne put uriner qu'au moyen de l'algalie. Ce cathétérisme, du reste, fut le seul nécessaire. Le 13 janvier, ventre complétement indolore. Section de la bride cervicale. Le 15, je constate une déchirure peu étendue, se portant à gauche du raphé périnéal. Le 20, jour de ma dernière visite, je trouve mon opérée dans le plus parfait état. Son rétablissement a été complet et des plus heureux.

Quelques mots maintenant sur le produit de la conception. C'était un énorme garçon, plongé dans un état asphyxique très-prononcé, dont je finis par triompher à force de patience. Toutefois, cet enfant, non viable, s'est éteint dix heures après sa venue au monde.

C'est en vain que je cherchai, sur la tête, les marques de mes cuillers, tant leur action avait été inoffensive. J'ai appris toutefois le lendemain, qu'après la mort on avait pu constater d'assez larges ecchymoses, l'une sur la tempe gauche, l'autre sur le milieu du front. J'ai nombre de fois attiré l'attention sur ces signes cadavériques, qui, à l'occasion, peuvent acquérir une grande importance, et dont l'accoucheur a tout intérêt à bien connaître l'existence et la valeur.

La tête de cet enfant était d'un volume monstrueux : le diamètre bi-pariétal, mesurant 0,095 à l'état normal, s'élevait à 0,12. L'occipito-frontal atteignait 0,175 au lieu de 0,12.

A la région du sommet, se remarquait une poche tremblotante, résultant d'un épanchement intracrânien, extravasé entre le cuir chevelu et les os du crâne. En pressant sur cette poche, on en faisait refluer le contenu dans l'intérieur de la boîte crânienne.

Ainsi, se trouvait expliquée la véritable cause de la dystocie. Encore une fois, c'était le lieu de recourir à l'emploi de l'aspirateur profond. Cet instrument m'eût évité bien des fatigues et de cruelles émotions, tout en mettant la mère à l'abri de dangers dont on ne saurait calculer la portée. Je dois l'avouer, du reste, je n'ai nullement soupçonné durant le cours du travail, cette affection fœtale. Ma seule excuse se base sur la rareté même de sa production.

Il y aurait bien des réflexions à faire sur cette intéressante observation. Je dois, toutefois, en raison de sa trop grande étendue, me borner à quelques remarques que je ne saurais passer sous silence. Ces remarques sont relatives à l'emploi du rétroceps.

On a vu avec quelle singulière facilité cet instrument m'a permis d'aller saisir, *au-dessus d'un détroit supérieur rétréci, une tête hydrocéphale d'un énorme volume.* Pour affronter une semblable difficulté au moyen d'un forceps croisé, il faut, tout au moins, être doué d'une grande habileté obstétricale.

On a vu aussi que c'est au moment où la tâche de l'accoucheur eût dû être la plus facile, que de très-grandes difficultés imprévues sont venues à se produire. Le dérapement incessant des cuillers a tenu, dans ce vaste bassin, au défaut de consistance des parties osseuses du crâne, bien plus qu'au volume de l'organe. Si le degré d'ossification des os eût été normal, le rétroceps eût assurément affecté sur la tête une prise des plus solides.

Dans ces conditions difficiles, ne fût-ce que pour ma propre édification et la satisfaction de ma conscience, j'eusse été heureux de tenter l'emploi du forceps croisé. C'eût peut-être été un de ces cas très-exceptionnels où l'antique engin trouve plus rationnellement son emploi en agissant, je le répète, à la manière d'une tenaille ? Rien, du reste, encore une fois, ne m'assure que cet instrument eût eu un meilleur succès que le mien. J'ai tout lieu d'en douter.

Pour réussir, en effet, dans cette œuvre difficile, il ne m'a fallu que du temps (environ une heure et demie) et de la patience, cette grande vertu de tout accoucheur digne de ce nom.

Ce fait, après tant d'autres, prouve qu'il ne faut pas se décourager trop vite. Combien d'applications de forceps ne réussissent qu'à la quatrième ou la cinquième tentative ? Le fait est accepté et trouvé parfaitement naturel par tous les praticiens. Et l'on voudrait que le rétroceps passât condamnation dès son premier échec ? (1) Un tel jugement saurait-il être tenu pour juste et raisonnable, aux yeux de tout accoucheur censé et désintéressé ?

Je l'ai dit et répété à satiété : *Le rétroceps est un instrument de douceur ;* les tractions doivent être presque constamment opérées avec une seule main, voire même avec un ou deux doigts. De telles manœuvres comportent d'ordinaire une certaine lenteur dans l'extraction. Il convient, surtout dans les cas épineux de la nature de celui-ci, de s'armer de patience. A ce prix est le succès, à ce prix est attachée l'existence de bien des enfants condamnés à mourir par l'application des préceptes de l'ancienne école.

Mais arrivons aux faits du docteur Phélippeaux. En raison de l'étendue, déjà si longue, de cet article, je me bornerai à rappeler ici les principales circonstances de ces deux accouchements, dont on pourra trouver la relation détaillée dans une intéressante brochure de l'accoucheur de Saint-Savinien. (*La Vérité sur le rétroceps*, pag. 8 et suiv.)

OBS. II. — *Tête hydrocéphale. — Insuccès de trois applications du rétroceps. — Emploi réitéré du forceps croisé sans plus de succès. — Excellents effets du rétroceps, utilisé à la manière de crochets mousses.*

Sur six accouchements antérieurs, trois ont été terminés au moyen du forceps. Septième couche.

A midi, issue des eaux. Tête au dét. sup.

A quatre heures, *statu quo*. Application facile du rétroceps,

(1) Certain censeur, après avoir opéré sur le rétroceps quelques tractions contre toutes les règles que j'ai tracées, l'a accusé de n'affecter aucune prise solide sur la tête. L'ostracisme a vite été fulminé contre le pauvre instrument par le maladroit accoucheur. Or, je le demande, quelle serait aujourd'hui la place du croisé, si l'on supputait tous ses méfaits connus, sans parler des innombrables malheurs tenus prudemment dans l'ombre par leurs auteurs ?

dont les cuillers pénétrèrent à 0m, 22 de profondeur. L'instrument tient bon dans les tractions modérées, et a tendance à revenir à vide, lorsque les efforts sont plus énergiques.

A cinq et à six heures, nouvelles tentatives stériles.

A six et à sept heures, emploi du forceps croisé ; dérapement des cuillers, et nouveaux échecs réitérés.

Ce fut alors que M. Phélippeaux eut l'idée (ce qui n'avait point encore été fait avant lui) d'utiliser les deux becs du rétroceps à la manière de crochets mousses. Pour cela, les cuillers une fois en place, il saisit les tiges rassemblées, à pleines mains, et se servit du double levier, de manière à accrocher la tête par la partie postéro-supérieure, et à lui faire exécuter son mouvement de rotation autour du pubis.

A huit heures du soir, dégagement OP. Enfant mort.

Diamètres de la tête :

OF, 0m,15 (+0,03). OM, 0m,17 (+0,035). BP, 0m,105 (+0,01). BT, 0m,095 (+0,015).

Ce fait ne vient-il pas à l'appui des doutes que j'ai précédemment formulés, touchant l'efficacité du forceps, alors que le rétroceps, employé à la manière ordinaire, est frappé d'impuissance ? Pour mon compte, je l'affirme de la façon la plus catégorique, lorsque le rétroceps s'est montré infidèle entre mes mains, jamais le forceps n'a pu me réussir, et il m'a toujours fallu recourir à l'embryotomie.

Cette nouvelle manière d'utiliser le rétroceps, dont le Dr Phélippeaux a conçu l'heureuse idée, a permis à l'accoucheur de Saint-Savinien de se tirer, dans un second cas analogue, d'une autre passe encore plus difficile.

Obs. III. — *Tête hydrocéphale. — Nombreuses et stériles applications du forceps croisé. — Succès des deux leviers du rétroceps, utilisés à la manière de crochets mousses.*

Quatrième grossesse ; trois accouchements antérieurs naturels. Inertie complète de l'utérus. A mi-excavation, sommet mou, flasque. Nombreuses tentatives infructueuses, opérées à l'aide du forceps par une habile sage-femme. Nouvelle épreuve très-convenablement effectuée par le Dr Phélippeaux. Nouveau dérapement.

L'impuissance de cet instrument bien démontrée, M. Phélippeaux a recours au rétroceps. Mais laissons-lui la parole.

« Au grand étonnement de la patiente, les deux cuillers sont mises en place, sans qu'elle en ait en quelque sorte connaissance ; tenant donc à pleines mains les deux tiges, non fixées sur le manche, et les portant en arrière, sur le bord antérieur du périnée, pour faire basculer les cuillers en avant, et les faire mordre sur la tête, je reconnus de suite la solidité de mon appareil, et je fis des tractions énergiques prudemment répétées. Madame M... (la sage-femme), répéta la même manœuvre, puis bientôt tous deux, armés de l'une des branches du rétroceps, nous pûmes, en réunissant nos efforts, agir énergiquement et avec beaucoup plus d'efficacité. Par cet artifice, chacun des leviers transmettait à la partie saisie toute la force des deux mains qui le guidaient. Après des tentatives patiemment renouvelées, nous réussîmes à amener la tête en vue. »

Alors les deux branches furent articulées sur leur support, et par des tractions bien ménagées, M. Phélippeaux dégagea la tête, en OP, sans la plus petite déchirure périnéale.

Diamètres de la tête : OM, 0,185 — OF, 0,16 — BP, 0,12. Circonférence, 0,46.

Le lendemain, cette femme se levait, et, huit jours après, elle se livrait aux travaux des champs.

On le voit, encore une fois, par cette observation, lorsque le rétroceps échoue, il est bien rare que le forceps réussisse. La proposition inverse est bien plutôt l'expression de la vérité. Les conditions du succès avec mon instrument, toutefois, sont de savoir s'en servir avec adresse et intelligence, d'avoir confiance dans ses vertus, et de l'employer avec la ferme volonté de réussir.

Le nouveau mode d'emploi, si heureusement inauguré par

M. Phélippeaux, ne doit pas être oublié. Le rétroceps, alors, se convertit en une double spatule belge, d'autant plus efficace que le cintre des cuillers est plus prononcé. Cet appareil devient ainsi un instrument de réduction et de traction. Mécaniquement parlant, chaque branche agit à la fois, en tant que levier intermobile (1er genre), levier interpuissant (3e genre), et agent de traction.

Pour utiliser le rétroceps à l'instar du véritable levier, ce qui me paraît très-possible, on pourrait très-aisément ajouter à sa puissance, par la prolongation artificielle et extemporanée de ses branches, un peu courtes dans l'espèce, au moyen d'un bâtonnet fixé par quelques tours de cordonnet autour de l'une ou de chacune de ses tiges.

§ 7. Application du rétroceps sur la tête retenue dans les organes maternels, après la sortie du tronc.

C'est surtout après l'opération de la version que l'accoucheur éprouve une difficulté plus ou moins grande à extraire la tête retenue seule dans les organes maternels. Les raisons de ces difficultés tiennent à ce que, fort souvent, l'on opère avant la complète dilatation du col, qui, au dernier temps du travail, embrassant le cou de l'enfant à la manière d'un anneau, s'oppose au passage de l'organe.

Dans l'accouchement spontané par le siége, lorsque surtout la tête de l'enfant n'affecte pas un volume disproportionné, l'expulsion est le plus ordinairement assez facile, d'autant plus qu'elle est le fruit des contractions du muscle utérin, lesquelles, dans la majorité des cas, font défaut dans les conditions précédentes.

Cependant, il faut le dire, dans la grande majorité des cas, les manœuvres manuelles suffisent pour extraire l'organe. Lorsque l'introduction de la main est facile, et que la conformation de la femme ne présente aucune anomalie, soit absolue, soit relative, le procédé le plus expéditif consiste, alors que les manœuvres externes semblent annoncer un dégagement laborieux : à ramener la face dans la concavité du sacrum, si elle se trouve dirigée vers le pubis, puis à saisir, à embrasser à pleine main la tête par son sommet, à opérer sa flexion et à l'entraîner, enfin, par cette manière de faire, qui a pour conséquence de mettre les diamètres respectifs dans les conditions les plus avantageuses. A tout prendre, un tel mode opératoire n'est autre chose que de la rétrocepsie manuelle, et, dans ces cas particuliers, le rétroceps n'a pour objet que de reproduire fidèlement l'œuvre de notre organe de préhension.

La disproportion soit absolue, soit relative de la tête, une rigidité trop absolue du col ou du plancher périnéal, l'inertie de l'utérus, sont surtout les conditions qui comportent l'emploi des instruments obstétricaux.

Un certain nombre de fois j'ai eu l'occasion, ainsi que tous les accoucheurs, d'opérer cette extraction de la tête. Or, je dois le dire, ce dernier temps de l'accouchement m'a toujours inspiré une vive inquiétude ; car il est rare qu'il ne présente pas quelques difficultés dont on ne triomphe trop souvent qu'au prix de l'existence de l'enfant. Pour peu, en effet, que l'on exerce des tractions trop énergiques sur les parties dégagées, il n'est que trop aisé de produire des lésions de la moelle épinière et la fracture de l'apophyse odontoïde de l'axis. De telles lésions rendent impossible l'établissement de la respiration extra-utérine.

Il suit de là que les tractions exercées sur l'extrémité pelvienne pour le dégagement de la tête sont pleines de dangers, et que le meilleur mode d'extraction, alors que les premières tentatives par le procédé ordinaire semblent présenter quelques difficultés, consiste à aller, sans perdre un temps précieux, saisir l'organe soit avec la main, soit avec un instrument de préhension.

Si de telles manœuvres sont rapidement et habilement exécutées, on peut avoir le bonheur de sauver la vie de l'enfant ;

mais combien de ces petits êtres ne succombent pas dans ce moment critique ! Si Capuron a pu dire que les deux tiers, peut-être même les trois quarts des enfants succombent dans les manœuvres de la version, je crois que ce dernier temps de l'opération est, à beaucoup près, celui qui charge le plus le tableau de la téthalité infantile.

Aux dangers précédemment cités, il faut, en effet, joindre encore ceux qui sont le fruit de l'inévitable compression du cordon ombilical.

Je n'ai pas à parler ici des manœuvres manuelles. Tout ce que j'en puis dire, c'est qu'elles me paraissent d'ordinaire plus faciles que celles qui ont trait à l'application des instruments de préhension. Le placement des cuillers soit du forceps, soit du rétroceps, est, en effet, souvent rendu très-difficile par la présence des parties fœtales dans le champ vulvo-vaginal.

Dans de telles circonstances, j'en suis à me demander si l'application du forceps croisé est plus ou moins facile que celle du rétroceps ? Les longues cuillers si peu cintrées du premier peuvent sembler mieux faites pour s'insinuer dans les parties, de l'un et l'autre côté de la tête. Par contre, celles du rétroceps sont mieux conçues pour s'engager en arrière de la tête, en leur lieu d'élection. Il y a plus ; une seule d'entr'elles semble d'ordinaire suffire pour extraire l'organe.

Cette question d'introduction des leviers écartée, les deux instruments supposés en place, tout l'avantage paraît acquis au rétroceps, qui, ainsi qu'il est de règle, laisse à la tête toutes les facultés de se réduire et d'accommoder ses diamètres les plus favorables avec ceux du bassin.

Sur un tel objet cependant, je dois le dire, ma compétence est insuffisante. Je n'ai eu, en effet, que trois fois l'occasion de faire usage du rétroceps dans ces circonstances particulières. Encore, dans le premier de ces cas, ma tentative a-t-elle été stérile, de même qu'elle l'eût été sans doute aussi par l'emploi du forceps.

J'ai dû recourir à l'extraction manuelle, qui m'a réussi,

bien qu'au grand détriment de l'enfant, dont elle eût incontestablement déterminé la mort, si cette dernière n'eût pas été antérieure à ces laborieuses manœuvres.

Je demanderai aux lecteurs la permission de rappeler ce fait en quelques mots, avant de commencer la relation des deux autres observations dans lesquelles l'intervention du rétroceps à été efficace.

C'était le 11 mars 1861. A cette époque, le rétroceps, fabriqué par une sorte de maréchal-ferrant, était encore à l'état embryonnaire ; la facilité de sa manœuvre n'en était pas plus grande.

Je fus appelé à trois lieues de Fresnay pour accoucher une femme Perdereau, en mal d'enfant depuis un jour et demi. Issue du méconium, col incomplétement ouvert et peu dilatable ; position inconnue.

Je pénètre dans l'utérus, et je vais à la recherche des pieds, que je trouve aisément, et auxquels je fais franchir l'orifice cervical. Saisissant ces organes, je m'efforce d'abaisser le tronc et de retourner en arrière le plan antérieur, dirigé vers le pubis. Peine inutile. Pour abaisser les bras, je suis deux fois contraint de plonger encore la main dans l'utérus.

Restait la tête à extraire. Espérant réussir plus vite, je saisis mon rétroceps et j'introduis assez facilement la première cuiller ; impossible de placer la seconde. Ignorant encore, à cette époque, le parti que l'on peut retirer d'un seul levier, je retire celui qui est mis en place, et n'ayant rien à risquer du côté de l'enfant, suivant toute vraisemblance depuis quelque temps privé de vie, j'ai recours aux manœuvres manuelles.

J'opère donc des tractions assez énergiques sur le tronc, dans le but de dégager la tête, maintenue au détroit supérieur par un col rigide, qui l'étrangle. Cette opération laborieuse ne me réussit que grâce à l'emploi d'une serviette, que je parviens à grande peine à jeter autour du cou, le plein correspondant à la partie antérieure de cet organe, les chefs ramenés entre les épaules.

Un sensible abaissement obtenu, j'opère des tractions assez fortes, en tournant le tronc de façon à ramener la face, toujours dirigée vers le pubis, dans la concavité du sacrum. Cette réduction opérée, j'introduis deux doigts dans la bouche pour abaisser le menton et obtenir la réduction de la tête, manœuvre facilitée par la pression occipitale, effectuée à l'aide de deux doigts ; au bout de quelques instants, l'organe était dégagé.

Il est manifeste que si l'enfant eût été vivant, de telles manœuvres eussent eu pour résultat de le sacrifier. Ici, la plus grande difficulté a tenu au défaut de dilatation et de dilatabilité du col utérin. Sans cet obstacle, la tête eût été facilement entraînée, ainsi que le prouve le dernier temps de l'opération. La mauvaise direction de cet organe a été pour beaucoup dans l'ensemble des difficultés que j'ai eu à combattre ; j'en dirai autant de l'inertie complète de l'utérus.

Il est de ces difficultés susceptibles de tenir en échec les plus habiles accoucheurs. Il en a été ainsi dans ce cas particulier, et cela a été pour moi une grande satisfaction de constater la mort antérieure de l'enfant, encore affirmée, du reste, par l'examen du placenta, siége manifeste d'hémorrhagies interstitielles.

Je dois rapprocher du fait qui précède l'observation qui va suivre. Elle établit une fois de plus tous les inconvénients, toutes les difficultés en rapport avec la rigidité du col. Nous venons de voir combien j'ai eu de peine à vaincre la résistance de cet anneau inflexible au détroit supérieur. Le fait suivant va démontrer que cette cause de dystocie n'en est pas moins sérieuse, lors même qu'elle a pour siége le détroit inférieur.

Obs. I. — *Tête retenue dans l'excavation, après la sortie du tronc. — Extraction rendue difficile par suite de l'extrême rigidité du col. — Entraînement de l'organe au moyen d'une seule branche du rétroceps.*

Madame G..., primipare, phthisique au dernier degré (elle a succombé vingt jours après son accouchement), était en mal d'enfant depuis trois jours, quand elle me fit appeler le 19 juillet 1870. Sa grossesse était parvenue au terme de sept mois.

Inertie complète de l'utérus depuis la perte des eaux, déterminée par la sage-femme vingt-quatre heures avant mon arrivée ; col ouvert de 0,04, et d'une rigidité absolue ; présentation d'une épaule.

La malade se trouvant dans le plus grand épuisement, je jugeai convenable d'intervenir de suite, nonobstant la mauvaise condition du col.

Souvent le passage du tronc suffit pour préparer l'anneau cervical au passage de la tête ; mais parfois aussi, après la sortie du tronc, le col se resserre spasmodiquement sur le cou de l'enfant et apporte une résistance considérable à l'issue de la tête. Je devais, encore une fois, bientôt en faire l'expérience à mes dépens.

Il me fallut bien cinq minutes pour faire pénétrer ma main, les doigts disposés en coin, au sein de l'utérus.

Je trouve bientôt un genou, que j'accroche. C'est avec grande peine que je lui fais franchir l'anneau cervical. C'est avec une peine plus grande encore que je parviens à extraire le tronc et les bras. Quant à la tête, impossible de la dégager à l'aide des manœuvres externes, si je puis ainsi m'exprimer.

Je saisis aussitôt mon rétroceps, tenu à ma portée à tout événement. La cuiller gauche est sans peine introduite ; mais je me vois bientôt réduit à renoncer au placement de la branche droite. D'ailleurs, qu'importe ? Le premier levier tient bon, et je m'empresse de l'utiliser, après l'avoir articulé sur la poignée commune.

J'opère quelques tractions assez énergiques. Sous leur influence, je vois chaque fois se dessiner, violette et rigide, la lèvre cervicale antérieure dans tout le champ vulvaire antérieur. Dans l'anneau seul résidait donc tout l'obstacle.

J'aurais bien pu pratiquer deux ou trois petites incisions sur le bord libre de cet anneau inflexible, mais je trouvai un expédient plus convenable pour faire exécuter à la tête son mouvement de rotation intra-pubien.

J'introduisis l'index droit au travers même de la fenêtre de ma cuiller ; le médius fut se poser sur la tête en dehors et en arrière de la tige d'acier, tout près de son congénère. L'un et l'autre furent prendre appui sur l'arcade orbitaire supérieure, combinant leur mouvement de réduction et d'abaissement avec la main gauche, chargée d'opérer les tractions sur le manche de l'instrument.

Je pus bientôt porter les deux doigts sur le rebord de la fontanelle antérieure, pour compléter la flexion de la tête, dont j'obtins dès lors aisément l'extraction.

On comprendra sans peine la fâcheuse influence qu'exerce sur la délivrance la cause de dystocie que je signale, en songeant à l'exiguité du volume de l'enfant si laborieusement extrait. Il s'agissait, je l'ai dit, d'une grossesse de sept mois. Par quelles épreuves donc m'eût-il fallu passer, si le produit eût été à terme ?

Ce n'est donc pas toujours un jeu d'enfant, que l'extraction de la tête retenue dans les organes maternels après l'issue du tronc. Pour peu que les parties molles ou dures de la mère apportent un obstacle plus ou moins sérieux au dégagement, la tête se défléchit, le menton se relève et la disproportion des diamètres respectifs est telle, qu'il faut à l'accoucheur une grande habileté pour opérer la réduction, puis l'extraction. Combien de fois, en pareil cas, n'ai-je pas vu de malencontreux praticiens fracturer le maxillaire inférieur, en opérant sur lui des tractions trop énergiques ? Dans un cas plus malheureux, qui s'est passé presque sous mes yeux, à la suite d'efforts énergiques effectués sur le tronc, il s'est produit une détroncation complète !

C'est parce que j'ai été trop souvent témoin de tels accidents, que je suis devenu très-sobre de la manœuvre de la version, et que, avant de la tenter, j'essaie toujours d'une application de rétroceps, qui m'a souvent réussi dans des cas où mes confrères inclinaient pour l'autre mode d'extraction.

Je dois maintenant, pour terminer ce chapitre, faire mention d'un cas où la facilité de mon opération a excité au premier abord ma surprise, lorsque la nature de l'obstacle à la délivrance m'a été révélée.

Obs. II. *Tête retenue dans l'excavation après la sortie du tronc. — Extraction des plus faciles au moyen du rétroceps. — Organe rendu monstrueux par hydrocéphalie.*

Le 18 mars 1861, je fus appelé auprès de madame C..., multipare, par une sage-femme qui, après la sortie du tronc de l'enfant, n'avait pu extraire la tête.

A première vue, une particularité me frappa : le corps de l'enfant était d'une gracilité extrême. A quelle condition devait donc tenir l'arrêt de la tête ?

En examinant le corps du produit, je ne tardai pas à soupçonner la raison matérielle qui mettait obstacle au passage de la tête. Il y avait, à la région lombaire, un spina bifida sans tumeur. Cette constatation me fit aussitôt soupçonner que l'obstacle en question pourrait bien être une hydrocéphalie.

Je procédai sur-le-champ à une application de rétroceps. La face de l'enfant étant dirigée vers la concavité du sacrum, je relevai vers le ventre de la mère le corps du produit, que je confiai à la sage-femme. Dirigés successivement en arrière de la partie fœtale, en avant du sacrum, les becs de mes cuillers pénétrèrent dans le canal vulvo-utérin avec une facilité vraiment merveilleuse. L'instrument articulé, j'effectuai une traction assez énergique, croyant avoir à surmonter une grande résistance. Sous l'influence de cet effort, j'arrachai à la fois, sans le moindre dommage pour le plancher périnéal, et l'instrument et une énorme tête qui, déposée à terre, accusait, sous la moindre impulsion, le tremblottement d'une masse gélatineuse.

Extrême, au premier moment, fut ma surprise d'avoir pu, avec une telle facilité, opérer l'extraction de cette tête monstrueuse. Qui n'a appris à ses dépens les difficultés de l'accouchement, lorsque, dans des conditions pathologiques analogues, cet organe se présente le premier au passage? En y réfléchissant, toutefois, je ne tardai pas à trouver la raison de cette différence si capitale, au point de vue du résultat, de ces deux genres d'engagement.

S'agit-il d'une présentation du vertex ? Le globe utérin, distendu, se trouve moulé sur les diverses parties du fœtus. Comme conséquence de cette adaptation parfaite, la tête, faute d'espace, n'est susceptible d'aucune réduction. Il faut donc qu'elle s'engage telle quelle, au travers de la filière pelvienne. De là ces tendances constantes au dérapement des cuillers qui, en outre, ne trouvent qu'un appui insuffisant sur les pièces osseuses, incomplétement ossifiées. De là aussi, lorsque la pince traditionelle peut convenablement s'appliquer sur l'organe, et le comprimer entre ses deux mors avec toute l'énergie nécessaire, de là, dis-je, ces efforts considérables qui, trop souvent, aboutissent au dérapement, à l'issue à vide de l'instrument, et à la chute peu magistrale de l'opérateur.

Plus d'un confrère m'a fait part de semblables tribulations, dont nous sommes, d'ailleurs, tous menacés. Epuisé, hors d'haleine et tout en nage, l'accoucheur soupçonne enfin la véritable cause de la dystocie. Il perfore l'enveloppe cutanée du crâne, donne issue au liquide colligé, et une nouvelle application de forceps met enfin un terme à ce drame obstétrical.

Combien, dans le second genre de présentation, les conditions tocologiques ne sont-elles pas ordinairement différentes !

La cavité utérine est vide d'une partie de son produit. La tête donc, superlativement dépressible, livre un passage facile aux becs des cuillers, et se laisse d'autant plus aisément entraîner par elles, qu'il lui est devenu très-facile de s'allonger, de modifier sa forme, de se mouler enfin sur la filière utéro-pelvienne. Mais est-ce à dire que, même dans ces cas particuliers, l'extraction de la tête soit toujours aussi aisée ? Au dire des auteurs, il faut croire qu'il n'en est pas toujours ainsi.

Pour rendre cette extraction possible, il devient alors nécessaire d'opérer la déplétion du crâne par une ponction pratiquée, soit au travers de la voûte palatine, soit au travers du canal vertébral ou d'une suture occipitale. De tels cas doivent être des plus rares, alors que l'on fait usage du rétroceps qui, de l'aveu même de M. Chassagny (Méthode des tractions soutenues, p. 395), à l'inverse du forceps, est, dans l'espèce, d'une application facile, et opère heureusement la flexion de la tête, condition indispensable pour faciliter son extraction.

§ 8. **Application du rétroceps sur la tête, à la suite de la détroncation.**

Cette grave condition de dystocie ne s'est jamais présentée à mon observation. Grâce à l'obligeance de deux de mes excellents confrères, j'aurai cependant la bonne fortune de combler cette importante lacune. On va pouvoir ce convaincre que, dans ces cas superlativement épineux,. il est encore permis de faire fond sur les précieuses qualités du rétroceps.

Le premier fait m'a été communiqué dans une lettre, en date du 14 février 1873, que m'a adressée mon sympathique confrère, le Dr de Henne, de Bourbourg. En voici les principales circonstances :

Obs. I. *Présentation podalique. — Difficultés extrêmes de l'extraction en rapport avec une affection hydrocéphalique. — Détroncation. — Application heureuse du rétroceps.*

6 février 1873. Grossesse de sept mois. Invasion du travail quarante-huit heures. Présentation podalique sacro-iliaque gauche. Extraction immédiate du membre postérieur, puis de l'antérieur. Dégagement jusqu'au nombril. L'enfant est amené jusqu'aux épaules moyennant un grand déploiement de force. Dégagement des plus laborieux des deux bras. Après les plus pénibles efforts, craquement de la colonne vertébrale. La dilatation du col mesure cependant au moins 0,08, et il est impossible de décoiffer la tête. Le doigt, porté très-haut, arrivait à peine jusqu'à l'oreille. Encore une traction, et le corps de l'enfant reste entre les mains de l'accoucheur! «Sur le champ, ajoute le Dr de Henne, j'introduis toute la main et je trouve une tête hydrocéphale énorme, la face tournée en arrière. J'applique aussitôt le rétroceps, que j'articule au troisième trou: j'appuie la main gauche sur le ventre de la mère pendant les tractions. Je sentais la tête rouler sous ma main et arriver dans le petit bassin, la face à la vulve. Le rétroceps était à bout de course. Je le retirai pour laisser reposer la femme. Dix minutes après, un effort d'expulsion chassa la tête et le placenta. Cette tête avait 0,45 de circonférence antéro-postérieure. Revue huit jours après, la mère était bien remise de sa couche.»

Le second fait m'a été communiqué par le Dr Lory, de La Ferté-Macé. J'en relève les principaux traits dans les notes qu'a bien voulu me transmettre M. le Dr Bignon, appelé le premier à prêter son assistance à la malade.

Obs. II. *Rétrécissement très-prononcé du détroit supérieur. — Présentation de l'épaule. — Dégagement podalique des plus laborieux. — Détroncation. — Six applications infructueuses du forceps croisé. — Insuccès d'une première application du rétroceps. — Sa cause. — Seconde tentative fructueuse.*

17 août 1872, dans la soirée. Dixième enfant. Femme petite, et trapue. Sur neuf enfants mis au monde, un seul est resté vivant. Six fois elle a été accouchée par la version podalique, deux fois elle l'a été par le rétroceps. Elle est atteinte d'un rétrécissement considérable du diamètre sacro-pubien.

Dans le présent cas, l'enfant se présente par le bras et l'épaule gauches ; la colonne cervico-dorsale fait face à l'angle sacro-vertébral de la mère, la tête repliée en avant, la bosse occipitale sur la symphyse pubienne. Ventre de la mère en procidence antérieure complète. Invasion du travail trente-six heures : les eaux amniotiques sont sorties. Dilatation complète du col. Cordon ombilical tombé en dehors, avec la main gauche.

Version podalique. Le pied droit est saisi. Tout est tellement à l'étroit que, pendant plus d'une demi-heure, tous les efforts tendant à entraîner le membre pelvien droit sont impuissants. A chaque tentative, le genou droit vient arc-bouter contre la symphyse pubienne, tandis que le pied touche le contour postérieur du détroit supérieur. Enfin ce dégagement est obtenu. Mêmes tentatives sur le second membre pubien. Après bien des efforts stériles, force est bien d'y renoncer. S'aidant du membre extrait, l'accoucheur s'efforce d'entraîner le siége, puis le membre inférieur gauche. Le tronc sort à son tour, toujours nécessitant de fortes tractions. Dégagement successif des épaules et des deux bras.

Nouvelles difficultés. La tête de ce volumineux enfant (son poids constaté ultérieurement était de dix livres) vient heurter en arrière contre la saillie de l'angle sacro-vertébral, et ne peut franchir le détroit supérieur.

Craignant la détroncation, le Dr Bignon applique trois fois le forceps. Trois fois la tête glisse entre les branches.

La détroncation est enfin produite. Trois autres applications de forceps sont tentées sans plus de succès sur cette tête restée seule au-dessus du détroit supérieur. M. Bignon réclame alors l'assistance du seul confrère présent à La Ferté, lequel refuse inhumainement son concours. Ce n'est que le lendemain, à dix heures du matin, que le Dr Lory, de retour dans la nuit, peut venir en aide au Dr Bignon.

Une première application de rétroceps est tentée. Elle échoue par cette raison que, très-élevée, la tête se trouve coiffée par le placenta, lequel détermine le glissement des cuillers. L'instrument est de nouveau mis en place, et après des efforts simultanés très-énergiques, opérés par les deux accoucheurs, cette tête énorme par rapport à un bassin rétréci, est entraînée hors des organes maternels.

Une des branches de l'instrument a saisi la tête au niveau de la bosse-pariétale droite, qu'elle a fortement enfoncée, en faisant sortir, par le trou occipital, une certaine quantité de matière cérébrale, faisant quelque peu, dans la circonstance, l'office du céphalotribe.

§ 9. **De l'application du rétroceps sur le bassin, dans les cas de présentation du siége.**

Les cas de dystocie proprement dite par engagement du siége sont assez rares. Ils le seraient encore davantage, si, ainsi que j'en ai fait une règle de ma propre conduite, l'accoucheur, faisant litière de la fatale pratique de la temporisation, prenait le parti d'intervenir de bonne heure, en allant hardiment, mais à temps opportun, à la recherche des pieds. Une prompte et judicieuse intervention de l'homme de l'art prend alors sûrement à la fois les intérêts de l'accoucheur, de la mère et de l'enfant.

Mais, indépendamment de ce qu'un tel mode n'est pas passé dans la pratique, il peut arriver aussi que le médecin soit appelé trop tard pour en agir de la sorte. Alors le dégagement par le pelvis devient inévitable.

Chacun, en pareil cas, connaît la manœuvre qui doit être exécutée, soit avec les doigts recourbés en crochets, soit par l'emploi d'un ou même de deux crochets mousses, implantés sur l'une, ou sur les deux aines de l'enfant.

Il peut encore se faire, cependant, que ces moyens échouent. Alors, quoique les traités proscrivent unanimement un tel mode de délivrance, on peut, par exception, tenter l'usage du forceps. On conçoit très-bien, en effet, que les minces cuillers de cet instrument puissent s'insinuer au travers d'un espace trop limité pour le passage de la main, voire même pour le libre jeu du crochet mousse.

Il est vrai que l'emploi de la pince classique peut exposer à la fracture des os du bassin ou du fémur de l'enfant ; (1) mais cette considération ne doit-elle pas s'effacer devant celle qui se rapporte au salut de la mère ?

Il n'est pas sans exemple, du reste, que ce moyen de délivrance n'ait été couronné du plus grand succès.

Dans sa leçon clinique du 16 septembre 1867, où M. le professeur Tarnier me fit l'honneur de me céder son fauteuil pour la démonstration du rétroceps, cet éminent accoucheur nous raconta deux faits dans lesquels le forceps, appliqué sur le pelvis en désespoir de cause, mit au monde deux enfants pleins de vie et exempts de toute lésion traumatique. Un de ces faits lui appartient en propre ; le second est emprunté à la pratique de M. Dubois, et est relatif à l'enfant d'un maréchal de France.

(1) Dans le n° du 30 janvier 1872 du *Bulletin Général de Thérapeutique* il est rappelé un cas où un habile opérateur voulant imiter en cela la pratique du Dr Dubois, fractura l'un des fémurs au-dessous du trochanter, avec l'une des cuillers de son forceps. Un petit bruit sec indiqua à distance que l'os était fracturé.

Est-ce à dire que tout accoucheur médiocre aurait lieu de compter sur un aussi brillant résultat ? Je n'oserais l'affirmer, car une telle présentation semble peu prêter à une application facile et régulière de l'instrument, mais comporte au contraire un placement oblique des cuillers, opération délicate et inabordable pour le plus grand nombre. Il faut aussi que les tractions soient habilement effectuées, pour opérer sûrement et sans danger la réduction, l'abaissement et l'extraction du pelvis.

Or, ces cas particuliers semblent beaucoup plus abordables par l'emploi du rétroceps.

Dans ce genre d'engagement, en effet, c'est la fesse antérieure qui est la plus déclive. Pour l'expulsion du pelvis, il faut que la postérieure parcoure un arc de cercle étendu, correspondant à la partie déclive du petit bassin et du plancher périnéal distendu, pendant que l'antérieure reste presqu'immobile au sommet de l'arcade pubienne.

Ce mécanisme est identiquement le même que celui de la tête, lorsqu'elle exécute son mouvement de rotation circum et infra-pubien, mécanisme sur le compte duquel j'ai tant de fois insisté, et qui assure au rétroceps, si heureusement conçu pour le produire, une suprématie d'action marquée sur tous les engins symétriques.

La théorie, en pareil cas, devait *a priori* faire supposer que mon instrument était susceptible de rendre de bons services dans ce genre de présentation. Il résulte de trois cas que j'ai pu recueillir, que la pratique est venue pleinement confirmer ces simples données de mécanique obstétricale. De ces trois faits, l'un a été recueilli par moi-même ; le second s'est passé dans un des services hospitaliers de Paris ; le troisième m'a été communiqué par mon excellent ami, le Dr Gélineau, d'Aigrefeuille (d'Aunis.) Je vais faire un exposé sommaire des deux premières observations. Quant à la troisième, je la transcrirai telle qu'elle a été relatée par le Dr Gélineau, dans la *Tribune médicale*.

Obs. I. *Grossesse gémellaire à six mois de terme. — Présentation par le siége du premier enfant. — Extraction très-facile, au moyen du rétroceps. — Deuxième poche des eaux. — Tête au-dessus du détroit supérieur. — Seconde application non moins facile du rétroceps.*

Le 19 juin 1870, je fus appelé auprès de madame Bousquet, en mal d'enfant depuis cinq heures de temps. Col ouvert de 0,05, mais peu dilatable. Au milieu de l'excavation se présente un organe fœtal, avec un orifice central que je prends pour la bouche. Ce diagnostic est surtout posé en raison d'un petit appendice situé en arrière et à droite de la dite ouverture, appendice que je prends pour le nez.

Plein de confiance dans le rétroceps, je me mets peu en peine d'éclaircir à fond cette question de diagnostic, et, sans même déranger la femme de la position qu'elle occupe dans son lit, je m'empresse d'insinuer, en arrière de la partie fœtale et en avant du sacrum, l'une et l'autre cuillers de mon instrument. Je les articule sur la poignée commune, que je saisis avec deux doigts de la main droite.

Sous l'influence de ces faibles tractions, l'organe fait sa descente, et le dégagement est obtenu en quelques secondes.

Mais, hélas ! je dois le confesser : ce que j'avais pris pour la bouche... c'était l'anus ; le prétendu nez... c'était un pied, qui s'est présenté accolé sur un ischion.

Une seconde poche des eaux se présente. J'en opère la rupture et constate, au-dessus du détroit supérieur, une tête que je vais saisir avec la plus grande facilité, au moyen de mon instrument.

Voici le second fait, dont je dois me borner à rappeler les principales circonstances :

Obs. II. *Femme indocile. — Présentation du siége pris pour la face. — Extraction facile au moyen du rétroceps.*

Grossesse de huit mois. Invasion du travail à dix heures du matin. A trois heures du soir, douleurs très-fortes, très-fréquentes, presque continues. Agitation extrême de la malade ; douleurs coup sur coup. Examen des organes rendu par là très-difficile. M. de St-Germain croit reconnaître une présentation de la face.

La femme est abandonnée à elle-même et à ses affreuses souffrances jusqu'à dix heures trente-cinq minutes du soir. En ce moment, la dilatation du col est de 0,045. Pour hâter un accouchement que l'on supposait devoir être laborieux, on se décide à faire une application immédiate du rétroceps.

Aussitôt la rupture de la poche des eaux effectuée, l'introduction des cuillers se fait aisément, comme il est de règle. L'articulation des leviers s'effectue de même, spontanément, au deuxième arrêt de la pivotante.

La malade, mise en travers pour l'application de l'instrument, est replacée dans son lit. A onze heures seulement, reviennent les douleurs naturelles. Les tractions sont alors commencées avec une extrême douceur. La dilatation se fait promptement, et à onze heures vingt-cinq minutes, extraction d'une fille vivante, qui se met aussitôt à crier.

L'action des cuillers de l'instrument avait été tellement douce, que l'on constata avec surprise l'absence complète de toute lésion sur l'enveloppe cutanée pelvienne du nouveau-né.

Est-il nécessaire d'insister sur les signalés avantages que présente un instrument capable de parer si heureusement à l'une des plus grossières erreurs de diagnostic qu'il soit possible de commettre, en matière d'obstétricie ? Les deux faits qui précèdent, à un tel point de vue, n'ont besoin d'aucun commentaire.

Le troisième fait, je l'ai dit, m'a été communiqué par mon excellent confrère et ami le Dr Gelineau, d'Aigrefeuille (d'Aunis) (Charente-Inférieure). Je ne saurais mieux faire que de lui laisser la parole, et de transcrire son observation telle qu'elle a été publiée dans le no du 2 Mai 1873, de la *Tribune Médicale*.

Obs. III. *Présentation du siége. — Insuccès du forceps croisé. — Application remarquablement heureuse du rétroceps.*

« Le 16 février 1873, je suis appelé à dix heures du soir auprès de la femme Baudry, de Puyvineux, âgée de trente-trois ans, primipare, mais ayant eu trois fausses couches à cinq mois. Le travail avait commencé à huit heures du soir ; j'arrive à onze heures. Dilatation médiocre. Col rigide. A deux heures du matin, la poche des eaux est légèrement bombée. Présentation incertaine. A trois heures, elle se rompt. — Je sens une surface ronde, molle, mais qui ne descend dans le bassin que très-lentement, la femme étant déjà fatiguée et n'ayant que de lointaines et faibles douleurs. A quatre heures, je reconnais facilement d'arrière en avant, la fesse gauche, le sillon interfessier et l'anus à droite, par rapport à la femme. La fesse est si étroitement serrée que mon doigt ne peut atteindre le coccyx ni des organes génitaux. Le palper abdominal m'indique que l'enfant est obliquement placé de haut en bas, de gauche à droite, par rapport à la mère, la tête à gauche de l'ombilic. Espérant un accouchement naturel, je patiente jusqu'à six heures, peut-être à tort, car à trois heures ou à quatre, l'application des crochets mousses ou la version eussent été possibles, en raison de la lubréfaction des parties ; mais la clientèle de campagne exige qu'on ne se presse pas, et nous laisse rarement maîtres d'agir. L'extraction podalique, avec l'état actuel de contraction des parties et leur sécheresse, me paraissant impossible, je tente une application oblique du forceps. Ma première cuiller est assez facilement introduite, plus difficilement maintenue, n'ayant pour aide qu'une parente de la femme ; mais le placement de la seconde est impossible, mes doigts ne pouvant écarter le rebord rigide du col : je me décide alors à faire l'essai du rétroceps, dont je n'avais pas jusqu'alors bien compris le mécanisme, l'introduction et le mode d'action, et dont je me méfiais même, je l'avoue, gardant pour mon vieux forceps la reconnaissance qu'on doit à un ami qui nous a tirés de nombreux mauvais pas. Je place ma première branche, avec la plus grande facilité, derrière la fesse ; je la fais remonter le plus haut possible pour faciliter l'introduction de ma seconde cuiller, qui pénètre avec autant d'aisance que la première et sans que la femme, étendue sur une ballière et à bout de forces, se plaigne comme elle l'avait fait pour le forceps. Ma branche pivotante est articulée au deuxième arrêt. J'exerce une traction d'abord timide, puis plus énergique sur mon instrument, en le dirigeant obliquement de droite à gauche, vers la cuisse droite de la mère, dans la direction où je sentais le plus de résistance, et après des efforts pratiqués toutes les cinq minutes, j'ai la satisfaction d'amener, avec une seule main, un garçon magnifique dont je dégage successivement, sans accident, les membres et la tête en occipito-pubienne, à l'aide de deux doigts embrassant la nuque. J'observe au-dessous de la hanche gauche une rougeur bleuâtre, et à l'articulation coxo-fémorale une légère excoriation qui indiquent les endroits où les fers ont porté. Aujourd'hui, 15 mars, la mère et l'enfant se portent aussi bien que possible.

Réflexions. — Je ne me dissimule point les critiques qu'on peut m'adresser au sujet de cette observation, et sans me couvrir du vieux dicton : « Tout est bien qui finit bien », je vais les énumérer et y répondre.

1° Les partisans d'une intervention active me diront : « Dès que vous avez reconnu une présentation du siége, il fallait, après la rupture de la poche des eaux, aller à la recherche des pieds ou des genoux, et faire l'extraction podalique. » Mais la femme était forte, bien constituée ; j'avais l'espérance légitime de voir la nature intervenir puissamment. Enfin, la dilatation n'était pas suffisante, je n'avais aucun aide, et si le succès n'avait pas couronné mes efforts, j'aurais été violemment incriminé par les parents de la mort de l'enfant.

2° Il eût été plus opportun, je crois, de faire usage du crochet mousse et d'exercer des tractions, en profitant des douleurs ; mais cette application n'était point sans difficultés, et la pointe du crochet, dans un cas comme celui-ci, où (je l'ai vu plus tard), je devais trouver une résistance extrême, pouvait contondre les tissus si délicats, et produire dans l'aine des désordres considérables. Enfin, cette intervention eût été infiniment plus douloureuse que celle du rétroceps, et quelle différence de puissance dans les bras du levier !

3° L'application oblique du forceps a été impossible en raison de la constriction des parties et aussi de la rareté, dans notre clientèle de campagne, de cas aussi défavorables, et partant, de notre manque d'habitude de l'instrument dans des présentations aussi difficiles ! Et comment nous en blâmerait-on beaucoup ? Disons-le en passant, le médecin de campagne, jeté subitement par le sort, en quittant les bancs de l'Ecole, dans la vie agreste, doit savoir un peu de tout, étudier tout en courant par monts et par vaux, en un mot, être prêt à tout ! Dentiste, oculiste, auriste au besoin, médecin des femmes et des enfants, chirurgien, accoucheur, il faut qu'il soit tout cela ! A-t-il une préférence pour telle ou telle branche de l'art, il lui faut sacrifier ses goûts de prédilection pour gagner en superficie ce qu'il ne peut gagner en profondeur ! Comment alors s'étonner de me voir échouer dans l'application du forceps à une présentation difficile même pour des maîtres de l'art ?

4° Ai-je eu, du reste, à me repentir de mon intervention tardive et de mon essai du rétroceps ? Non, évidemment, et s'il était permis à un obscur praticien de poser la question à un point de vue plus élevé, plus capital, je dirais : « Dans une présentation du siége, quand l'intervention de l'art devient nécessaire, ne doit-on pas donner au rétroceps la préférence sur la version, l'application des crochets mousses ou du forceps? » C'est à nos confrères à rappeler leurs souvenirs, à faire des essais comparatifs avec le rétroceps, à transcrire leurs observations, et à la science à se prononcer quand elle aura groupé un certain nombre de faits analogues. C'est pour nous surtout, médecins de campagne, dont les courses absorbent tout le temps, que semble avoir été fait cet instrument qui nous permet d'agir vite, sûrement et bien, sans exiger une habileté manuelle très-grande. Pour moi, j'ai été émerveillé de la facilité de l'introduction, du maniement et de la puissance de l'instrument, et beaucoup de ses détracteurs seraient convertis comme moi, s'ils l'essayaient sur la femme vivante. Un point sur lequel je ne saurais trop insister, parce qu'il avait jusqu'alors laissé un nuage dans mon esprit, comme sans doute dans l'esprit de bien d'autres ! c'est qu'il n'y a pas la moindre analogie dans le mode d'action du forceps et dans celui du rétroceps. Le premier est une pince, une griffe qui saisit et qui tire ; le second est une main à deux palmes qui se recourbe, prend et pousse d'arrière en avant. Le péché originel du rétroceps est d'avoir une désinence qui, en établissant dans les esprits une ressemblance extrême avec le forceps, a certainement beaucoup nui à la propagation de l'utile découverte de l'ingénieux Dr Hamon. »

§ 10. Dystocie occasionnée par un cloisonnement longitudinal complet du vagin.

Le fait dont je vais donner présentement la relation est, sans analogue, je crois, dans les annales de l'obstétricie. Il s'agit d'un cas dans lequel le diagnostic, rendu très-difficile par suite de conditions cervico-vaginales tout-à-fait exceptionnelles, n'a pu être clairement posé que quelques semaines après la délivrance.

Le 29 octobre 1872, j'arrivais, à six heures du soir, dans le bourg de Saint-Rogatien, distant de sept kilomètres de La Rochelle, auprès de Mme M..., primipare, âgée de vingt-neuf ans, en mal d'enfant depuis le 25, à sept heures du soir. J'étais appelé par deux sages-femmes diplômées, pour un soi-disant cas de grossesse extra-utérine. Cette hypothèse était fondée sur cette considération que, nonobstant les plus violentes douleurs se reproduisant régulièrement depuis une trentaine d'heures, à une portée de trois à cinq minutes, l'orifice cervical n'avait pu encore être reconnu.

Mon premier soin fut de pratiquer le toucher; ce fut en vain que j'explorai attentivement la cavité vaginale à l'aide du médius et de l'index. Je constatai bien, à quelques centimètres de la vulve, la présence d'un léger raphé en relief, correspondant à la partie moyenne de la paroi vaginale antérieure; mais il me fut impossible de reconnaître, sur aucun point de son étendue, où je devais m'attendre à rencontrer l'orifice de l'utérus, le plus léger indice, la plus petite cicatrice ombilicale en rapport avec l'anneau cervical.

Ayant conservé le souvenir d'un cas d'oblitération complète du col utérin, dont j'ai publié l'histoire dans le numéro 38, 1861, de l'*Abeille médicale*, je persistai à croire qu'il s'agissait d'un cas analogue. Je pensai que l'antéversion très-prononcée de l'utérus m'empêchait seule de remonter jusqu'au col, trop haut situé sans doute dans les profondeurs de l'ampoule vaginale.

Au travers de la paroi du conduit, que je considérais comme formée par la lèvre cervicale antérieure fortement distendue, je sentais très-bien la tête, dont il m'était facile de produire le ballottement. A chaque douleur, cette membrane se bombait fortement, ainsi que l'eût fait une véritable poche des eaux.

J'ajouterai que, depuis l'établissement du travail, la malade ne cessait de répandre un peu de sang, circonstance qui me portait à admettre au moins un commencement de dilatation de l'orifice cervical.

Pour tenter d'éclaircir cet obscur diagnostic, je fis placer la patiente en travers de son lit.

Je constatai, au-dessous de l'espace vestibulaire, un bourrelet circulaire affectant, de dehors en dehors, un diamètre total de quinze millimètres à peine. Je tentai d'y faire pénétrer une sonde métallique, prenant cet orifice pour l'entrée du méat urinaire. L'algalie étant vite arrêtée, je considérai ce bourrelet comme étant un cul-de-sac, sans doute formé par des replis des parties molles. Les petites lèvres une fois fortement écartées, je découvris bientôt le véritable orifice de l'urèthre, sensiblement remonté au fond du vestibule. J'y engageai la sonde, qui donna issue à une cuillerée d'urine environ.

Fixé désormais sur la situation de l'urèthre et du bas-fond de la vessie, je m'en tins davantage à l'idée que je m'étais faite de la situation de ma malade. Il ne s'agissait plus que de venir en aide à la nature impuissante, et de prévenir par là des accidents non moins redoutables pour la mère que pour l'enfant.

Adoptant la ligne de conduite que j'avais suivie avec succès dans le cas d'oblitération du col de l'utérus que j'ai rappelé plus haut, je m'armai d'une sonde cannelée, dont je conduisis le bec le long de l'index droit, à l'encontre de la membrane constituée, pour moi, par la lèvre cervicale antérieure fortement distendue. Je m'efforçai d'en produire la perforation, vers la partie moyenne du raphé médian, à l'encontre de la tête. Par malheur les douleurs en ce moment se trouvaient suspendues. Pour ce motif, ou pour tout autre, une triple tentative n'aboutit à aucun écoulement de liquide, particularité dont il m'a plus tard été facile de me rendre compte. Cette manœuvre, en effet, n'avait pu aboutir à la perforation des membranes plus haut placées, et, en ce moment non distendues.

La position devenait perplexe. Je crus, en conséquence, devoir recourir aux lumières d'un confrère, et je vins moi-même requérir l'assistance de mon excellent ami le docteur Pros. A neuf heures, nous étions tous deux auprès de la malade, munis d'un spéculum, qui m'avait fait défaut, pour l'exploration plus minutieuse de la cavité cervico-vaginale.

L'investigation digitale pratiquée par chacun de nous ne nous décela aucune particularité nouvelle. Il en fut de même pour ce qui a trait au catéthérisme. Pour ce qui est du spéculum, nous fîmes aisément pénétrer dans les parties une bonne moitié d'un gros et long instrument en bois, dit *spéculum à cautérisation ignée.* L'aspect des parties ne nous présenta aucune particularité digne d'être signalée. Le diagnostic restait donc de plus en plus en suspens.

Profitant de la situation de la malade, toujours placée en travers de son lit, nous fîmes approcher la lumière pour examiner soigneusement l'état des parties, dans l'espoir de trouver quelque précieux indice.

Notre attention se fixa spécialement sur le bourrelet sous-uréthral dont j'ai plus haut parlé. M. Pros essaya d'y faire pénétrer l'extrémité de l'auriculaire. Il constata qu'il s'agissait d'un véritable méat, au travers duquel il s'efforça d'engager la phalangette de l'auriculaire, puis de l'index, manœuvre des plus douloureuses, qui arracha à la malade des cris perçants. Quelle ne fut pas sa surprise en constatant, non loin de l'orifice, la présence de la tête ? Désireux de m'assurer à mon tour de l'état des choses, j'engageai l'extrémité de l'index au travers de l'étroite ouverture, nonobstant les vives douleurs et l'agitation extrême de la malade. Non-seulement je parvins directement sur la tête, mais je découvris encore une suture oblique d'avant en arrière, vraisemblablement la suture pariéto-occipitale gauche, les battements fœtaux étant très-bien perçus dans le flanc gauche de la mère.

Sur ces entrefaites survient une forte douleur. J'en profite pour opérer la rupture d'une poche des eaux volumineuse qui vient de se former ; issue d'un véritable flot de liquide amniotique.

Désirant donner une bonne impulsion au travail, je m'efforce d'opérer la dilatation digitale de l'orifice, jugé par nous spasmodiquement contracté. J'insinue donc au travers de l'anneau les phalangettes de l'index et du médius, dilatation méthodique qui, de nouveau, arrache à la malade des cris perçants, accompagnés des mouvements les plus désordonnés.

Je puis bientôt pincer quelques replis, que je m'efforce

d'entraîner en les saisissant entre les extrémités de l'index et du médius, puis entre l'index et le pouce, en vue de donner au diagnostic le degré de précision le plus absolu. La partie ainsi arrachée appartenait bien aux membranes, ainsi que je l'avais pensé.

Cette constatation une fois faite, les ténébres du diagnostic s'éclaircissaient quelque peu, et il nous devenait moins difficile de nous rendre compte des conditions si insolites, par lesquelles nous nous étions laissés surprendre.

L'idée d'une occlusion de l'orifice cervical devait manifestement être abandonnée. Il était aussi évident que la membrane que j'avais considérée comme formée par la lèvre cervicale antérieure, fortement distendue, ne pouvait être, à tout prendre, que la lèvre cervicale postérieure.

Ne constatant au-dessus de l'orifice, tant *extra* qu'*intra*, aucune bride, aucun sillon circulaire ; ne rencontrant en arrière qu'un tissu membraneux aminci et d'une égale épaisseur dans tous ses points accessibles ; reconnaissant en avant la présence d'un cul-de-sac peu profond, mais nullement en proportion avec la vaste cavité située en arrière de l'organe, je dus écarter l'idée, soit d'un cloisonnement partiel du vagin, soit d'un utérus bifide, soit enfin d'un allongement hypertrophique du col. Il ne nous restait que deux interprétations rationnelles :

1° L'idée d'un cloisonnement complet du vagin nous vint bien à l'esprit. Cette appréciation, un examen attentif me le démontra plus tard, était la seule exacte. Mais nous crûmes devoir l'écarter encore, en tenant compte des considérations suivantes : Comment admettre un prolongement de la cloison assez complet pour aboutir jusqu'au-dessous du vestibule, et y former un anneau ressemblant, à tous égards, à un méat urinaire un peu développé ? Comment s'expliquer la vive sensibilité de cet orifice, offrant si bien tous les caractères d'un col spasmodiquement contracté ? Bien que de nombreux exemples de conception opérée tant par des hypospadias que par des rapprochements sexuels incomplets rendissent une telle hypothèse admissible, comment supposer tout d'abord un coït fécondant chez une femme conformée de telle sorte, que l'orifice donnant accès à la liqueur spermatique était situé en un point aussi déclive ? Les cas de cloisonnement longitudinal du vagin ne sont pas assurément sans exemple dans la science, mais s'en est-il jamais présenté avec des caractères aussi exceptionnels que dans celui qu'il nous a été donné d'observer ?

Pour ces diverses raisons, nous crûmes devoir écarter encore cette supposition et nous en tenir à l'interprétation suivante :

2o Il s'agissait, suivant toute vraisemblance, chez une primipare d'un tempérament nerveux très-prononcé, d'une contraction spasmodique du col de l'utérus. Sous l'influence des douleurs les plus énergiques et soutenues, la tête était descendue dans l'excavation. Le col, en conservant toute sa résistance et l'imperméabilité de son orifice, avait subi un abaissement assez considérable pour venir prendre place au-dessous de l'espace vestibulaire, affleurant les petites lèvres.

Quoi qu'il en fut d'une telle interprétation, qui nous sembla en ce moment la plus acceptable, il ne nous restait plus qu'à arrêter notre ligne de conduite. A ce point de vue, du moins, notre perplexité devenait moins extrême.

Le travail comptait déjà cinquante et une heures d'invasion (dix heures du soir). Il était plus que temps d'intervenir. Tenant compte, et de la persistance des douleurs, et de l'état spasmodique d'un orifice superlativement douloureux et inextensible, n'avions-nous pas à redouter la production possible d'une rupture de l'utérus ? La prolongation démesurée du travail n'était-elle pas susceptible d'occasionner une inertie de l'organe avec tous ses dangers ? Le produit, en ce moment plein de vie, n'était-il pas enfin gravement exposé par le fait de cet interminable travail ? Confiants dans les ressources de la nature, fallait-il nous retirer, remettant la malade aux soins des sages-femmes qui nous avaient appelés en aide ?

Je me prononçai fortement pour une intervention immédiate, comme étant le seul parti commandé par la raison et la prudence. Cette opinion n'ayant pas tardé à prévaloir, restait à arrêter le *modus agendi.*

Pour éviter toutes chances de déchirures et faciliter le passage de l'instrument, je proposai de pratiquer sur la partie postéro-latérale de l'orifice cervical deux ou trois incisions peu profondes. Ayant à compter avec les préjugés, je rencontrai une opposition devant laquelle, à mon grand regret, je dus m'incliner. Il fut néanmoins décidé qu'une application de rétroceps serait immédiatement tentée.

Je dis tentée : car je ne pouvais me faire fort de faire pénétrer l'instrument au travers d'un orifice tellement rigide et contracté , que, diamétralement distendu , l'ouverture ne mesurait pas plus de trente-cinq millimètres. Or, on le sait, les étroites cuillers du rétroceps affectent encore une largeur de trente-sept millimètres.

Aucune autre alternative ne m'étant laissée, je me décidai à tenter néanmoins l'épreuve.

En conséquence, je saisis la branche gauche de mon instrument : écartant et soulevant à la fois, à l'aide des extrémités de l'index et du médius droits, la lèvre gauche de l'orifice cervical, je m'efforçai d'insinuer sur leur pulpe le bec de ma cuiller. En quelques secondes, à ma grande surprise, le premier levier était aisément introduit au sein des organes. Je répétai aussitôt, avec un égal bonheur, la même manœuvre pour la branche droite. Les deux leviers articulés sur leur support commun, je priai M. Pros de s'assurer du bon placement des cuillers.

A mon grand désappointement, il m'annonça que la branche gauche était mal placée. Je pus, en effet, constater que cette dernière, mal guidée par mes doigts, qui avaient dû instinctivement se retirer devant le bec de la cuiller , comme pour lui céder le passage, je constatai, dis-je, que cette cuiller avait glissé sur le col pour passer dans le cul-de-sac vaginal postérieur. La membrane cervicale était donc interposée entre l'instrument et la tête.

Je retirai la cuiller, et procédai plus attentivement encore, suivant le même mode, à son application. Cette seconde tentative ne fut pas plus heureuse que la première. En conséquence, je priai M. Pros de soulever lui-même, en dehors de mes doigts, le col utérin, en vue de prévenir un nouveau glissement du bec de la cuiller. Ainsi conduite, l'opération réussit à souhait, et bientôt nous eûmes en main un instrument très-bien placé.

Profitant de la première douleur, j'opérai avec trois doigts une traction méthodique, qui eût pour effet d'abaisser la tête dans le champ cervico-vulvaire.

Confiant alors l'instrument au docteur Pros, que je désirais initier à la manœuvre du rétroceps, je vis en quelques secondes, c'est-à-dire un peu trop vite à mon sens, se dégager la tête. Quelques instants après, venait au monde une fille vivace des mieux développée.

Je procédai aussitôt à la délivrance, par expression utérine, et amenai, en quelques instants, un arrière-faix dont je constatai l'intégrité.

Fort heureusement, peu rassuré par le fait de la longueur démesurée du travail, je ne perdis pas de vue la malade ; je constatai promptement l'inertie complète de l'utérus, dont j'excitai en vain le fond. Soudain la malade pâlit, et il se déclara une hémorrhagie foudroyante. Un jet de sang, du volume d'une plume d'oie, jaillit des parties en longue arcade. C'était du sang fluide qui s'était frayé une issue au travers des caillots obstruant l'orifice des organes maternels.

Nous vidâmes le vagin et l'utérus, nous fîmes des applications froides sur l'hypogastre ; nous chatouillâmes la malade, nous la fîmes mâchonner du seigle ergoté en grains, etc. Pendant plus de vingt minutes, le sort de notre accouchée fut en suspens. Enfin nous nous rendîmes maîtres de la situation.

Pour en finir avec l'état local, j'ajouterai que nous constatâmes dans le vagin quelques lambeaux flottants, résultant de la déchirure de ce que nous considérions encore comme la membrane cervicale. Quant au col utérin, nous le trouvâmes à la hauteur ordinaire, avec les conditions qui lui sont propres, à la suite immédiate de l'accouchement.

Pour compléter ce que j'ai présentement à dire au sujet de cet organe, je dirai que le 29 octobre, ayant fait une visite à la malade, j'ai essayé en vain de parvenir jusqu'au col de l'utérus. Comme cette exploration était fort douloureuse, en raison de l'état de sensibilité de l'orifice vulvaire ; comme aussi l'ampoule vaginale ne paraissait offrir rien d'anormal, je n'insistai pas plus que de raison sur une investigation que je me proposais, du reste, de pratiquer avec soin en son temps, c'est-à-dire après le complet rétablissement de l'accouchée.

Quant à l'enfant, je relevai bientôt l'impression des cuillers. Des stigmates rosés et linéaires, qui disparurent du jour au lendemain, indiquaient que l'une d'elles avait pris appui sur la région malaire gauche, l'extrémité du bec répondant au niveau de la bouche, le bord interne de cette même cuiller correspondant à la commissure de l'œil homonyme. La seconde cuiller avait embrassé la tempe droite, son bord interne ayant tracé un léger sillon vers la commissure externe de l'œil de ce même côté.

Les suites de cet accouchement ont été si heureuses, qu'il n'a pas été nécessaire de me faire venir de nouveau auprès de la malade.

Le 9 décembre, Mme M... est venue me trouver dans mon cabinet, décidée à subir un examen, dont je n'avais pas manqué de lui faire comprendre l'importance, eu égard aux éventualités d'une nouvelle grossesse.

L'état général ne laissait rien à désirer. Au point de vue local, je pus relever les particularités suivantes, qui projettent le plus grand jour sur un fait, je crois, sans précédent dans les annales de la science.

Ma cliente placée en face du jour, sur mon lit à examen, je procédai à une application du spéculum. Le vagin était le siége d'une inflammation mal éteinte. Je m'efforçai vainement de découvrir le col de l'utérus. La sensibilité de l'organe rendant les manœuvres trop douloureuses, j'y crus devoir renoncer, sauf à y revenir en un moment plus opportun. Je pus toutefois constater *de visu* la présence de deux colonnes latérales et longitudinales légèrement saillantes, de l'un et de l'autre côté du vagin, parallèles à la direction du canal de l'urèthre. C'étaient les derniers vestiges de la cloison membraneuse prise par nous, bien à tort, on va bientôt le voir, pour la lèvre cervicale postérieure distendue.

En retirant le spéculum, je constatai bientôt, au niveau de l'espace vestibulaire, avec les dimensions et les caractères susmentionnés, le soi-disant orifice de l'utérus, que je ne saurais mieux comparer qu'à un méat urinaire assez développé, tel qu'on le remarque chez bien des multipares. Je saisis une algalie et l'engageai assez profondément au travers du conduit. Or, voici la curieuse particularité que je remarquai, et qui me donna la clef de la bizarre anomalie qui nous avait si longtemps tenus en suspens et induits en erreur jusqu'au dernier moment.

L'anneau était complet, mais sa partie postérieure était constituée par une véritable bride, large d'un centimètre environ. Au-delà, et entre les deux colonnes latérales dont j'ai plus haut fait mention, la sonde était visible par suite d'une perte assez considérable de substance de la cloison membraneuse, déchirée lors de l'accouchement.

Il eût été intéressant de découvrir le col, afin de constater le lieu d'implantation supérieur de l'expansion membraneuse. Mais, eu égard à la sensibilité des parties, je ne pus compléter ma recherche ni avec le doigt ni avec le spéculum. Je ne négligerai pas de me livrer à de nouvelles recherches dès que l'occasion m'en sera fournie, et je ferai tous mes efforts pour la faire naître.

D'après les données qui précèdent, il devient facile enfin de poser un diagnostic rétrospectif précis.

Il s'agissait, en fin de compte, d'un cloisonnement complet

du vagin, ou d'un double conduit : le postérieur très-ample, affectant tous les caractères tangibles de l'ampoule physiologique, mais, en somme, constituant un cul-de-sac sans communication supérieure avec la cavité utérine ; le second, beaucoup plus étroit, aboutissant à l'orifice cervical, et terminé par un anneau rigide d'un très-petit diamètre, vers la commissure antérieure des petites lèvres.

L'étroit anneau en question se sera reconstitué *post partum*, par l'affrontement des parties déchirées, ce qui rend compte de l'intégrité actuelle de cet orifice. Quant à la portion membraneuse supérieure, déchirée par le fait de l'accouchement, les bords flottants en ont été trop écartés pour pouvoir se rencontrer et se réunir. Il en est résulté une perte de substance assez considérable, et les deux colonnes latérales en sont restées les seuls vestiges.

Rien de plus aisé désormais que se rendre compte de ce qui s'est passé lors de l'accouchement.

Le col, profondément placé au fond du vagin antérieur, s'est dilaté comme dans toute couche physiologique. La poche des eaux s'est formée et s'est engagée au-dessous de la tête, ainsi qu'il m'a été possible, au moment des contractions, de le constater à l'aide du doigt, au travers de la cloison vaginale intacte.

On conçoit très-bien, dès lors, la cause véritable de la dystocie. Il y a tout lieu de croire que l'intervention de l'art était seule susceptible de sauver deux existences si sérieusement menacées.

On peut toutefois se demander si un tel diagnostic, précisé à temps opportum, eût été de nature à nous tracer une ligne de conduite différente de celle que nous avons suivie ? On peut encore se poser une autre question connexe. Sans la sagace remarque de mon ami le docteur Pros, qui m'a signalé la nature de l'orifice sous vestibulaire, je me fus arrêté à ma première idée, à savoir : qu'il s'agissait d'un cas d'occlusion de l'orifice cervical. Quelle eût pu être la conséquence des manœuvres auxquelles j'aurais cru bon d'avoir recours, en m'en tenant à une telle appréciation ?

En somme, je crois que, dans tous les cas, le résultat eût été le même. Il était indispensable de frayer une voie à la tête. Dans l'espèce, cette voie a été le fait unique du déchirement. Dans mon hypothèse, une étroite issue aurait été pratiquée vers le milieu de la cloison, puis suffisamment agrandie avec les doigts pour permettre le passage des cuillers du rétroceps.

Il y a tout lieu de croire que, finalement, les résultats eussent été les mêmes.

Fort heureusement pour le bien de l'humanité, il en est souvent ainsi. Combien de fois des erreurs de diagnostic bien autrement sérieuses que celle dont il est ici question n'ont-elles pas abouti aux résultats les plus heureux ? Combien de fois ne nous est-il pas donné de rectifier *à posteriori* les appréciations diagnostiques en apparence les plus rationnelles et les mieux fondées ? Il n'est que trop de cas, en effet, qui dépassent le savoir des simples mortels ! Et pour ne parler que de celui qui nous occupe en ce moment, est-il bien étonnant que deux accoucheurs non spécialistes se soient laissé surprendre par une anomalie susceptible, en somme, de dérouter de bien plus habiles ? Ne nous affligeons donc pas outre raison de notre insuffisance sur des points de détail qui, à tout prendre, n'ont pas une importance pratique trop capitale, en nous rappelant cette consolante maxime : *Tout est bien qui finit bien.*

J'ai trop insisté sur chacune des particularités de cette intéressante observation, pour me livrer ici à des commentaires superflus. Je ne saurais toutefois terminer ce chapitre sans faire encore une remarque concernant le rétroceps.

Cet instrument m'a encore une fois rendu un service que, dans l'espèce, toutefois, je n'essayerai pas d'exagérer.

Une des plus précieuses qualités qui lui appartiennent en propre, c'est de pouvoir être appliqué, articulé et utilisé à une période très-rapprochée du début du travail, alors que la mise en œuvre de tout forceps symétrique est rendue matériellement impossible, par le défaut de dilatation et de dilatabilité de l'orifice cervical.

Dans le cas présent, je le veux bien, il n'y avait nul péril en la demeure ; il y a plus, il eût été possible, à l'aide de quelques petites incisions, de frayer le passage aux larges cuillers du premier forceps ; mais il est des cas où une telle pratique est impossible. Cependant il peut y avoir danger pour deux existences, plus ou moins sérieusement menacées.

Il en est ainsi, notamment, dans les attaques d'éclampsie ; dans les cas d'insertion vicieuse du placenta sur le col de l'utérus ; dans l'état tétanique de cet organe ; dans les cas de procidence du cordon, etc., etc. Or, dans ces conditions critiques, que ne donnerait-on pas pour pouvoir disposer d'un engin assez heureusement conçu pour permettre une intervention aussi inoffensive que rapide ? Nombre de fois, en pareilles circonstances, le rétroceps a rendu les plus signalés services. Ces jours derniers encore, M. le docteur Duplessy, professeur d'accouchements à l'école de Rochefort, m'en citait un exemple emprunté à sa propre pratique. Sans parler de ses autres qualités propres, c'est là un titre sérieux qui recommande le rétroceps à l'attention de tous les accoucheurs soucieux de se tenir à la hauteur de leur art.

§ 11. De la rigidité du col de l'utérus, considéré comme cause de dystocie.

Les cas de dystocie par rigidité du col de l'utérus se rencontrent assez fréquemment dans la pratique. L'emploi méthodique du rétroceps permet presque toujours de surmonter sans trop de peine ce genre de difficulté.

En de telles conditions, le principal obstacle au travail artificiel tient au défaut de perméabilité de l'orifice cervical, qui rend fort délicat le premier temps de la manœuvre. Malgré l'extrême facilité de leur introduction, les cuillers exigent, en effet, une certaine dilatation du col de l'utérus. Or , il peut arriver que cette condition capitale soit loin d'être réalisée, au moment où l'accoucheur juge à propos d'intervenir. En pareils cas, toutefois, il est d'ordinaire assez facile de préparer artificiellement la voie aux cuillers.

Pour appuyer cette assertion, je ne saurais mieux faire que de relater un fait de cette nature, que j'ai récemment observé. Il me permettra de faire voir de quelle façon il convient de procéder, pour obtenir le degré nécessaire de perméabilité du col, puis l'effacement progressif de l'orifice cervical, et, en fin de compte, l'entraînement de la tête.

Le 4 avril 1873, je fus appelé en ville, à deux heures du matin, par Mme Durandeau, sage-femme, pour terminer un travail comptant trente-six heures d'invasion. Depuis le premier moment, les douleurs les plus cruelles n'avaient cessé de se reproduire presque coup sur coup. Il s'agissait d'une primipare âgée de vingt-huit ans, douée d'une bonne constitution.

Battements fœtaux très-retentissants dans le flanc gauche (OIGA).

La tête est à peine engagée au détroit supérieur. Au travers d'un orifice cervical, offrant une dilatation égale environ au diamètre d'une pièce de deux francs, je perçois à gauche la fontanelle postérieure. Col un peu aminci, mais très-peu dilatable.

Ce travail ne me sembla pas assez avancé pour légitimer une intervention immédiate active. En outre de cette considération, les bruits fœtaux ne traduisant aucune souffrance du produit de la conception, la temporisation me parut indiquée. En conséquence, je manifestai l'intention de me retirer.

A cette proposition, la sage-femme, qui en était à sa seconde nuit blanche, me sollicita avec instance d'en finir, me rappelant que, plus d'une fois déjà, elle m'avait vu terminer en peu de temps des couches se présentant en des conditions analogues. La patiente joignit ses prières à celles de la matrone, prétendant qu'elle se sentait hors d'état de supporter plus longtemps d'aussi cruelles souffrances, et me suppliant de ne la point laisser mourir.

Ces sollicitations pressantes me décidèrent à tenter les chances d'un accouchement artificiel.

Il fallait, tout d'abord, tracer la voie aux étroites cuillers du rétroceps. Dans ce but, je m'efforçai, à l'aide de deux doigts, d'obtenir un certain effacement du col. Après dix à quinze minutes de dilatation digitale méthodique, l'orifice me sembla doué d'un degré de perméabilité suffisant pour le passage de la première cuiller.

Il s'agissait d'une *couche sèche*. La poche des eaux, rompue la veille à quatre heures du soir, avait donné issue à une cuillerée à peine de liquide amniotique. Les organes générateurs étaient d'une aridité extrême.

Je commençai par faire de larges onctions avec du saindoux non salé. Cette précaution prise, l'index droit utilisé comme conducteur, je dirigeai sur sa face palmaire le bec de la cuiller gauche, jusqu'à l'orifice cervical. Ne pouvant parvenir à l'engager ainsi au travers de l'étroite ouverture, j'introduisis l'index et le médius jusqu'à l'anneau utérin, que je soulevai et écartai de mon mieux, pour faciliter le passage de l'agent de préhension.

Ce temps délicat de la manœuvre ne put être exécuté que grâce à de patientes tentatives. L'aridité des organes internes était telle, que le glissement de la cuiller ne pouvait s'effectuer qu'avec une peine extrême. Avec de la patience et de la circonspection, je parvins enfin à mettre en place le premier levier. Mais restait à poser le second, ce qui était loin d'être une œuvre facile.

Tout d'abord je m'efforçai d'obtenir un peu plus d'ouverture, en dilatant avec une certaine force la lèvre cervicale antérieure, à l'aide de l'index et du médius droits.

Par malheur, depuis minuit environ, les douleurs s'étaient tout-à-fait éteintes. Je n'avais donc plus lieu de compter sur l'assistance de la nature.

En quelques minutes j'avais, par un tel mode, obtenu une

certaine dilatation de l'orifice. Cette dilatation, cependant, était à peine suffisante pour le passage de la seconde cuiller.

Pour faciliter ma manœuvre, je crus nécessaire de faire placer la malade en travers du lit. Je m'aperçus bientôt qu'il me serait impossible de me servir du doigt, pour guider jusqu'au-delà du col le bec de la deuxième cuiller. Pour y arriver, je me décidai à utiliser la première branche, ainsi que nombre de fois j'ai eu l'occasion de le faire avec bonheur. En conséquence, je glissai le bec de la cuiller droite le long de la tige congénère, puis en avant de la cuiller déjà mise en place. Cette opération délicate fut heureusement conduite sans arracher à la malade le moindre cri de souffrance.

Les deux leviers furent ensuite tour à tour articulés tels quels, ainsi qu'il est de règle, avec la plus grande facilité. Vingt-trois centimètres d'acier se trouvèrent engagés au sein des organes maternels.

C'était beaucoup d'être parvenu à faire franchir à mes cuillers un aussi étroit orifice, mais non moins difficile était ce qui me restait encore à faire.

Dès ma première traction, je m'aperçus que j'allais avoir à lutter contre un sérieux obstacle. Le col, rigide et inextensible, apportait au passage de la tête une barrière infranchissable. A chaque effort, opéré avec une seule main, j'abaissais à la fois l'organe fœtal et le col utérin, et je sentais se former, en avant des tiges, cette bride transversale qu'un accoucheur prudent doit bien se garder de franchir par la force brutale.

Par bonheur, je pouvais disposer d'une assistance intelligente : je priai la sage-femme de relever fortement, durant les tractions, avec la pulpe de l'index et du médius, la lèvre cervicale antérieure, et de la repousser de son mieux au-dessus de la tête.

Après quelques tractions, l'organe était descendu sur le plancher périnéal.

Cependant la tête n'était pas encore décoiffée, et la bride cervicale ne continuait pas moins à lui barrer le passage.

Je me décidai à intervertir les rôles. Je confiai l'instrument à des bras reposés, et pendant les tractions effectuées avec intelligence par Mme Durandeau, je me chargeai moi-même du soin de repousser la lèvre cervicale en arrière et en haut de l'arcade pubienne.

Après quelques tractions latéralisées, la tête avait franchi l'anneau cervical, et faisait bomber le plancher périnéal. Alors je repris en main l'instrument. Mais l'anneau vulvaire était à ce point étroit et indilatable, que j'en craignis la rupture.

A l'aide de deux coups de ciseaux, je pratiquai un débridement de 0m,01 de l'un et de l'autre côté, et à peu de distance du raphé médian. Encore quelques tractions bien ménagées, et j'obtins le dégagement occipito-pubien de la tête.

J'avais ainsi extrait un magnifique enfant, qui vint au monde étonné. J'eus quelque peine à le rappeler à la vie. Il est à croire qu'un tel état doit être attribué aux effets de la compression qu'a dû subir l'incéphale, durant une extraction rendue laborieuse par la constriction cervicale, jointe à l'aridité des organes, et au défaut de tout enduit cébacé sur la tête.

La cuiller gauche du rétroceps avait fait une légère empreinte sur la région pariétale gauche. La droite avait pris appui sur le milieu du front. Ces marques avaient disparu le lendemain.

Délivrance presqu'immédiate, par expression utérine.

A trois heures et demie, j'étais de retour à mon domicile. Il m'avait donc suffi de moins d'une heure et demie pour mener à bien un tel travail, en l'absence de toute douleur naturelle.

Nonobstant la complication d'une grippe assez intense pour déterminer, pendant quelques jours, une évacuation involontaire des urines, cette femme s'est assez vite rétablie pour reprendre, au bout d'un septenaire, le cours de ses occupations domestiques.

Ce fait, après tant d'autres, met hors de doute la sûreté et l'innocuité d'action du rétroceps, alors même qu'il est mis en œuvre dès la période initiale de l'acte de la parturition. Nombre de fois il m'est arrivé de brusquer ainsi le travail. Eh bien ! je le déclare en toute conscience, non-seulement jamais je n'ai eu à déplorer le moindre malheur, mais j'ai toujours retiré de cette manière de faire les avantages les plus marqués.

Je puis l'affirmer, du reste, il n'est pas un partisan du rétroceps qui ne partage une telle opinion, et ne soit disposé, le cas échéant, à suivre la même ligne de conduite.

Ces idées sur l'ocytocie, d'ailleurs, sont loin de m'être personnelles.

Il n'est pas d'accoucheur qui, dans les limites de son pouvoir, ne s'efforce de hâter la solution du travail. C'est dans cette vue, entre autres, que M. Mattei préconise un certain nombre de manœuvres, qui constituent ce qu'il appelle *ses petits moyens*. C'est dans le même but que les matrones, avec et surtout sans diplôme, suivant en cela les habitudes toutes instinctives des peuplades sauvages, exerçent des pressions plus ou moins méthodiques sur les parois abdominales, sur le plancher périnéal, sur la paroi antérieure de l'extrémité inférieure du rectum, etc.

Il est, dans cette ville même, une sage-femme très-répandue, et jouissant d'une légitime notoriété, qui met chaque jour avec bonheur en pratique l'accouchement rapide. Je dirai même que c'est de madame Gaudin que j'ai appris la dilatation digitale forcée, qui s'effectue en opérant à la fois avec un ou deux doigts de chaque main, et en sens contraire, sur chacune des lèvres cervicales. (Voir plus loin de l'*accouchement forcé*, Obs. III.)

Depuis vingt-six ans que l'habile sage-femme exerce avec honneur à la Rochelle, l'art des accouchements, elle a eu des centaines de fois l'occasion de hâter la solution du travail, par le moyen de ces manœuvres manuelles. Loin d'avoir eu lieu de s'en repentir, elle n'a jamais retiré que les plus grands avantages de cette hâtive, mais intelligente intervention.

Il ne faut pas l'oublier, et je ne saurais trop insister sur ce point, aucun organe peut-être n'est plus tolérant que le col de l'utérus. Lorsque, à la suite du travail de la parturition, il survient quelqu'accident du côté des organes gestateurs, il convient d'en rapporter la cause, soit à des conditions individuelles défavorables, soit à des manœuvres effectuées avec une impéritie ou une brutalité insignes.

Dans ces manœuvres, est-il besoin de le faire remarquer ? il faut avoir bien soin de ménager l'anneau vulvaire. Car, en outre qu'il n'y a rien à gagner, au point de vue de l'énucléation cervicale de la tête, en agissant sur lui, ces parties, au superlatif délicates, sont loin d'être douées de la même tolérance que l'orifice de l'utérus.

Donc, l'accouchement accéléré autant que possible, dans tous les pays, civilisés ou non, a été et sera toujours l'objectif des accoucheurs petits et grands.

C'est pour le mettre en pratique que s'administre chaque jour, avec une si déplorable profusion, la poudre doloripare, dont l'aveugle emploi donne lieu, avec si peu de compensation à d'incalculables catastrophes. C'est pour réaliser, avec moins de dangers, la même indication que l'on a tenté, dans ces dernières années, de remettre en honneur l'émétique, et le sulfate de quinine. C'est dans la même vue qu'ont été tour à tour conseillés : l'électricité, la matricaire, le café, la lobélie, la busserole, le sené, le chanvre Indien, le sulfure de carbone, le borax, le castoréum, la cannelle, la belladone, etc., etc ; richesses stériles, expédients décevants, qui ne font que justifier cette trop véridique sentence de notre immortel fabuliste :

N'en ayons qu'un ; mais qu'il soit bon (Le chat et le renard).

Je rappellerai incidemment que, pour réveiller les douleurs, et hâter la dilatation du col de l'utérus, j'ai eu moi-même plusieurs fois recours aux irrigations utéro-vaginales et surtout intra-cervicales à grande eau, durant la première période du travail.

Il est vrai que, dans la voie de l'ocytocie, j'ai été plus avant que mes devanciers. La raison en est simple, c'est qu'il m'a été donné de disposer d'un agent réalisant, avec un rare bonheur, toutes les conditions indispensables pour une intervention à la fois très-prompte et inoffensive. Cette pratique constituerait, sans aucun doute, depuis longtemps déjà, une méthode classique si, entre les trop nombreux engins tour à tour proposés, il s'en était trouvé un seul assez heureusement conçu pour permettre de mettre en œuvre, avec autant de facilité que de sécurité, un tel mode de délivrance.

§ 12. Présentation du vertex, avec complication de procidence des mains et du cordon. — Application facile du rétroceps. — Extraction rapide d'un enfant vivant.

L'observation suivante m'a été communiquée par le docteur De Henne, de Bourbourg (Nord). Je la transcris sans y rien changer.

« Appelé le 11 mars 1873, à une heure quinze minutes du matin, près de la femme Baude, qui est à son septième accouchement, tous laborieux, les eaux viennent de s'écouler; la dilatation est complète ; au toucher je trouve une procidence du cordon, puis les deux mains, et plus haut la tête fléchie en O I D A. Je parviens à refouler un peu la main droite ; après réflexion j'applique facilement le rétroceps que j'articule au troisième trou, et en trois légères tractions j'amène une forte fille asphyxiée avec léger stigmate frontal à droite : la main gauche était restée appliquée sur la tête de l'enfant en sortant de la vulve ! Au bout de quelques minutes l'enfant respirait ; depuis il prend le sein, et est en bonne santé. La version, en outre des dangers qu'elle fait encourir à l'enfant, et des douleurs qu'elle entraîne toujours pour la mère, me paraissait très-difficile. Je crois aussi que l'emploi du forceps aurait été impossible : j'aurais dû l'appliquer sur les bras de l'enfant.

» L'accouchement était terminé et mon rétroceps lavé à dix heures cinquante minutes. Je n'ai jamais, je crois, réussi si vite. »

§ 13. **Heureuse application du rétroceps, pour l'extraction d'un énorme polype de l'utérus.**

Pour en finir avec les applications cliniques du rétroceps, je dois rappeler un cas qui n'a d'afférence qu'au point de vue pratique, avec la dystocie à proprement parler. Dans le cas en question, cet instrument a été utilisé avec bonheur, dans des conditions tout exceptionnelles.

Le fait qui va suivre s'est passé dans la pratique de M. le Dr Bilhouet. Il se trouve relaté dans le compte-rendu des travaux de la Société de Jonzac pour l'année 1867-1868. Je copie textuellement dans le rapport ce qui a trait à l'observation dont il s'agit :

« M. Brard père vous avait, dans une des séances de la société, parlé d'une femme de quarante-cinq ans, qui était venue le consulter pour une tumeur qu'elle portait depuis un an et demi dans l'utérus.

« Cette tumeur peu accessible paraissait dès lors très-volumineuse, et donnait lieu à des hémorrhagies fréquentes et abondantes, qui mettaient la vie de la malade en péril. Cependant le col, qui était très-haut et fort peu dilaté, ne permettait alors que bien difficilement une opération.

« Pendant six mois, cette malade fut perdue de vue, mais la fin de l'observation vous a été alors apportée par M. Larquier, qui tenait les renseignements des confrères mêmes qui donnaient leurs soins à cette femme.

« La tumeur s'étant abaissée de plus en plus, s'engagea dans l'excavation pelvienne, en amenant la dilatation complète du col. M. le Dr Bilhouet songea alors à l'extraire avec le forceps, et, armé du nouvel instrument de M. Hamon, il accoucha heureusement la malade d'un polype globuleux, ayant la grosseur d'une tête de fœtus à terme et un pédicule du volume des cinq doigts réunis. On réséqua le polype, après avoir lié son pédicule, et la femme reprit sa bonne santé antérieure. Ce polype était de nature fibreuse, et criait sous le scalpel. »

DE L'ACCOUCHEMENT FORCÉ, EFFECTUÉ AU MOYEN DU RÉTROCEPS.

Il est, en obstétricie, un certain nombre de cas dans lesquels une intervention active de l'homme de l'art est appelée à rendre les plus signalés services. Grâce à elle, l'accoucheur peut être assez heureux pour arracher à la mort des existences gravement compromises, voire même fatalement condamnées. Il est hors de doute, que, dans de telles conditions, la funeste doctrine de la temporisation tranche, chaque année, les jours d'un nombre considérable de victimes, qu'une pratique militante habile serait susceptible de conserver à la famille et à la société.

Ce sont de telles considérations qui m'ont conduit à inaugurer une nouvelle méthode obstétricale en mettant en œuvre l'*accouchement physiologique artificiel.*

L'innocuité de ce mode de délivrance, maintes fois démontrée par une foule de faits qui se sont passés dans ma propre pratique, ainsi que dans celle de nombreux confrères qui ont bien voulu s'engager dans la même voie, devait, par une pente naturelle, m'inspirer l'idée de l'*accouchement forcé.*

Est-il nécessaire de faire ressortir les différences qui distinguent ces deux modes de délivrance ?

Dans le premier, le travail, à terme ou non, est régulièrement établi ; l'intervention de l'accoucheur a pour unique effet d'en accélérer la marche, en faisant fructifier les douleurs naturelles.

Dans le second mode, quel que soit le terme de la grossesse, le travail n'est pas établi. Le col est épais , à peine ouvert, indilatable. Les contractions utérines sont insignifiantes ou nulles. La parturition s'effectue en l'absence de toute douleur physiologique. Ce n'est que par des manœuvres digitales et instrumentales que l'accoucheur parvient à assouplir, à effacer graduellement l'orifice cervical, de manière à frayer artificiellement un passage au produit de la conception.

Jusqu'à ce jour, les accoucheurs se sont trop habitués à se considérer comme de simples ministres de la mère nature, et à n'intervenir activement qu'à la dernière heure. Des statistiques bien faites auraient pour résultat d'établir péremptoirement les funestes conséquences d'une telle pratique, au point de vue de la léthalité maternelle, mais surtout infantile.

Nombre de fois, déjà, j'ai signalé les causes de la stagnation de l'art sur ce point de pratique tocologique. Ces causes sont de deux ordres :

En premier lieu, il faut tenir compte des dangers de la manœuvre des engins obstétricaux classiques, et de la répugnance bien légitime que leur seule vue suffit pour inspirer aux femmes et aux familles.

La seconde considération, beaucoup plus capitale, tient à l'impossibilité absolue de mettre en œuvre ces mêmes instruments, tant que les organes générateurs n'ont point acquis un degré suffisant de perméabilité. Pour qu'il soit possible de faire un bon usage du forceps symétrique, il est indispensable, en effet, que le col utérin soit assez dilaté et dilatable, non-seulement pour permettre l'intromission de chacune de ses larges cuillers, mais encore pour rendre possible la pose symétrique des deux leviers, et partant, leur articulation.

Or, ces obstacles matériels sont insurmontables dans la première période du travail. A l'aide du forceps classique, il ne faut donc point songer à pratiquer l'accouchement physiologique artificiel. Bien moins encore cet instrument peut-il être utilisé pour effectuer de bonne heure l'accouchement forcé. Un seul engin obstétrical rend un tel mode de délivrance possible, et sans le moindre péril pour les deux existences menacées. Cet engin, c'est le rétroceps.

Ces précieuses vertus, le nouvel instrument les doit aux conditions propres de sa construction, de sa manœuvre et de son mode d'action.

Ses étroites cuillers rendent son passage possible au travers d'un col présentant seulement une ouverture de 0,04 à 0,045 de diamètre. Leur point de pénétration correspond toujours à la partie la plus aisément perméable de l'orifice cervical. Elles doivent, en principe, être engagées dans l'aire postéro-latérale du bassin. Dernière et capitale considération ; les deux leviers, une fois introduits dans le sein de l'organe gestateur, par suite d'un mécanisme particulier, s'articulent spontanément.

En résumé : innocuité d'action ; introduction facile à une période du travail où la dilatation du col est loin d'être complète ; articulation toute naturelle des deux branches, telles sont les qualités exclusivement propres au rétroceps ; qualités qui, par son emploi, rendent l'intervention de l'homme de l'art possible et efficace à un moment où tout engin symétrique deviendrait d'un dangereux usage ou même inapplicable.

De telles vues, je ne saurais en douter, seront loin d'être accueillies avec faveur par une certaine catégorie d'accoucheurs. On ne rompt pas impunément en visière avec la pratique routinière des siècles ! Assurément, ce ne fut pas non plus sans de vives appréhensions qu'un accoucheur osa faire la première application de la formidable pince, avec l'emploi de laquelle se sont depuis familiarisés ses descendants. Il en sera de même, j'en ai l'assurance, du mode de délivrance inauguré par le rétroceps, lorsque chacun se sera bien pénétré de l'innocuité de telles manœuvres sagement effectuées, et des bienfaits qui en sont le fruit. Toutefois, je ne saurais me le dissimuler, la généralisation d'une telle pratique sera surtout l'œuvre du temps, ce grand maître devant lequel s'effacent les préjugés étroits et les mesquines passions de l'intérêt personnel !

Je me propose, dans le présent chapitre, de traiter de l'*accouchement forcé*. Je donnerai la relation de quelques faits par moi-même observés. J'en puiserai quelques autres dans la pratique de mes confrères. J'espère que cette étude établira tous les avantages du nouvel instrument qui, dans ces graves conditions, est susceptible de rendre des services qu'on attendrait en vain d'aucun des nombreux forceps proposés jusqu'à ce jour.

Obs. I. *Primipare épuisée par le fait d'une grave affection exanthématique. — Accouchement forcé heureusement effectué au moyen du rétroceps. — Excellents effets de ce mode de délivrance, au double point de vue de la mère et de l'enfant.*

Mme R... venait d'être atteinte, au terme de huit mois, d'une rougeole grave, ayant pour principaux caractères une diarrhée abondante et un collapsus assez marqué pour donner lieu à de vives appréhensions. L'affection morbilleuse avait à peine pris fin, laissant à sa suite une extrême prostration des forces, lorsque les douleurs de l'accouchement se déclarèrent, très-peu énergiques, vers le milieu de la nuit du 5 au 6 septembre 1870. Ce ne fut qu'à sept heures et demie du matin que j'arrivai auprès de la malade.

Je trouvai la tête dans l'excavation. Le col, très-épais et rigide, n'affectait guère que 0,03 de dilatation. La fontanelle antérieure correspondait à l'aire centrale du bassin. Bruit des doubles battements très-nettement perçu dans le flanc gauche de la mère. Il s'agissait donc d'une position OIGT, ou A.

J'effectuai quelques titillations du col, dans l'espoir de réveiller les douleurs, qui, depuis une ou deux heures, faisaient complétement défaut. Dans le même but, je fis prendre à la malade un bain de siége de trois quarts d'heure de durée. Je ne parvins, par l'emploi de ces moyens, qu'à donner lieu à des contractions utérines insignifiantes.

A neuf heures, il se forma cependant une petite poche des eaux, que je rompis, dans l'espoir que l'écoulement d'une certaine quantité de liquide amniotique pourrait donner un peu d'impulsion au travail. Il s'écoula environ un demi-verre de ce même liquide; mais le résultat de cette évacuation prématurée n'amena, ainsi qu'il n'est trop de règle, aucun changement dans la position de Mme R...

Combien de temps un tel état de choses pouvait-il se prolonger? La malade se trouvait dans un état de faiblesse extrême. Si l'on ne venait point à son aide, quelles pouvaient être les suites d'une prolongation indéfinie du travail, au double point de vue de la mère et de l'enfant?

L'état du col était toujours le même. Sa rigidité, son épaisseur, son étroite ouverture rendaient absolument impossible toute intervention au moyen du forceps symétrique. Dans les mêmes circonstances, au contraire, les conditions de structure et de fonctionnement propres au rétroceps, rendaient son emploi possible, sans faire encourir à la mère le moindre danger. Convaincu donc qu'il n'y avait qu'à gagner, à tous égards, en intervenant sans différer, je me décidai pour l'action.

Il était en ce moment neuf heures et demie. Je m'armai de la cuiller gauche, et m'efforçai de la faire pénétrer entre la tête et le col utérin. Après trois essais infructueux, je me vis contraint de renoncer, pour l'instant, à une semblable tentative. Cet insuccès, d'ailleurs, venait d'une triple cause:

En premier lieu, il s'agissait d'une couche *sèche*. Les organes génitaux étaient d'une aridité extrême; le cuir chevelu (l'avenir ne tarda pas à m'en donner la certitude), était dénué de tout enduit cébacé. De telles conditions, on le sait, sont de nature à apporter un sérieux obstacle à l'introduction des instruments obstétricaux.

Comme seconde considération, il fallait tenir grandement compte de l'extrême rigidité du col, de son ouverture insuffisante, puis aussi de l'étroitesse et de la résistance de la vulve, chez une primipare.

Troisième considération, enfin, j'avais cru bon de laisser la malade étendue dans son lit, sur le côté droit duquel j'étais resté placé. Dans une telle posture, l'accoucheur est beaucoup moins à l'aise que lorsqu'il opère entre les cuisses de la malade, placée en travers de sa couche. En faisant affecter à Mme R... cette dernière posture, il est incontestable que le succès eût couronné ma première tentative. Mais comme il n'y avait aucun péril en la demeure, j'avais cru inutile de prendre cette précaution, qui eût eu pour effet assuré de jeter l'alarme dans les esprits. C'est parce que le rétroceps n'entraîne forcément aucune mise en scène, qu'il permet, dans la plupart des cas, d'effectuer la délivrance, sans qu'il soit nécessaire de faire changer de position à la patiente, que son emploi ne soulève dans les familles aucune répugnance, et qu'il est, bien plus, presque toujours accepté avec empressement par les malades, désireuses d'en finir au plus tôt avec les cruelles et interminables douleurs de la parturition.

Pour en revenir à Mme R..., en présence des difficultés que m'offrait l'intromission des cuillers, je crus bon de ne point insister pour l'instant sur l'emploi de l'instrument. Je me bornai, pendant une heure environ, à provoquer quelques douleurs artificielles, au moyen de la dilatation digitale, que j'effectuai de dix en dix minutes environ, donnant à chaque manœuvre une durée de quelques secondes.

A dix heures et demie j'avais par ce moyen, à défaut de dilatation, obtenu du moins un peu de souplesse du col. En ce moment je me fis donner de l'axonge, dont j'enduisis largement les parties maternelles, dans le double objet de les rendre plus souples et de faciliter le passage de mes cuillers.

Ces conditions me semblant plus favorables, je m'armai de nouveau de ma branche gauche, dont le bec fut glissé le long de l'index droit, utilisé en tant que conducteur, jusqu'à l'encontre de la tête. Par un mouvement combiné de bascule, ce même bec contourna sans résistance l'orbe de l'organe, et la cuiller fut se poser dans l'aire postérieure gauche du bassin.

Ce premier temps effectué, je pris en main la deuxième branche, qui fut bientôt prendre place à côté de sa congénère, dans l'aire postérieure droite du pelvis. Cette double introduction n'avait occasionné aucune douleur à la patiente.

Les deux cuillers en place, je procédai aussitôt à leur articulation sur la poignée commune. Grâce au mécanisme du manche, cette opération fut effectuée en un clin d'œil, et sans la moindre difficulté.

Saisissant la poignée de l'instrument au moyen de trois doigts de la main droite, j'effectuai quelques tractions, utilisant l'index et le médius gauches pour opérer l'effacement de la lèvre cervicale antérieure, en vue de faciliter le décoiffement de la tête. Sous l'influence de ces légers efforts, je ne tardai pas à constater que l'organe, comme de lui-même, avait pu effectuer sa rotation intérieure.

Je réitérai mes tractions toutes les cinq à six minutes, contraint bientôt de tirer à pleines mains, pour vaincre une résistance assez considérable. Au bout d'une demi-heure environ de ce travail *à un* (pas un effort naturel ne m'était venu en aide), j'eus la satisfaction de mettre au monde un gros et beau garçon, plein de vie. L'action du rétroceps est à la fois si sûre et si inoffensive, que je pus énucléer la tête, en dégagement occipito-pubien, sans la moindre déchirure de la fourchette.

J'ai revu, pour la dernière fois, la mère et l'enfant, le 18 septembre ; tous deux se portaient à merveille.

Comme dernier renseignement, notons les empreintes des cuillers. La droite a laissé des traces légères sur la portion interne du coronal droit. La gauche a pris appui sur le pariétal gauche, au-dessus et un peu en arrière du pavillon de l'oreille.

Il m'a fallu quatre heures pour mener à bien cet accouchement. On voit combien, à tous égards, les suites en ont été heureuses. Or, les faits de cette nature sont déjà en assez grand nombre, pour qu'il soit permis d'asseoir un jugement équitable sur un mode de délivrance dont on est en droit d'attendre de si éminents services. Mais trève de réflexions, et poursuivons l'exposé des faits, qui seront toujours, à juste raison, tenus pour les arguments les plus péremptoires.

Dans les cas analogues à celui qui précède, la temporisation peut être permise. Il a fallu, jointe à mon légitime désir de mettre promptement un terme aux souffrances d'une malade, à peine relevée d'une grave maladie, mon extrême confiance dans la fidélité d'action de mon instrument et l'innocuité parfaite de son emploi, pour me décider à intervenir sans aucun retard. Il est, au contraire, de si épineuses conjonctures que la question de vie ou de mort se trouve posée pour les deux existences. C'est alors qu'il importe d'agir efficacement, dans le plus bref délai, et que le rétroceps peut devenir, entre les mains de quiconque sait et veut en tirer un bon parti, un précieux instrument de salut.

Voici deux cas dans lesquels j'ai pu, grâce à lui, obtenir un succès relatif aussi satisfaisant que possible.

Obs. II. *Dystocie par inertie de l'utérus. — Déplorables conditions de la mère. — Accouchement forcé, au moyen du rétroceps, le septième jour du travail. — Mort de l'enfant, occasionnée par l'administration inopportune du seigle ergoté. — Rétablissement complet de la mère.*

La femme Gorju, habitant à deux kilomètres de Fresnay-sur-Sarthe, fit réclamer mes soins le 17 mai 1868. Dix-neuf mois auparavant, elle était accouchée, après quatre jours de douleurs, d'un garçon hypospadias, doué encore actuellement de la plus chétive constitution.

Le travail actuel compte déjà quatre jours accomplis. Douleurs sourdes fréquentes, mais d'une faible intensité. Par l'auscultation, je détermine une position OIG. Tête au-dessus du détroit supérieur. Je puis à grande peine introduire la phalangette du médius dans la cavité cervicale.

Le 19, même situation : douleurs molles et portant invariablement dans les reins. Je puis cependant introduire deux phalangettes dans le col de l'utérus. Deux demi-bains prolongés à prendre dans la journée.

Le 20, septième jour du travail, les douleurs n'ont acquis aucune intensité, et la position de cette femme devient de plus en plus alarmante. Depuis cinq nuits elle n'a pas goûté un seul moment desommeil. Elle n'a pu prendre aucun aliment. La prostration des forces est extrême. Plongée dans la plus profonde misère, et réduite au point de manquer souvent de pain, cette malheureuse est dans la plus critique des situations. Il est manifeste que l'arrêt du travail tient surtout à la dépression de toutes les fonctions organiques. Si l'art n'intervient pas efficacement, il est hors de doute que l'on peut avoir bientôt à déplorer une double catastrophe.

Ce jour-là, 20 mai, je donne encore deux bains de siége prolongés, l'un le matin, le second à midi.

A une heure et demie de relevée, le col présente une ouverture transversale de 0.03 ; mais les lèvres, d'une rigidité extrême, présentent encore une épaisseur de 0,02. Je constate la présence d'une petite poche des eaux très-molle.

La malade est d'une prostration telle, que l'on ne peut plus la remuer que comme une masse inerte. Un tel état ne pouvait se prolonger sans les plus grands dangers : je prends le parti de rompre la poche des eaux, espérant, par ce moyen, en pareils cas toujours aléatoire, donner quelqu'impulsion au travail. A l'aide d'une plume d'oie, taillée en cure-dents, j'opère la rupture des membranes, ce qui donne lieu à l'évacuation d'une assez grande quantité de liquide amniotique. Détente immédiate, soulagement marqué, suivi, je ne devais que trop m'y attendre, de quelques douleurs faibles et stériles.

A trois heures de l'après-midi, la dilatation du col a quelque peu augmenté. Son ouverture a atteint 0,04 de diamètre. La tête est toujours au détroit supérieur. Nonobstant la rigidité et l'épaisseur du col, je tente une application de rétroceps. Les deux cuillers pénètrent dans l'utérus avec une certaine facilité ; mais les deux tiges se trouvent tellement serrées par l'anneau cervical inflexible, que l'articulation des leviers sur le support commun est impossible. (1)

Pour utiliser l'instrument tel quel, je saisis les deux tiges à pleine main droite, et j'exerce des tractions méthodiques dans le double but et d'exciter les douleurs, et d'obtenir un peu de dilatation du col. Par intervalles, j'associe à ces tractions la

(1) Voir la note p. 111.

dilatation de la lèvre cervicale antérieure, au moyen de l'index et du medius gauches.

Au bout d'une demi-heure d'un travail assez peu efficace, je retire les cuillers et je laisse reposer la malade.

A quatre heures, le diamètre de l'ouverture cervicale a atteint 0,05 ; mais la lèvre antérieure, d'une rigidité absolue, mesure encore 0,02 d'épaisseur.

Je remets les cuillers en place et, cette fois, je puis articuler le manche. Je le saisis à pleine main droite, et j'effectue quelques tractions ménagées. L'instrument tient bon, mais la résistance du col est si considérable, que je sens qu'il serait téméraire d'insister. Je préfère retirer, encore une fois, mes leviers. Mes tractions, toutefois, ont eu pour effet d'opérer un certain abaissement de la tête, car mes cuillers se trouvent à ce point serrées que, pour les extraire, je suis contraint de déployer une certaine force.

Battements fœtaux toujours très-retentissants dans le flanc gauche. Douleurs absolument nulles. La femme se sent tellement épuisée, qu'elle répète sans cesse qu'elle se sent mourir, et me demande, comme une grâce, de la délivrer au plus tôt.

Que faire, dans une position aussi critique ? A mon corps défendant, j'administre deux grammes de seigle ergoté, pratique détestable, puisqu'elle met toujours, en pareil cas, la vie de l'enfant en péril. J'espérais, toutefois, par ce moyen aussi dangereux qu'infidèle, obtenir un peu de perméabilité du col. Ne me serait-il pas permis, du reste, de paralyser la fâcheuse influence de la poudre doloripare, en intervenant en quelques instants ? D'ailleurs, entre divers maux, ne devais-je pas opter pour celui qui présentait la moindre somme de dangers ?

A la suite de cette administration, se produisent quelques douleurs insignifiantes, portant, comme toujours, dans les reins. J'essaie cependant de les faire fructifier, au moyen de la dilatation digitale.

A cinq heures, la patiente, comme un être inanimé, est placée de nouveau en travers du lit, et je procède à une troisième application du rétroceps. Cette fois, les cuillers sont engagées à $0^m,19$, dans le sein des organes gestateurs. Dans la première tentative, elles avaient pénétré à 0,21. Donc la tête est descendue de 0,02, dans un laps de temps de deux heures.

Tractions méthodiques effectuées avec la main droite, la gauche étant utilisée pour repousser la lèvre antérieure, dans le but de décoiffer la tête.

L'organe descend sensiblement. Quelques crampes, dues à la compression des nerfs sacrés. L'aspect extra-vulvaire de l'instrument m'annonce que, sous l'influence des tractions, la tête, entraînant avec elle les cuillers, a effectué d'elle-même son mouvement de rotation intérieure.

Cependant, la diminution des bruits fœtaux n'était que trop évidente. Malheureusement, le col, toujours d'une grande épaisseur, continuait d'affecter la rigidité la plus absolue.

J'administre encore une fois, à contre-cœur, un gramme de seigle, dans l'espoir de provoquer quelques douleurs auxquelles je me propose de m'associer, par le concours de mon instrument. Vain espoir, aucune contraction ne se produit, et je m'épuise en pure perte.

Les pulsations fœtales étant de plus en plus faibles, je propose la craniotomie, qui mettra au moins la mère à l'abri de tout danger. Sur le refus formel de la malade et de la famille, qui s'opposent également à l'emploi de tout instrument tranchant, je me vois réduit aux seules ressources de mes bras.

Alors seulement, je me décide à faire usage de mes deux mains, ce qui me permet d'effectuer des tractions assez énergiques. Après cinq à six tentatives, effectuées à cinq à six minutes d'intervalle, j'ai enfin la satisfaction d'opérer, sans la moindre déchirure périnéale, l'extraction de la tête en dégagement occipito-pubien direct. (Six heures et demie du soir.)

Le cordon était en sautoir autour du cou ; je m'empresse d'en opérer la section, et je puis mettre au monde une fille bien conformée, mais plongée dans un état d'asphyxie dont il m'est impossible de triompher, nonobstant une heure de persévérants efforts.

Cette enfant a succombé au bout de deux heures.

La cuiller droite, à peine marquée, nonobstant l'énergie de mes tractions, a porté sur la région sus-orbitraire gauche. C'est en vain que je cherche les traces de l'action de la cuiller gauche. Une heure après la mort de l'enfant, j'ai pu toutefois, grâce aux effets cadavériques, en trouver les traces en arrière et au-dessous de l'oreille gauche. Le bec avait pu, même en un certain moment, prendre appui jusque sur la région cervicale latéro-postérieure.

Le rétablissement de cette femme a été un peu long. Elle n'a éprouvé, à la suite de cet accouchement forcé type, aucun accident local. Mais sa constitution était si fortement ébranlée, qu'elle n'a pu se remettre qu'au bout de quelques semaines, et par le bénéfice de la médication la plus fortement tonique.

J'ai la ferme conviction que cette pauvre femme a dû la vie au rétroceps, seul engin obstétrical susceptible d'être utilisé à une période aussi peu avancée du travail.

Pour ce qui a trait à l'enfant, il y a fort à croire qu'il m'eût été également donné de lui conserver la vie, sans la malheureuse idée que j'ai eue d'administrer à la mère le seigle ergoté.

Plusieurs fois j'ai pu en faire la triste expérience. La poudre doloripare n'aboutit trop souvent qu'à déterminer une contraction tétanique de l'utérus, laquelle a pour conséquence de produire l'asphyxie de l'enfant. Pour qu'une telle administration n'entraîne pas à sa suite des conséquences funestes, il faut que le col de l'utérus présente une souplesse suffisante pour permettre à l'accoucheur de mettre un terme au travail, aussitôt que l'affaiblissement des bruits du cœur traduit le péril encouru par le produit de la conception. Dans le présent cas, on a pu s'en convaincre, le seigle a produit beaucoup de mal, sans aucune compensation. Tout en entravant la circulation utéro-placentaire, il n'a, en effet, apporté du côté du col aucune modification favorable.

Un dernier mot : lorsque j'ai quitté Fresnay, au mois d'octobre 1868, la femme Gorju jouissait encore de la plus florissante santé.

Dans le cas qui va suivre, j'ai pu, grâce au rétroceps, terminer un accouchement à une période du travail où l'application de tout forceps symétrique eût été impossible.

OBS. III. *Eclampsie puerpérale. — Mort de l'enfant in-utéro. — Dilatation digitale forcée de l'orifice cervical. — Accouchement forcé au moyen du rétroceps. — Suites locales de l'accouchement très-heureuses. — Mort de la mère seize jours après, par le fait de complications albuminuriques.*

Le 3 août 1871, je fus appelé auprès de Mme Brunet, primipare, âgée d'une trentaine d'années, parvenue au terme de sept à huit mois de sa grossesse. Je la trouvai monstrueusement infiltrée. Elle avait en outre, depuis plusieurs jours, une céphalalgie frontale, qui fit naître dans mon esprit les plus vives appréhensions ; on sait, en effet, que dans l'albuminurie liée à la gestation, ce symptôme est un signe prodromique presque infaillible des attaques d'éclampsie.

Suivant toute apparence, l'enfant a cessé de vivre, car la mère ne perçoit plus aucun mouvement actif, et l'auscultation ne fournit que des données négatives.

Je prescris le bromure de potassium, et pratique quelques mouchetures sur les grandes lèvres, fortement infiltrées.

Après un notable, mais trop court amendement, le 6 août, à neuf heures du matin, éclate une violente attaque d'éclampsie. Une habile sage-femme, Mme Gaudin, appelée en mon absence, donne les premiers soins à la malade.

A dix heures, je trouve Mme Brunet plongée dans un côma profond. Connaissant par expérience la grande efficacité de la ventouse pneumatique, qui, notamment, dans un cas analogue, m'avait fourni un remarquable succès, (1) je me décide à pratiquer sur-le-champ une déplétion sanguine capillaire.

Dans les cas ordinaires, j'ai adopté la joue pour point d'élection. Mais, chez cette malade, la face était tellement infiltrée, qu'il y avait peu d'espoir d'opérer, sur ce point même, une émission sanguine quelque peu abondante. Je donnai donc la préférence à la saignée de prédilection de mon excellent confrère le docteur Damoiseau. Je rasai moi-même une des régions mastoïdiennes, et, par une scarification que je dus quatre fois répéter, en raison de l'infiltration de cette même région, pourtant si richement vascularisée, je pus extraire trois ou quatre cents grammes de sang, en un quart d'heure. Pour le dire en passant, un tel effet eût pu être obtenu en trois fois moins de temps dans les conditions ordinaires.

Quelques instants après cette opération, éclata une seconde convulsion. Bientôt, toutefois, la malade recouvra entièrement la connaissance, qu'elle conserva jusqu'à trois heures de relevée, moment où se produisit une troisième attaque éclamptique.

A dix heures du matin, j'avais trouvé le col très-épais et sans la moindre dilatation. A deux heures, je constatai un commencement de travail ; je pus, en effet, introduire dans le col la phalangette du médius.

La seule ancre de salut consistait dans une prompte délivrance. Pour concourir à ce résultat, je résolus de recourir à la méthode de Kivisch, consistant, chacun le sait, dans l'emploi des douches utéro-vaginales à grande eau.

Pour frayer, en outre, un passage plus facile à la main et aux instruments, je pratiquai de nouvelles mouchetures sur les grandes lèvres.

Obligé de m'absenter pour faire une course pressante à la campagne, je confiai la malade à Mme Gaudin, qui, sur les

(1) Eclampsie. — Grossesse gémellaire. — Deux applications successives de rétroceps. — Deux saignées malaires. — Succès complet pour la mère et les deux enfants. (Voir le n° du 1er mars 1868 de la *Réforme médicale*.)

trois heures et demie, constatant la présence d'une petite poche des eaux, jugea convenable d'en opérer la rupture.

Cette petite opération n'eut pour effet, ni d'accélérer le travail, ni de mettre un terme aux convulsions. A quatre heures et demie, moment de mon retour auprès de la malade, cette dernière, en effet, venait d'avoir son huitième accès.

Le col utérin, d'une épaisseur et d'une rigidité extrêmes, affectait, en ce moment, une ouverture de 0,035. La tête était au-dessus du détroit supérieur.

Dilatation digitale impossible par les procédés ordinaires. Ce fut alors que Mme Gaudin me proposa de recourir à un mode qu'elle emploie depuis des années avec le plus grand succès, et que, sur ma demande, elle mit aussitôt en œuvre de la façon suivante :

L'habile sage-femme glissa deux doigts de la main gauche sous la lèvre antérieure du col. Deux doigts de la main droite furent appliqués de la même façon sur la lèvre postérieure. Le col ainsi saisi, Mme Gaudin opéra avec une force méthodique et graduée, un écartement en sens contraire, qui agit sur l'organe spasmodiquement contracté, selon le même mode que la dilatation digitale forcée dans la fissure à l'anus.

Toujours est-il que, au bout de quelques minutes, je pus constater une ampliation de 0,01 de l'ouverture cervicale, présentant désormais un diamètre de 0,045. Il ne m'en fallait pas davantage pour effectuer l'introduction des deux cuillers du rétroceps.

La malade reposant à terre sur une ballière, je ne jugeai pas nécessaire de la poser sur son lit. Je m'agenouillai sur le bord droit de la couche, et je parvins, avec quelque peine, à mettre en place ma branche gauche.

Placé de l'autre côté de la patiente, je m'efforçai de faire pénétrer ma seconde cuiller, mais ma position se trouvant trop défavorable, eu égard à la rigidité extrême du col, je compris bientôt qu'il me deviendrait ainsi fort difficile de mener à bien ce temps de l'opération. Après quelques tentatives infructueuses, je pris le parti de faire poser la femme en travers de son lit. Dans cette posture, me trouvant plus à l'aise, il me devint aisé de mettre en place ma seconde cuiller.

Il est manifeste que, en de telles conditions, le rétroceps était le seul engin obstétrical susceptible d'être utilisé. Il eût été impossible de faire pénétrer de l'un et de l'autre côté du bassin les larges cuillers de tout forceps symétrique. En admettant qu'une telle intromission eût été possible, restait encore une manœuvre bien difficile, eu égard à la grande constriction d'un col indilatable. Je veux parler de *l'articulation* des leviers, qui nécessite une position rigoureusement symétrique des deux cuillers.

Par bonheur, le rétroceps aplanit très-aisément cette difficulté tocologique, en de telles conditions insurmontables à l'aide de tout forceps symétrique, pour tout praticien insuffisamment versé dans l'art de Lucine. Quelle que soit la hauteur, quelle que soit la position de la tête, l'articulation se fait naturellement.

Les deux leviers assujettis sur le support commun, je saisis la poignée à pleine main droite, et effectuai quelques tractions, en m'efforçant, avec la main gauche, d'opérer l'effacement du col et le décoiffement de la tête. Mais la résistance opposée par l'orifice cervical étant considérable, je jugeai nécessaire de recourir à la force de mes deux bras. Je confiai donc à Mme Gaudin le soin de relever le col, et effectuai de vigoureuses tractions, dont j'augmentai la puissance en les latéralisant, et en prenant un point d'appui au moyen du genou arc-bouté contre le lit de misère.

Après quelques efforts énergiques, la tête était descendue dans la partie supérieure de l'excavation. Epuisé, et tout en nage, je priai Mme Gaudin de me relever de ma pénible tâche. Je me substituai à elle, et, grâce à ce renfort, je parvins, après quelques tractions, à repousser entièrement le col au-dessus de la tête, qui, plongée en pleine excavation, devint bientôt visible, les grandes lèvres une fois écartées.

Pour opérer le dégagement, je repris le rétroceps.

Ici, je dois faire un aveu. Je confesserai ma faute sans mauvaise honte, car elle pourra être profitable à mes confrères, comme elle me servira à moi-même d'enseignement pour l'avenir.

Je venais, je devrais dire nous venions de nous livrer à des efforts de traction considérables. Ne réfléchissant point que le seul obstacle que nous avions eu à vaincre avait tenu à la rigidité la plus absolue du col utérin ; que cette résistance, une fois surmontée, il devait suffire d'un faible effort pour faire franchir l'anneau vulvaire à la tête, vraisemblablement peu volumineuse d'un fœtus non à terme, je saisis le manche du rétroceps à pleine main, et opérai une traction que je ne saurais dire énergique. Sous l'influence de cet effort mal calculé, la tête et l'instrument furent attirés hors de la vulve, en opérant une rupture assez étendue, mais incomplète, du périnée.

Bien que des accidents de cette nature se produisent journellement dans les couches les plus physiologiques, ils ne doivent jamais s'observer lorsque l'on fait usage du rétroceps. Ici, surtout, j'avais affaire à une tête peu développée. Nonobstant la friabilité du plancher périnéal, en rapport avec son état d'infiltration, l'organe eût, sans nul doute, franchi cette fragile barrière, sans lui faire subir le moindre dommage, si, au lieu de tirer à pleine main, j'avais eu recours, suivant mon habitude, à deux doigts seulement, pour opérer des tractions bien ménagées.

En raison de l'inertie complète de l'utérus, il fallut pénétrer à pleine main au sein de l'organe, pour opérer la délivrance.

Le produit de la conception était une fille peu développée, parvenue au terme de sept à huit mois.

La mort de l'enfant, que j'avais annoncée dès le 3 août, se traduisait, encore ici, comme il est de règle, par les traces laissées par les becs de mon instrument.

L'épiderme avait été enlevé sur la bosse coronale gauche et sur quelques points de la région malaire droite. De tels effets, que j'ai eu l'occasion de constater un certain nombre de fois, ne s'observent jamais que lorsque le produit de la conception a cessé de vivre depuis un ou plusieurs jours.

Une heure après l'accouchement, neuvième et dernière convulsion. Nuit suivante calme. Le lendemain matin, faible retour à la connaissance. Le soir à cinq heures, persistance du côma.

Il y avait lieu de procéder à une seconde application de ventouse qui, ainsi que dans le fait remarquable dont j'ai plus haut évoqué le souvenir, m'eût permis sans doute de faire cesser presqu'aussitôt l'état cômateux. Malheureusement mes instants étaient alors comptés. Je dus me borner à prescrire six sangsues, que je fis poser sur la région mastoïdienne déjà rasée.

Trois heures après cette application, la malade revenait à la connaissance.

Les suites de couches localement ont été des plus heureuses. Le 12, je pris congé de la malade, dont l'état me paraissait des plus rassurants. L'infiltration avait presque complétement disparu. Les fonctions organiques paraissaient avoir recouvré tout leur essor. Or, le 18, je fus appelé de nouveau auprès de Mme Brunet, chez laquelle je constatai l'invasion d'un œdème pulmonaire ; puis survint une diarrhée colliquative. Le 20 août, c'est-à-dire seize jours après son accouchement, cette pauvre jeune femme succombait à ces complications albuminuriques.

Dans ce dernier cas, ainsi que dans les deux qui précèdent, on a pu se convaincre que le rétroceps a rendu tous les services que l'on peut attendre d'un bon et fidèle instrument.

Il est des conditions tellement graves, que l'intervention de l'homme de l'art devient une véritable question de vie ou de mort, pour les deux existences commises à ses soins. Il en est notamment ainsi dans l'éclampsie puerpérale. Lorsque l'orifice cervical est devenu perméable, la ligne de conduite du praticien est toute tracée. La position se juge immédiatement par une application de forceps ou par la version. Mais quelle n'est pas la perplexité d'un honnête homme, lorsqu'il voit toute intervention rendue impossible par suite du défaut de perméabilité de l'orifice de l'utérus ! C'est alors que le praticien doit se trouver trop heureux de posséder un instrument qui rend son intervention possible à une période où il ne faudrait pas même songer à tirer parti des divers forceps symétriques. Tel est notamment le cas dans lequel s'est trouvé, un jour, le Dr Lory. Voici, en quelques mots, la relation d'un fait sur lequel il me paraît inutile d'insister.

OBS. IV. *Eclampsie puerpérale. — Dilatation incomplète du col de l'utérus. — Application heureuse du rétroceps.*

Grossesse de sept mois. Côma profond, persistant depuis douze heures. Dilatation incomplète, et ne permettant l'emploi d'aucun forceps symétrique. Application facile du rétroceps. Retour à la connaissance au bout de quarante-huit heures, après soixante heures du côma le plus profond.

Le Dr Thierry-Mieg m'a communiqué deux cas dans lesquels il a eu recours à l'accouchement forcé. Voici ces deux faits en substance.

OBS. V. *Conditions des plus graves réclamant une délivrance immédiate. — Orifice cervical permettant à grande peine le passage des cuillers du rétroceps. — Tête saisie au-dessus du détroit supérieur. — Extraction laborieuse d'un enfant, mort au bout de cinq heures. — Mort de la mère huit jours après l'accouchement.*

Mme X..., multipare, atteinte d'une double affection organique (hypertrophie du foie et de la rate), qui devait quelques jours plus tard la conduire au tombeau, ressent, le 16 mars 1868, les douleurs prémonitoires d'un accouchement à terme. Son état est si grave, que deux confrères appelés avec le Dr Thierry trouvent urgent de terminer au plus tôt l'accouchement.

Le 18, à dix heures du matin, col ouvert de 0,02. A dix heures du soir, la dilatation est environ de 0,04. Tête mobile au-dessus du détroit supérieur. Ethérisation, rupture des membranes. Placement difficile des deux cuillers. Tractions de plus en plus énergiques à deux mains, en l'absence de toute douleur. Dérapement de l'instrument, qui est aussitôt remis en place. Tête un peu engagée au travers du détroit. Même état d'indilatabilité du col. Reprise des tractions. Après un quart d'heure d'efforts énergiques (à partir du début du travail manuel) extraction d'un enfant qui vint au monde étonné, mais ne tarda pas à se ranimer.

Le lobule de l'oreille gauche était détaché de la joue sur une longueur de près d'un centimètre. La mâchoire et la joue homonymes présentaient aussi les traces d'une forte pression exercée par le bec de cette même cuiller. Le lobule de l'oreille fut réuni à la peau de la joue par deux points de suture. Cependant, il apparut bientôt un peu de sang à l'orifice de la narine gauche et de l'oreille du même côté, et au bout de cinq heures l'enfant succomba. Quant à la mère, elle succomba elle-même, huit jours après l'accouchement, aux suites de l'affection dont elle était atteinte depuis dix mois.

Je me permettrai une seule remarque au sujet de l'observation du Dr Thierry. Il s'est, à n'en pas douter, agi d'un engagement de la tête en position pariétale postérieure. On se souvient de ce que j'ai dit, dans le chapitre qui traite de ces conditions de dystocie, au sujet des difficultés souvent considérables que l'on éprouve en pareil cas pour opérer l'entraînement de l'organe. Malheureusement, les difficultés, dans l'espèce, se trouvaient fort augmentées par le défaut de dilatabilité du col. De là les tractions très-énergiques qui ont dû être effectuées, pour forcer la résistance opposée au passage de la tête; de là l'engagement vicieux de l'organe; de là, aussi, un traumatisme, qui a promptement entraîné la mort de l'enfant.

Il est permis de se demander si ce résultat funeste ne pouvait pas être évité ? Loin de moi la pensée de déverser le blâme sur un accoucheur distingué, auquel d'ailleurs, il ne saurait, dans l'espèce, revenir qu'un tiers de la responsabilité. Qui, du reste, entre nous, oserait lui jeter la première pierre ? Il est à croire, cependant, que le résultat funeste doit être imputé à la trop rapide solution du travail. Le col est à peine suffisamment perméable pour permettre le passage des cuillers, et l'extraction de la tête, malgré le vicieux mode de son engagement, se trouve effectuée *après un quart d'heure de tractions* ! Ce n'est pas ainsi que je comprends l'accouchement forcé, sauf dans les cas exceptionnels où la question de vie ou de mort doit être tranchée dans un aussi court laps de temps. Mais n'est-ce pas le lieu de répéter cette fameuse sentence ? La critique est aisée, mais l'art est difficile !....

Pour le dire en passant, la dystocie en rapport avec la résistance du col au passage de la tête, est beaucoup plus fréquente qu'on ne pourrait tout d'abord le croire. Elle se rencontre même souvent dans l'extraction podalique, bien que le tronc, malgré des diamètres plus étendus, ait franchi sans encombre l'orifice de l'utérus. Nombre de fois, nonobstant la complète dilatation apparente de ce même orifice, il m'est arrivé de l'entraîner lui-même avec la tête jusqu'à la vulve, en opérant mes tractions. C'est là un point de pratique sur lequel je reviens incessamment, et sur lequel je ne saurais trop insister. Il faut toujours se préoccuper des conditions du col, et avoir soin de relever la lèvre antérieure durant le cours des tractions, jusqu'à ce que la tête se trouve entièrement décoiffée. Dans les conditions le plus ordinaires, le rétroceps ne comportant que l'emploi d'une seule main, voire même de deux ou trois doigts, l'accoucheur peut, à cet effet, utiliser la main libre. Si les efforts doivent être plus considérables, ce soin important doit être confié à un aide intelligent.

Si ce précepte est fondamental pour ce qui a trait à l'accouchement dans les circonstances ordinaires, il acquiert une importance bien plus capitale encore dans l'accouchement forcé, où il est de rigueur d'assouplir graduellement le col, afin d'en obtenir un effacement qui permette, sans danger, le passage du produit.

Dans le second cas, relatif à l'accouchement forcé, qu'a bien voulu me communiquer l'habile accoucheur de Paris, l'opération a eu l'issue la plus favorable tant pour l'enfant que pour la mère. Les manœuvres de l'extraction, du reste, on le verra bientôt, ont été effectuées d'une façon beaucoup plus méthodique.

Obs. VI. *Hémorrhagie très-inquiétante, par suite d'insertion vicieuse du placenta. — Orifice cervical à peine suffisant pour le passage des cuillers du rétroceps. — Au bout d'une heure et demie, extraction d'un enfant vivant. — Heureux rétablissement de la mère.*

19 septembre 1869, onze heures du soir. Mme S..., tertipare. Invasion des premières douleurs trois heures. Sensation d'une portion du placenta insérée à gauche, près de l'orifice, ouvert de 0,03, et nullement dilatable. Le doigt indicateur peut avec peine atteindre la tête, très-haut située. Une petite main se présente près de l'orifice.

Le toucher produit une contraction, qui donne lieu à l'expulsion d'un véritable jet de sang. Depuis trois heures, chaque douleur a fait perdre à la malade au moins cinq à six cuillerées de ce fluide. Mme S... est si anémiée, son pouls si peu résistant, qu'il n'y a pas un seul instant à perdre.

D'après les préceptes classiques, il est convenu de recourir au tamponnement. Mais chacun sait combien un tel moyen est aléatoire, dans des conjonctures aussi pressantes. La vie de l'enfant, dont l'auscultation décèle les battements très-affaiblis, pourrait-elle s'accommoder d'une telle temporisation? Il serait donc on ne peut plus urgent de terminer le travail sans aucun délai: mais le col est si peu dilaté qu'il serait impossible d'introduire la main, non plus que le forceps croisé. Le rétroceps, lui-même, pourrait-il être utilisé ? Il fallait au moins l'essayer.

En conséquence, la malade est placée en travers du lit pour permettre une plus grande liberté d'action. Deux doigts de la main droite sont conduits jusqu'à l'entrée du col, pour guider le bec de la cuiller gauche. Cette opération est rendue difficile par suite de l'élévation du col, et par son défaut de dilatation, qui était telle, qu'il ne pouvait en même temps admettre le doigt conducteur. Après quelques tâtonnements, la cuiller put être introduite. Alors le doigt put s'assurer qu'elle était bien placée. La partie de la tige extra-vulvaire n'affectait qu'une longueur de 0,03. La malade s'était à peine aperçue de l'introduction de cette première branche. Le plus difficile était d'introduire la seconde.

Il n'y avait pas assez de place pour la faire passer dans le col à côté de la première. Ce placement fut d'autant plus difficile que divers obstacles, notamment la petite main de l'enfant, s'opposaient au passage du bec de la cuiller.

Après quelques tâtonnements, il put enfin contourner la tête. L'articulation s'effectua sans peine. Le rétroceps est tellement bien conçu, que ces délicates manœuvres n'avaient occasionné aucune douleur à la malade, malgré son extrême faiblesse, et le déplorable état de son système nerveux.

Dès la première traction, la tête descendit sur le col et exerça sur le placenta une compression salutaire, qui mit fin sur-le-champ à l'hémorrhagie. Cet heureux résultat permettait de ne plus trop se hâter pour terminer l'accouchement. Les douleurs, presqu'insignifiantes, ne revenaient qu'à des intervalles de huit à dix minutes. Les pulsations cardiaques annonçant que l'enfant ne souffrait pas, les tractions ne furent opérées qu'au retour des contractions utérines. Au bout d'une heure et demie, extraction d'un enfant vivant.

Le placenta était en raquette. C'était le dernier cotylédon qui avait donné lieu à l'hémorrhagie.

Chacun appréciera l'importance du service rendu par le rétroceps dans ces graves conjonctures. Cette observation, donc, n'a besoin d'aucun commentaire.

TROISIÈME PARTIE.

DONNÉES COMPLÉMENTAIRES.

§ 1. De l'emploi du rétroceps, pour ce qui a trait à la mère, à l'enfant et à l'accoucheur. — De la sûreté d'action de cet agent de préhension.

La mise en œuvre du rétroceps doit être envisagée à un quadruple point de vue. Quelles sont les suites de son emploi, pour ce qui concerne la mère et l'enfant? Présente-t-il des titres sérieux à la prédilection des accoucheurs ? Jusqu'à quel point, enfin, l'homme de l'art peut-il compter sur la fidélité de son action ?

Je vais m'efforcer de répondre à chacune de ces questions, en me basant sur les faits qui me sont personnels, et dont le chiffre est déjà suffisamment élevé pour donner quelque autorité à ma parole.

1° De l'emploi du rétroceps, pour ce qui a trait à la mère.

J'ai eu, jusqu'à ce jour, occasion de faire quatre-vingt-quatre fois usage du rétroceps. Comme j'ai rencontré trois cas de grossesses gémellaires, le nombre des femmes chez lesquelles j'ai fait usage de cet agent de délivrance se réduit à quatre-vingt-un. Or, examinons quelles ont été chez ces quatre-vingt-une mères les suites de l'accouchement ; quelle est la part qui incombe à juste titre à cet instrument, dans les cas, par bonheur fort peu nombreux, qui ont eu une solution funeste ; quels sont les accidents qui peuvent être imputés, à bon droit, à l'action du rétroceps ; cette action nocive trouve-t-elle sa justification dans les conditions spéciales où son intervention a été réclamée ?

De ces quatre-vingt-une mères, plusieurs ont succombé, à une époque plus ou moins rapprochée de leur accouchement, par le fait unique de l'affection dont elles étaient atteintes au moment du travail (phthisie pulmonaire, albuminurie, éclampsie puerpérale etc.) Je n'ai nullement à m'occuper ici de cette catégorie de faits, qui ne présentent aucun lien de connexité avec l'emploi du rétroceps.

Dans un seul cas, la femme a succombé en ma présence, à la suite d'une hémorrhagie intra-péritonéale. Il va être facile de se convaincre que cette catastrophe ne saurait en rien retomber à la charge de cet agent de délivrance.

Le travail comptait trois jours d'invasion, lorsque je fus appelé auprès de madame L... Tête au sein de l'excavation ; avant-bras transversalement placé dans le bassin, en avant de cet organe ; procidence du cordon. Aux douleurs les plus violentes avait succédé, depuis quelques heures, l'inertie la plus complète de l'utérus.

Placement des cuillers du rétroceps des plus faciles. Tractions modérées, comme il est de règle, pratiquées à l'aide d'une seule main. Résultats stériles, nonobstant la solidité de la prise des cuillers. Tentative de version inefficace. Enfant mort. Crâniotomie, pour faciliter le passage de la main. Dès lors, version facile. A deux heures de là, environ, surviennent des syncopes, du délire, de l'agitation, etc. Stérilité de tous les moyens employés pour parer aux effets d'une hémorrhagie interne trop manifeste. Mort quatre heures après la délivrance (1).

Il est bien manifeste que le rétroceps doit être exonéré de toute responsabilité dans cet affreux malheur. Les tractions effectuées par son moyen ont été des plus modérées, la nature de l'obstacle à la progression de la tête n'ayant pas tardé à me faire reconnaître l'inutilité de tout effort violent. Bien que les manœuvres de la version aient été exécutées avec autant de rapidité que de facilité, ce serait beaucoup plus vraisemblablement à elles que devrait être attribuée la terminaison funeste, si tant est qu'elle puisse être imputée à ma propre intervention. Il me semble beaucoup plus logique de la rapporter aux conditions fâcheuses de l'utérus, prédisposé à une rupture partielle, par suite d'un travail laborieux trop longtemps prolongé. Notons, en outre, que ce terrible accident se produit quelquefois même à la suite de l'accouchement spontané, et de limites les plus physiologiques.

J'aurais pu éviter de relater ce fait malheureux ; mais il n'a jamais été dans mes habitudes de dissimuler mes revers. Cette manière de procéder, du reste, n'est-elle pas la meilleure garantie de la sincérité de ma parole ?

Pour ce qui est des lésions des organes maternels, il est deux cas fâcheux que je dois équitablement prendre à ma charge.

Le premier de ces faits est relatif à une primipare affectée de rétrécissement du bassin. (2) La tête de l'enfant atteignait un volume démesuré. A plusieurs reprises, me sentant à bout de forces, et désespérant d'extraire cet organe dans son intégrité, je crus prudent de proposer la crâniotomie. La mère s'opposa énergiquement à l'emploi de ce moyen barbare. Après trois heures des plus pénibles efforts, je parvins à effectuer la délivrance. Mais, haletant de fatigue, et privé de tout

(1) Voir dans le numéro de juin 1868, de l'*Union médicale de la Gironde*, le récit circonstancié de cette dramatique observation.
(2) Voir p. 109.

concours intelligent, je ne pus prévenir un accident, en des conditions différentes, facile à éviter. Le passage de cette énorme tête détermina une rupture transversale du canal de l'urèthre. Ainsi que je l'ai fait observer en son lieu, j'ai eu le bonheur d'obtenir la guérison radicale de cette infirmité. Ce n'a pas été trop cher, pour cette jeune mère, d'acheter à un tel prix l'existence d'un enfant presque fatalement voué à la crâniotomie.

Le second cas se rapporte à l'extraction d'une tête hydrocéphale d'un monstrueux volume. (1) C'est encore grâce à une tenacité toute Bretonne que j'ai pu arriver à extraire l'organe dans son intégrité, et procurer au produit le bénéfice d'une existence extra-utérine d'une courte durée, il est vrai, mais assez longue pour acquérir une grande importance au double point de vue religieux et légal. Dans cette circonstance encore, l'accident qui est survenu a été la conséquence d'une assistance inintelligente. La lèvre cervicale antérieure distendue, n'a pas été, durant les tractions, repoussée au-dessus de la tête, suivant mon conseil. Il en est résulté une déchirure transversale étendue de cette même lèvre. Cette lésion peu importante n'a retardé en rien la guérison, qui a été beaucoup plus rapide que je n'eusse osé l'espérer, eu égard aux difficultés que j'ai eu à surmonter pour terminer ce laborieux accouchement.

Ainsi donc, sur quatre-vingt-quatre applications du rétroceps, je n'ai à enregistrer qu'un cas de mort, qui, encore une fois, n'est en rien imputable à l'action de l'instrument, et deux accidents qui, en somme, ont eu pour la mère la solution finale la plus favorable.

Si l'on établissait, avec la même impartialité, le bilan du forceps croisé, surtout dans la pratique de tout accoucheur non spécialiste, arriverait-on à des résultats aussi satisfaisants ? Il est bien permis d'en douter, lorsque les maîtres de l'art sont les premiers à reconnaître que *l'application du forceps*,

(1) Voir p. 252.

dans la majorité des cas, peut être considérée comme une grande opération chirurgicale, et que la *manœuvre de cet instrument n'est vraiment inoffensive qu'entre les mains des praticiens rompus à son usage par un long exercice.* (1)

Le forceps, a dit Dugés, (2) *est un instrument de mort, entre les mains d'un ignorant présomptueux.*

Les revues périodiques, d'ailleurs, ne poussent-elles pas chaque jour le cri d'alarme, en enregistrant tant de faits malheureux (déchirures du vagin, du rectum, de la vessie, perforation de l'utérus, etc.), conséquences déplorables de l'emploi d'un instrument dont les plus sages ne se résignent à faire usage qu'à la dernière extrémité?

A quels chiffres donc s'élèverait cette sinistre statistique si chaque praticien, à mon exemple, dans l'intérêt de l'art, se faisait un devoir de porter à la connaissance de tous chacun de ses revers?

Aucune statistique précise, que je sache, n'a jamais été publiée sur cet objet. On s'est borné à faire, grosso-modo, le relevé de la léthalité maternelle. C'est ainsi que Cazeaux (3) a établi que, dans les accouchements terminés avec le forceps, *il meurt une mère sur vingt-deux* (sic), la mortalité dans les accouchements naturels étant de un sur trois cent quarante-six.

A nous en tenir à cette donnée, on voit que les résultats fournis par le rétroceps sont beaucoup plus favorables.

Je ne me dissimule nullement tout ce que laissent à désirer des données aussi vagues. Pour qu'une telle statistique reposât sur des bases solides, il serait indispensable de distinguer les cas dans lesquels la mort de la mère a été le fait de l'action vulnérante des instruments de ceux, beaucoup trop fréquents, où elle doit avec juste raison être imputée à la longueur excessive du travail et à la compression des organes maternels par la tête de l'enfant.

(1) Verrier, manuel des accouchements, p. 450.
(2) Manuel d'obstétrique, 1840, p. 267.
(3) Traité pratique de l'art des accouchements, 3e édition, p. 883.

On ne saurait, quoi qu'il en soit, attribuer la supériorité des résultats par moi-même obtenus, aux conditions plus favorables dans lesquelles j'ai dû me trouver placé. Plusieurs fois mon intervention n'a été réclamée qu'alors que le travail comptait trois jours et plus d'invasion... Très-souvent aussi je me suis vu en présence des plus grandes difficultés tocologiques. Il est donc, pour moi, hors de doute que la différence des résultats que je signale et qu'on ne saurait contester, ne peut être attribuée qu'au mode spécial de fonctionnement de mon instrument, dont l'action est à la fois plus sûre et moins nocive.

Le même bonheur, du reste, caractérise la pratique des nombreux confrères qui ont bien voulu me communiquer les faits par eux observés.

Aucun d'entre eux ne me signale d'accident consécutif à son emploi. La plupart cependant, à mon exemple, ont eu recours, nombre de fois, à l'accouchement accéléré et même forcé. Or, dans ces conditions mêmes, qui rompent en visière avec la pratique traditionnelle de la temporisation, aucun accident, je le répète, n'a été le résultat d'une intervention que l'orthodoxie ne saurait manquer de considérer comme hâtive, pour ne pas dire téméraire. Par une étrange fatalité, il a donc fallu que, sur un total de près de cinq cents cas, les deux seuls faits regrettables qu'il m'ait été donné de relever se soient précisément passés dans ma propre pratique !

Il n'est pas difficile, du reste, de se rendre compte de l'immunité comparative de mon instrument, au point de vue de la mère.

Les cuillers du forceps croisé sont très-longues et fort peu cintrées : leurs becs, souvent trop minces, sont, par cela même, vulnérants. L'introduction de ces puissants leviers est donc loin de présenter toutes les garanties d'innocuité désirables, lorsqu'ils sont mis en œuvre par des mains insuffisamment exercées. J'ai vu, pour ne citer qu'un exemple entre tous probant, un vieux praticien, le Nestor des accoucheurs de la Sarthe, pratiquer, dans ce premier temps de la manœuvre, une large boutonnière dans le col de l'utérus. C'est dans ce même temps que plus d'un novice a eu le malheur de déterminer la perforation de l'utérus; accident assez aisé à produire, si l'on songe à la difficulté que l'on peut éprouver à bien connaître la voie suivie par l'extrémité interne de ce long et puissant levier, et à la force trop souvent déployée, pour en effectuer le placement.

Pendant le cours des tractions se présentent des dangers d'un autre ordre : pressions trop énergiques, effectuées vers le bas fond de la vessie, et résultant d'une direction vicieuse des efforts, toujours, quoi que l'on fasse, effectués beaucoup trop en avant de l'axe du détroit supérieur : entraînement peu méthodique de la tête, saisie dans des rapports diamétriques défavorables, et sans réduction spontanée possible ; dérapements violents des cuillers de l'instrument, manœuvré tout au moins à deux mains, quand on ne juge pas convenable de s'atteler à la machine jusqu'à la quatrième et même la cinquième puissance ! (1)

Combien différentes, au contraire, sont l'action et la manœuvre du rétroceps !

Ses cuillers sont très-courtes et fortement cintrées sur le plat; ses becs sont absolument mousses. Leur introduction s'effectue toujours au lieu d'élection, c'est-à-dire au travers du point le plus perméable de l'orifice utérin, en avant de la lèvre cervicale postérieure. La courbure des fenêtres est disposée pour s'adapter exactement sur l'orbe de la tête. Les deux cuillers pénètrent donc sans nul effort, et vont se placer d'elles-mêmes au siége qu'elles doivent occuper, c'est-à-dire dans l'aire postérieure du bassin, en arrière de l'organe fœtal, en avant du sacrum

(1) Un fougueux orthodoxe, dont, par respect pour notre art, je dois taire le nom, n'a pas craint de pratiquer des tractions dans des conditions telles, que le vrai, dans l'espèce, pourrait ne pas paraître vraisemblable (voir un récent ouvrage d'obstétrique). On a peine vraiment à en croire ses yeux ; *onze personnes agissant de concert ont été mises à contribution pour arracher, par la tête, un enfant dont la mort ne pouvait être mise en doute !............*

Et c'est après un tel exploit, dont les suites sont aisées à pressentir, que ce valeureux champion de la traction manuelle, s'érigeant en grand justicier, ose encore se montrer inexorable pour les peccadilles de ses confrères !......

et de l'un des ligaments sacro-scitiaques (car la partie centrale de la double cuiller ne correspond que dans quelques cas, au détroit inférieur, par exemple, à la ligne médiane sacro-coccygienne). C'est là, du reste, un détail dont l'accoucheur a peu lieu de se préoccuper. Peu importe la situation exacte des fenêtres. L'essentiel, c'est que la prise affectée par l'agent de préhension soit suffisamment solide.

Donc, au premier temps de son introduction, le rétroceps ne fait courir à la femme aucun danger, à moins d'une maladresse insigne de la part de l'accoucheur.

Quant aux efforts de traction, ils sont beaucoup plus inoffensifs dans la manœuvre du rétroceps que dans celle du forceps, et en voici les raisons :

Cet instrument saisit, en principe, l'organe par sa partie postérieure. N'exerçant sur lui aucune pression fâcheuse, il lui laisse la liberté de se réduire, et de présenter à la filière utéro-pelvienne ses rapports les plus favorables. Grâce à ce mode de faire se trouve résolue mécaniquement cette condition organique si heureusement réalisée chez les ovipares.

Détail par trop vulgaire : on sait que l'œuf sort du cloaque de ces animaux presque invariablement par sa petite extrémité. On en connaît la raison, qui tient à cette donnée de la mécanique organique : lorsqu'un corps solide se trouve contenu dans une cavité contractile, les mouvements de cette dernière ont pour effet de faire prendre à ce même corps une direction telle, qu'il présente ses diamètres les plus favorables à l'ouverture de sortie. Eh bien ! dans l'espèce, le corps contenu, c'est la tête fœtale ; la cavité contractile, c'est l'utérus, aux efforts duquel s'associe, souvent pour la plus large part, l'action du rétroceps.

C'est une telle donnée qui rend compte des bons effets de cet instrument, au point de vue de la réduction et de l'entraînement de la tête.

Grâce à ces conditions favorables, le rétroceps parvient à entraîner l'organe avec une somme d'efforts très-sensiblement inférieure à celle qu'exige le forceps, qui, par suite d'une direction vicieuse de la traction, dépense en pure perte, et au grand détriment des organes maternels, une *force morte* plus ou moins considérable. Par suite de son mode propre d'action, le rétroceps comporte des efforts beaucoup moins énergiques. Pour ce qui me concerne, il ne m'est jamais arrivé de faire associer aux miens les efforts d'un seul aide. La plupart des accouchements laborieux que j'ai effectués ont été menés à bien par l'emploi d'une seule main, la seconde étant utilisée pour surveiller le jeu des cuillers et la descente de la tête. Il suit de là que les efforts ainsi effectués ne sauraient exposer à produire ces funestes délabrements, conséquences tant de la fâcheuse compression des organes maternels, que de l'échappement violent du forceps croisé, manœuvré, trop souvent, avec une force aussi inconsciente que brutale.

Deux confrères, à ma connaissance, il est vrai, moins heureux que moi à ce point de vue, ont été obligés de déployer une somme de force beaucoup plus grande. Le Dr Duval a dû recourir à l'assistance de deux aides. Le Dr Lory s'est vu contraint d'en employer trois. Mais il s'agissait d'angusties très-prononcées, et, en pareil cas, l'accoucheur, pour sauver les jours de la mère, en est réduit à faire non ce qu'il veut, mais bien ce qu'il peut. Est-il besoin de rappeler que, dans ces mêmes conditions, le forceps croisé avait été employé sans succès ? La suprématie du rétroceps avait donc, comme toujours, tenu à son mode plus favorable de fonctionnement.

C'est le lieu de le répéter. Je suis loin d'être partisan de ce grand déploiement de force manuelle. En pareil cas, il est indiqué de recourir aux appareils mécaniques. C'est dans une telle vue que j'ai fait munir l'un et l'autre bec des cuillers du rétroceps d'une étroite ouverture pour l'attache d'un cordon de traction.

2° *De l'emploi du rétroceps, pour ce qui a trait à l'enfant. — Quelques considérations sur la léthalité infantile.*

Quels ont été, au point de vue de l'enfant, les résultats de mes quatre-vingt-quatre applications de rétroceps ?

En compulsant mes notes relatives aux accouchements dans lesquels j'ai mis en œuvre cet instrument, j'ai été surpris du chiffre élevé représentant la léthalité infantile. Ce résultat auquel j'étais loin de m'attendre, eu égard à l'innocuité d'un agent de délivrance qui, plus sûrement que tous les forceps symétriques, met le produit de la conception à l'abri contre les lésions traumatiques, et, par une opportune intervention, permet d'arracher à la mort bien des existences menacées, ce résultat inattendu, dis-je, m'a inspiré le désir de rechercher la véritable cause de la mort de ces enfants. J'ai pensé qu'il ne serait pas sans intérêt de faire connaître le produit de mes recherches. En outre, en effet, que ce point de l'obstétrique touche à une importante question, celle de la natalité, dont on s'est beaucoup préoccupé, ces temps derniers, dans les hautes sphères scientifiques, il a trait aussi à un objet dont l'étude n'a pas été poursuivie avec toute la précision désirable. Je veux parler de la statistique relative aux effets positifs et réels des instruments de délivrance.

Sur quatre-vingt-quatre cas dans lesquels j'ai appliqué le rétroceps, je constate la mort de vingt-cinq enfants. Ce chiffre, au premier abord, semble considérable. Il le serait bien davantage encore si l'emploi du rétroceps ne m'avait donné la satisfaction de sauver la vie à un certain nombre d'enfants qui, à n'en pas douter, sans son précieux concours, eussent été condamnés à périr en naissant.

De ces données il ressort clairement que, dans la pratique ordinaire, le chiffre de la léthalité infantile atteint en réalité, et sans qu'on s'en doute, des proportions réellement effrayantes.

C'est ce qui ressortira du tableau qui va suivre. On va voir, toutefois, que bien souvent cette mortalité ne saurait être à juste titre imputée à l'accoucheur. Trop fréquemment encore, néanmoins, la cause en est à son impéritie. Mais chacun de nous ne saurait être doué du talent d'un Depaul, d'un Dubois, d'un Pajot, d'un Tarnier, et, sans aucun doute, ces habiles accoucheurs obtiennent des résultats plus satisfaisants que des praticiens de moindre valeur ; mais, on n'en saurait douter, eux aussi, plus souvent qu'on ne pense, ont à compter des jours néfastes. Il est, en effet, de ces difficultés qui déjouent tout savoir, toute habileté opératoire. Les lignes qui vont suivre en feront suffisamment foi.

J'ai pu ranger sous les treize chefs suivants les causes de la mort des vingt-six enfants que j'ai perdus.

1°	Crâniotomie simple	3 cas.
2°	Céphalotripsie	1
3°	Temporisation intempestive	3
4°	Enfants nés non viables	6
5°	Travail démesurément prolongé	1
6°	Impéritie d'un premier accoucheur	2
7°	Têtes hydrocéphales	2
8°	Tête restée dans le bassin, après la sortie du tronc	2
9°	Brièveté excessive du cordon	1
10°	Emploi intempestif du seigle ergoté	1
11°	Eclampsie	2
12°	Fractures multiples et spontanées des os du crâne	1
13°	Fracture traumatique d'un angle de l'occipital	1
	Total	26 cas.

Quelques mots seulement sur chacun de ces cas malheureux.

1°. *Crâniotomie simple.*

1er *cas.* — Enclavement antéro-postérieur de la tête. Application du rétroceps. Dérapement : quatre ou cinq applications successives du forceps croisé. Mêmes résultats. A ma dernière tentative à l'aide de l'engin classique, craquement sinistre annonçant la fracture des os du crâne. Résultat néanmoins stérile. Perforation de la voûte crânienne. Application du forceps croisé. Extraction facile.

2e *cas.* — Présentation du vertex ; tout l'avant-bras engagé en avant de la tête, en travers de l'excavation. Le rétroceps tient bien, mais le bras oppose au passage de la tête un obstacle insurmontable. Après quelques tractions des plus modérées, tentative de version, elle-même stérile. Enfant mort depuis longtemps. Crâniotomie simple, en vue de rendre plus facile le passage de la main. De ce moment, la version devient facile. A quatre heures de là, mort de la mère, par hémorrhagie intra-péritonéale. (V. p. 328).

3e *cas.* — Insuccès du rétroceps puis du forceps croisé. Crâniotomie. (V. p. 360, 5e *fait*).

On voit que, dans ces trois cas, les causes de la mort ne sauraient être en rien imputées à l'accoucheur, non plus qu'à son instrument.

2°. *Céphalotripsie.*

Enclavement antéro-postérieur de la tête au travers du détroit supérieur rétréci à 0,08. Insuccès du rétroceps et du forceps classique, même après la perforation du crâne. Application très-difficile du céphalotribe. Extraction des plus laborieuses, à deux accoucheurs. Dégagement occipito-pubien direct. Intégrité des organes maternels. Rétablissement complet de la mère, après une maladie de près de deux mois ; maladie qui m'a surtout semblé la conséquence des cruelles douleurs *prœ partu*, lesquelles se prolongaient depuis *trois jours pleins, au moment de mon arrivée.* (V. p. 156).

Dans ce cas encore, la mort de l'enfant était devenue inévitable. Appelé au début du travail, c'est-à-dire avant l'enclavement vicieux de la tête, il est probable qu'il m'eût été donné d'entraîner, puis de réduire l'organe au travers du bassin rétréci, grâce à l'emploi du rétroceps qui, plus d'une fois en pareilles circonstances, m'a parfaitement réussi.

3°. *Temporisation intempestive.*

1er *cas.* — 5e couche. Invasion du travail *trois fois vingt-quatre heures.* Position inclinée du vertex (pariétal droit), an détroit supérieur. Bosse séro-sanguine très-marquée. Battements du fœtus dans le flanc gauche. Sans déranger la femme de son lit, je procède à l'application du rétroceps, et au bout de quelques minutes j'extrais, avec une seule main, accompagné d'un flot de méconium, un enfant en état d'asphyxie. Une heure et demie de soins ne peuvent parvenir à le rendre à la vie. Traces des cuillers insignifiantes. Tête toute déformée, avec énorme protubérance du pariétal droit. Nulle trace de fracture de la voûte crânienne. (V. p. 215).

Il est manifeste qu'une intervention plus tôt réclamée eût permis de sauver aisément cette jeune existence.

2e *cas*. — 6e couche. Invasion du travail *soixante heures*. Aucun bruit fœtal. Epuisement si extrême, que la malade ne peut se retourner dans son lit. Tête au détroit supérieur rétréci à 0,08. Application du rétroceps très-facile. Quelques tractions me suffisent pour extraire la tête à l'aide d'une seule main. Enfant mort depuis un ou deux jours. Tête très-allongée ; proéminence marquée de la partie supérieure du pariétal droit.

Même remarque que pour le cas qui précède. (V. p. 141).

3e *cas*. — Tête au détroit inférieur rétréci, presque en vue depuis sept heures. Au moment de la pénétration des cuillers sort un flot de méconium. Tractions énergiques avec appui, représentant soixante-dix kilogrammes de force. Extraction d'un enfant mort, qu'on eût pu conserver à la vie par le bienfait d'une intervention opportune. (V. p. 121).

Ces trois malheurs sont évidemment imputables à la seule temporisation, qui fournit chaque année un monstrueux contingent de jeunes victimes.

4°. *Enfants nés non viables.*

Un fœtus de sept mois, issu d'une mère parvenue à la dernière période de la phthisie pulmonaire.

Deux jumeaux de six mois, se présentant, le premier par le siége, le second par le sommet, extraits en quelques instants l'un et l'autre au moyen du rétroceps. (V. *Fr. méd.* 1870, n° 56).

Hémorrhagie abondante occasionnée par un *placenta prævia.* Avortement à sept mois ; enfant non viable.

Deux enfants nés non viables, par suite des conditions morbides des plus graves des deux mères. L'une d'elles a été, pendant une partie de sa grossesse, réduite à un état d'épuisement extrême : elle a été, en outre, éprouvée par plusieurs attaques d'épilepsie. — La seconde, albuminurique, a dû subir au terme de huit mois l'accouchement provoqué.

Le plus habile accoucheur, j'en ai la conviction, n'eût pu sauver ces six existences, fatalement vouées à la mort.

5°. *Travail démesurément prolongé.*

Il s'agit d'une jeune femme plongée dans la misère la plus profonde. Le travail datait de *sept jours* quand, pour tâcher de sauver au moins les jours de la mère, je pris le grave parti de pratiquer l'accouchement forcé à l'aide du rétroceps. L'enfant a succombé ; mais j'ai eu, du moins, la satisfaction de sauver les jours de cette jeune femme. (V. p. 310).

6°. *Impéritie d'un premier accoucheur.*

1er *cas.* — Invasion du travail, *trois jours.* La sage-femme appelle un médecin qui, après force tentatives, ne pouvant parvenir à articuler son forceps croisé, prend le parti d'abandonner la patiente. Je reconnais une position diagonale de la tête dans l'excavation. Quelques minutes me suffisent pour opérer d'une seule main l'extraction de l'organe.

Comme conséquence des manœuvres malheureuses dont j'ai parlé, j'ai eu à noter une gangrène assez étendue de la vulve, et une fistule vésico-vaginale. (V. p. 87).

Combien de faits aussi désastreux ne sont-ils pas la conséquence de l'emploi d'un instrument qui n'est fidèle et inoffensif qu'entre les mains des maîtres ? Combien d'exemples analogues ne pourrait-on pas enregistrer, si tous les accoucheurs avaient assez de magnanimité pour faire connaître les revers que leur vaut chaque jour l'usage de l'instrument traditionnel ?

2e *cas.* — Présentation de la face. Un accoucheur, assisté

d'une matrone diplômée, s'efforce pendant deux longues heures de tirer parti de son forceps croisé. Tous ses efforts ne produisant aucun bon résultat, il pratique la perforation du crâne, et à l'aide du crochet aigu il tente de redresser et d'extraire la tête. Efforts des plus dangereux, et complétement stériles. On se décide enfin à recourir à mon assistance. Quelques secondes me suffisent pour extraire la tête au moyen d'une seule main, à l'aide du rétroceps. (V. p. 239).

Encore deux existences qu'il m'eût été donné de conserver, si mon intervention eût été réclamée plus tôt !

7°. *Têtes hydrocéphales.*

1er *cas.* — Multipare. Rétrécissement du détroit supérieur. Suspension des douleurs depuis quelques heures. Tête mobile au-dessus du détroit supérieur. Application facile du rétroceps. Entraînement de la tête au sein de l'excavation. A partir de ce moment, tendance marquée au dérapement des cuillers. Déchirure d'une bride transversale de la lèvre cervicale antérieure, résultat de l'assistance maladroite d'un aide. Bientôt hémorrhagie très-abondante, conséquence de la déchirure plus que probable de la lèvre cervicale postérieure, incomplétement dilatée pour le passage d'une tête d'un monstrueux volume. Extraction laborieuse de l'organe. Délivrance facile. Enfant hydrocéphale, venu au monde en état d'asphyxie. A force de soins je parviens à le rappeler à la vie. Mais il s'éteint au bout de dix heures.

Rétablissement rapide et complet de la mère. (V. p. 252).

2e *cas.* — Une sage-femme me fait appeler pour extraire une tête seule restée dans les organes maternels après l'expulsion du tronc et des membres. Application très-facile du rétroceps. Extraction rapide de l'organe. Enfant mort bien avant mon arrivée. (V. p. 269).

Voilà encore deux cas dans lesquels la mort du produit ne pouvait incomber à la charge de l'accoucheur. Dans le second cas, la solution a été très-aisément obtenue ; du reste, l'enfant n'était pas viable, étant atteint d'une hydrocéphalie considérable. Quant au premier, le rétroceps avait agi avec une telle bénignité, nonobstant les plus laborieuses manœuvres, que je ne pus relever, du vivant de l'enfant, aucun stigmate des cuillers. Après la mort seulement on put constater les empreintes qui s'étaient imprimées, les unes sur le milieu du front, les autres sur la région temporale gauche.

Voilà donc encore deux cas où, au point de vue de l'enfant, le plus habile accoucheur eût eu, ainsi que moi, autant d'insuccès à enregistrer.

8°. *Tête restée dans le bassin après la sortie du tronc.*

1er *cas.* — Invasion du travail, trente-six heures. Issue du méconium. Col non dilatable. Présentation du siége. Extraction laborieuse des pieds. La tête se dirige, quoi que je puisse faire, la face vers le pubis. Extraction de l'organe impossible par les manœuvres externes. Application du rétroceps. La seconde cuiller ne peut être introduite, je retire la première. L'enfant étant mort, il n'y a plus aucun ménagement à garder de ce côté. Abaissement forcé, tractions énergiques effectuées à l'aide d'une serviette passée autour du cou du produit. Les efforts sont effectués en opérant un mouvement de rotation, qui amène enfin la face dans l'excavation du sacrum. Doigts dans la bouche. Extraction facile, du moment que l'organe a franchi l'anneau cervical. (V. p. 265).

Cet enfant avait succombé avant mon arrivée. J'ai eu tout lieu de m'applaudir de cette mort prématurée ; car, il est hors de doute que les brutales manœuvres que j'ai été contraint d'exécuter eussent eu pour résultat de trancher sa destinée.

2e *cas.* — Femme phthisique au dernier degré. Invasion du travail, trois jours. Présentation de l'épaule. Col non dilatable. La délivrance ne souffrant pas de retard, accouchement forcé. Le tronc est dégagé sans trop de peine, mais la tête est arrêtée par le col de l'utérus, formant un anneau infranchissable. Je ne puis placer qu'une seule cuiller du rétroceps, mais comme la prise est solide, j'opère des tractions fructueuses de la main gauche, les doigts de la droite étant utilisés pour prendre appui sur la tête, au travers et en arrière de la fenêtre. Enfant mort. La femme succombe dix-huit jours après son accouchement, aux progrès de son affection pulmonaire. (V. p. 267).

Fort heureusement le produit n'était parvenu qu'au terme de sept mois. Il présentait, en outre, peu de chances de viabilité. Il y a tout lieu de croire que les laborieuses manœuvres que j'ai dû effectuer eussent abouti pour lui à une funeste issue. *Rien*, en effet, *n'est difficile comme l'extraction de la tête, lorsque l'on pratique la version dans les cas où le col n'offre pas de bonnes conditions de dilatabilité.* Lors donc que l'orifice cervical ne présente pas, à ce point de vue, toutes les garanties de succès, il est d'une sage pratique de n'intervenir que lorsque le salut de la mère devient le principal objectif de l'accoucheur. Telles étaient, précisément, les conditions qui, dans les deux cas qui précèdent, avaient tracé ma ligne de conduite.

9°. *Brièveté excessive du cordon ombilical.*

Tête au détroit supérieur. Placement facile des deux cuillers. Tendance marquée au dérapement. Tractions très-modérées. Descente de la tête dans l'excavation. Après trois quarts d'heure de pénibles efforts, les cuillers n'ayant prise que par leurs becs, l'organe devient visible, en écartant les replis vulvaires. Alors, durant les tractions, je vois, à différentes reprises, la tête rouler, sans descendre, en avant des cuillers. J'annonce que l'arrêt de l'organe tient à un enroulement autour du cou, du cordon funiculaire. Portant le doigt vers la région cervicale, je trouve en effet un cordon d'une grosseur inusitée, qui retient manifestement le produit au passage. Section laborieuse de la tige omphalo-placentaire. Dès lors, extraction facile de l'organe.

Le cordon était si court, que cinq centimètres seulement dépassaient la vulve après sa section.

Gros garçon en état de profonde asphyxie. A force d'efforts, je parvins à rétablir la respiration. Toutefois le produit s'éteignit, sans côma ni convulsion, onze heures après sa venue au monde.

Empreintes très-légères des cuillers sur la tempe gauche et sur le milieu du front. Stigmates très-prononcés, par suite des effets cadavériques. (V. *France Médicale* 1865, n°s 34-35.)

Aucun blâme, je crois, ne saurait être ici imputé à l'instrument, non plus qu'à l'opérateur.

10°. *Emploi intempestif du seigle ergoté.*

Huit couches antérieures très-longues. Souffrance de l'organe gestateur, durant tout le cours de la grossesse. La malade est frappée de l'idée qu'elle va mourir. Col ouvert de 0,05, mais très-épais. Application du rétroceps. Après une demi-heure de tractions, n'obtenant aucun effet, je crois bien prendre les intérêts de la mère, en lui administrant deux grammes de seigle. Douleurs sub-intrantes, et comme tétaniques, mais nullement expulsives. Affaiblissement des pulsations cardiaques. Abaissement artificiel de la tête. Surpris de rencontrer une grande résistance, alors que l'organe est descendu sur le plancher périnéal, j'explore la région cervicale, et je constate l'enroulement du cordon sur cette partie. Section, puis extraction dès lors facile de l'organe.

Enfant asphyxié. Après trois quarts d'heure d'efforts, je renonce à l'espoir de le rappeler à la vie. (V. *Courrier Médical* 1867, n°s 27-28).

Selon moi, c'est toujours une faute d'administrer le seigle avant la délivrance. Trop souvent, en effet, la poudre doloripare produit de funestes résultats. Si les matrones, qui surtout en font un si abusif usage, voulaient bien dresser consciencieusement leur statistique obituaire, on serait surpris de la léthalité qu'entraîne cette funeste pratique. Ici cette prescription trouvait son excuse dans le concours que devait lui prêter le rétroceps, appliqué dans d'excellentes conditions de solidité. Il est probable que, sans la fâcheuse complication de l'enroulement du cordon autour du cou, qui a eu une part incontestable dans la production de l'asphyxie, il est probable, dis-je, qu'il m'eût pourtant été donné d'extraire le produit vivant. Toujours est-il que je n'ai pas été heureux, et que j'ai eu d'autant plus lieu de me reprocher cette administration intempestive, qu'elle n'a produit aucun effet favorable, au point de vue des douleurs expulsives.

11°. *Eclampsie.*

1er *cas.* Primipare âgée de dix-sept ans ; à terme. Invasion du travail, sept heures du matin : à deux heures de relevée première convulsion. A trois heures, un médecin de passage dans la localité pratique une saignée. Ce confrère ne faisant point d'accouchements, m'envoie chercher, et j'arrive à quatre heures du soir. La sage-femme me dit qu'au moment de la première convulsion, le col était ouvert de 0,05 !

Tête dans l'excavation. Application du rétroceps. Extraction en quelques minutes d'un enfant privé de vie. Les deux cuillers sont fortement empreintes sur l'une et l'autre région sus-sourcilière, sans la moindre excoriation (effet cadavérique).

Après la délivrance, saignée malaire de deux cent vingt grammes, pour combattre l'hypérémie cérébrale.

La malade qui, avant d'accoucher, avait eu douze convulsions, en a encore quatre après la délivrance.

La mort a lieu le septième jour après l'accouchement.

Qui me dit que je n'eusse pas eu le bonheur de sauver ces deux existences, si j'avais été appelé en temps opportun ? Dans tous les cas, la mort de cet enfant ne saurait m'être attribuée, cette mort étant antérieure à mon arrivée auprès de la malade.

2e *cas.* Grossesse de huit mois. Infiltration albuminurique généralisée considérable. Enfant mort. A neuf heures du matin, première attaque d'éclampsie. A quatre heures et demie après le huitième accès, accouchement forcé, exécuté avec l'aide de deux sages-femmes diplômées. Enfant mort depuis quelques jours.

Une saignée occipitale abondante effectuée avant l'accouchement, au moyen de la ventouse pneumatique, une application de sangsues à la même région, le lendemain, avaient fait justice des accidents convulsifs, puis comateux. Malheureusement, l'affection albuminurique avait jeté dans l'organisme de trop profondes racines, et la malade a succombé aux progrès de la maladie primordiale, seize jours après son accouchement. (V. p. 315).

J'entends quelques confrères parler des résultats merveilleux de leur pratique, au point de vue de l'éclampsie puerpérale. Je dois dire que, jusqu'ici, je n'ai pas obtenu le même succès. J'ai pris note de dix cas de cette nature. Or, sur onze enfants (une de ces grossesses était gémellaire), j'ai eu la mauvaise chance d'en perdre sept. Je n'ai pu sauver la vie qu'à quatre mères, que ces dernières aient succombé, soit peu d'heures après l'accouchement (trois cas), soit un certain nombre de jours plus tard, par le progrès de l'affection albuminurique (deux cas). Dans un autre cas, la mort a eu lieu sans qu'il nous ait été possible d'obtenir une dilatation du col suffisante pour pratiquer l'accouchement forcé.

En somme, toutes réserves faites au point de vue du talent de l'homme de l'art, je crois que, dans sa bonne ou sa mauvaise fortune, il convient, dans l'espèce, quels que soient les moyens thérapiques employés, de faire une très-large part aux conditions dans lesquelles il est appelé à intervenir.

12°. *Fractures multiples et spontanées du crâne.*

Femme petite et rachitique. Rétrécissement du bassin. Application facile du rétroceps. Extraction rapide. Ossification incomplète des os du crâne. Tête déformée et siége de fractures multiples, imputables aux seuls effets des contractions de l'utérus. (V. p. 153).

Particularité digne de remarque, cette dame est accouchée une seconde fois l'année suivante. J'ai eu également recours au rétroceps, et j'ai eu la satisfaction d'extraire sans peine un enfant encore aujourd'hui plein de vie. (V. p. 160).

13°. *Fracture traumatique d'un angle de l'occipital.*

Invasion du travail, *trois jours*. Douleurs violentes, disparues depuis quelques heures, au moment de mon arrivée. Application facile du rétroceps. Tendance au dérapement. Extraction laborieuse d'un enfant privé de vie.

A quelle cause attribuer cette mort? Je n'avais pas pratiqué l'auscultation obstétricale. J'ignore donc si le produit existait encore au moment de mon arrivée. Ce qui m'en fait douter, c'est que, lors de la délivrance, le cordon ombilical se rompit, sous l'influence d'une légère traction.

Quoi qu'il en soit, je dois signaler une lésion osseuse que je pus bientôt constater. Je veux parler d'une fracture complète et très-limitée, ayant pour siége l'angle latéral gauche de l'occipital. Cette fracture si circonscrite eût-elle été de nature à occasionner la mort ? Je serais porté à en douter. Dans tous les cas, cette lésion me semble devoir être imputée au rétroceps, et voici comment elle a dû se produire.

C'était en 1864. A cette époque le rétroceps était dans sa période d'études et de transformations successives. La branche pivotante était mue et fixée au moyen d'une longue goupille, constituant un levier relativement très-puissant. Il est à croire qu'une pression trop énergique, effectuée avec le pouce droit sur l'extrémité de cette goupille, aura eu pour effet, en se transmettant au bord antérieur de la cuiller, de fracturer un os peu résistant, et, peut-être, d'une ossification peu avancée.

De telles lésions ne sont plus aujourd'hui à redouter, cette branche se manœuvrant à l'aide d'un simple anneau, constituant un levier d'une puissance relative insignifiante.

L'année suivante, cette même femme a eu un accouchement physiologique des plus heureux. Dans la couche précédente, il s'agissait, sans doute, d'un rétrécissement relatif du détroit inférieur, par excès de volume de la tête?

Il me reste, maintenant, à tirer des conclusions des faits analysés plus haut.

Je l'ai déjà fait remarquer ; on doit être, de prime abord, frappé du chiffre élevé de la mortalité. Sur quatre-vingt-six accouchements, vingt-six enfants ont perdu la vie; soit 29,76 pour cent!

Est-ce à dire, pourtant, que ma pratique ait été plus malheureuse que celle de tout autre accoucheur? Je ne le crois pas. Pour le prouver, en effet, il suffit de rechercher la cause réelle de la mort de ces enfants. Or, ces vingt-six cas peuvent être répartis dans trois catégories :

1re *catégorie.* — Dans dix-huit cas, la mort de l'enfant était inévitable. L'habileté la plus consommée ne pouvait sauver la vie de jeunes êtres nés non viables, ayant succombé déjà au moment de mon arrivée, ou placés, enfin, dans des conditions telles, que leur extraction intégrale était devenue impossible.

2e *catégorie.* — Dans cinq cas, j'aurais pu sauver la vie de ces enfants, si j'avais été appelé à temps. Trois fois la mort a été causée par la temporisation ; deux fois elle a été due à l'impéritie d'un confrère.

3e *catégorie.* — Trois cas malheureux seulement retombent à ma charge.

L'un d'eux est relatif à l'extraction de la tête, restée seule dans l'excavation. La rigidité du col a été telle que, pour la vaincre , j'ai dû recourir à des manœuvres énergiques et trop prolongées, qui devaient avoir pour effet infaillible de sacrifier la vie du produit. (V. p. 267.)

Le 2e cas, dont la responsabilité m'incombe, a trait à l'administration intempestive du seigle ergoté. Je dois attribuer à ma propre imprudence toute la charge de cette solution malheureuse. (V. p. 344.)

Le 3e cas, enfin, concerne la lésion traumatique du crâne,

qui doit être mise sur le compte de l'imperfection de l'instrument dont je faisais alors usage. (V. p. 347.)

Il résulte de ces données, aussi exactes que consciencieuses, que, sur quatre-vingt-six applications du rétroceps, dans un seul cas cet instrument a occasionné une lésion de la boîte crânienne du produit ; lésion, néanmoins, insuffisante par elle-même pour entraîner la mort. Encore faut-il tenir compte de l'état embryonnaire de l'engin employé.

Pour faire une part équitable à l'accoucheur et à son instrument, il convient donc de retrancher de ces vingt-six cas, marqués par une solution funeste, les cinq cas de mort qui, dans des conditions plus favorables d'intervention, eussent infailliblement tourné à son avantage, et les dix-huit autres, dans lesquels le produit de la conception n'était pas susceptible de la vie extra-utérine. A tout prendre, trois malheurs sur vingt-six, me restent donc seulement imputables. Dans l'un d'eux (tête restée seule dans le sein de l'utérus), la cause en pourra être attribuée à mon inhabileté ? Dans le second, l'action nocive du rétroceps peut, jusqu'à un certain point, être incriminée. Quant au troisième, il ne saurait être imputable qu'à l'administration intempestive de la poudre doloripare.

Le regrettable Cazeaux établit que : « dans les accouchements terminés par le forceps, la mortalité a été de un enfant sur 4,3. » Resterait, toutefois, à savoir la part qui revient au forceps dans la cause réelle de la mort. Quels que soient les dangers qu'il entraîne, je doute que cet instrument soit assez léthifère pour occasionner par lui-même autant de malheurs. (1) Il serait à désirer que, dans une telle statistique, on établit des catégories, ainsi que je viens de le faire moi-même, pour ce qui a trait au rétroceps.

Il ressort, néanmoins, de ce qui précède que, entre tous les engins de délivrance, il n'en est aucun dont la bénignité soit aussi remarquable au point de vue de l'enfant. Sur mes quatre-

(1) Je dois cependant rappeler que, dans les sept dernières applications de forceps que j'ai effectuées, deux fois j'ai eu le malheur de déterminer des fractures mortelles de la boîte crânienne.

vingt-six cas, en effet, le rétroceps n'a déterminé qu'un seul accident (et l'on sait dans quelles conditions défavorables) ; la fracture très-limitée de la voûte du crâne, dont j'ai plus haut parlé.

La statistique, envisagée ainsi que je viens de le faire, est seule susceptible de donner des notions exactes et scientifiques. Il serait à souhaiter que tous les accoucheurs imitassent cet exemple trop peu suivi. Il deviendrait alors possible d'élucider une foule de questions, dont la solution laisse tant à désirer.

Les chiffres statistiques sont tellement élastiques, que chacun, à son gré, peut en tirer les déductions les plus erronées et les plus fantaisistes. Ainsi, je ne désespère point de voir un jour quelque détracteur juré du rétroceps avancer, *preuves en mains*, que sur quatre-vingt-six accouchements, le rétroceps a causé la mort de vingt-six enfants ! Combien de fois déjà ses adversaires (*genus irritabile*), n'ont-ils pas essayé de prouver, en dénaturant les faits, qu'il est à la fois le plus infidèle et le plus dangereux des instruments ?

Je livre les données qui précèdent à l'appréciation de tout praticien impartial. Que tout accoucheur, non spécialiste, faisant un constant usage du Chamberleyn, établisse avec la même impartialité son propre bilan. Je ne doute aucunement que la supériorité la plus marquée, à tous égards, ne reste acquise au rétroceps.

La question si vitale de la natalité n'a pas encore été, que je sache, jusqu'ici envisagée sous un tel point de vue. On s'est, il est vrai, beaucoup occupé de la doctrine de Malthus. Sans s'efforcer de pénétrer aussi avant dans les arcanes sacrés de l'alcôve conjugale (d'ailleurs on peut le dire : *Vox clamat in deserto*), ne pourrait-on pas, du moins, prendre de sages mesures pour éviter ces hécatombes infantiles qui, chaque année, sont les funestes fruits de l'ignorance et de l'impéritie ?

Pourquoi, par exemple, favoriser l'industrie interlope de ces nuées de *Bonnes femmes* qui, dans nos campagnes, exploitent impunément, sur une si large échelle, le domaine de l'art obstétrical ? Dieu sait pourtant de quelle déplorable façon ces femmes ignorantes et audacieuses exercent l'art de Lucine ! Sans parler des mères qui en sont les trop confiantes victimes, combien de jeunes existences ne sont pas chaque jour sacrifiées à l'ineptie sans nom de ces praticiennes de pacotille ?

Les médecins eux-mêmes sont-ils tous, à ce point de vue, à l'abri de justes reproches? Les accoucheurs dignes de ce nom, il est vrai, pourraient être plus nombreux ; mais la faute d'une ignorance trop commune dans cette branche si importante de notre art, ne tient-elle pas surtout au mode vicieux de notre direction scolastique ? Pour ce qui me concerne, sait-on à quel point était léger mon bagage obstétrical, lorsque l'*alma mater* de Paris daigna me conférer son précieux parchemin ? Pour toute pratique, je comptais un seul accouchement physiologique, à la dernière période duquel j'avais assisté en qualité de simple spectateur ! A quel prix suis-je parvenu à faire plus tard moi-même mon éducation tocologique ? Les lecteurs de l'*Abeille* peuvent s'en faire une idée, en relisant mes *Confessions obstétricales* (*année* 1864).

Combien de jeunes médecins pourraient faire le même aveu ? Aussi, je ne crains pas d'être démenti en affirmant que, en sortant de la Maternité, bien des sages-femmes ont une éducation pratique beaucoup plus satisfaisante que la plupart des jeunes docteurs.

Signaler le mal, c'est indiquer le remède ; maintenant, c'est à qui il appartient de vouloir bien l'appliquer.

Pour compléter ces simples remarques sur la léthalité infantile, resterait à relever les suites de la version. A défaut de recherches précises, ma mémoire suffit pour me permettre d'affirmer que les résultats en sont véritablement désastreux. Cette manière de voir, d'ailleurs, est partagée par tous les auteurs qui se sont occupés de statistique obstétricale. Ainsi,

Riecke a trouvé une mortalité de un enfant sur 1,28. Suivant Capuron, dans les cas difficiles, il succombe les 2/3, peut-être même les 3/4 des enfants. Selon Churchil, la mortalité moyenne serait de un sur trois. Rappelons-nous que, à la suite de l'emploi du forceps croisé, il ne meurt qu'un enfant sur 4,3. Il est hors de doute que les résultats sont beaucoup plus satisfaisants par la mise en œuvre du rétroceps. Pour moi donc, la pratique de la version est l'*ultima ratio*, et je n'y ai recours que lorsqu'il est bien établi à mes yeux que l'application de mon instrument est devenue impossible.

La conclusion pratique à tirer de tout ceci, c'est que la vulgarisation du rétroceps aura pour effet infaillible de produire un abaissement notable dans le chiffre, beaucoup trop élevé, quoi que l'on puisse faire, de la léthalité infantile.

3° *De l'emploi du rétroceps, pour ce qui a trait à l'accoucheur.*

Examinons actuellement si le rétroceps se recommande à la prédilection de l'accoucheur par quelques avantages qui lui soient propres.

J'ai examiné cette question dans un article intitulé *L'âge de fer et l'âge d'or en obstétrique*, dont on pourra prendre connaissance dans les nos 101 et 102, 1866, de la *France médicale*. Dans ce travail, j'ai fait ressortir les différences marquées qui distinguent la nouvelle méthode obstétricale de la pratique traditionnelle adoptée encore de nos jours.

Comme les maîtres de l'art enseignent que l'application du forceps n'est pas une opération indifférente ; qu'il peut devenir un instrument de mort entre les mains d'un ignorant présomptueux (Dugès), etc., tout praticien prudent se fait une loi de n'y recourir qu'à la dernière extrémité. Or, les funestes conséquences de la doctrine de la temporisation se traduiraient par des chiffres effrayants, si l'on pouvait dresser une statistique exacte de la mortalité, tant maternelle qu'infantile, attribuable à cette manière de faire. Pour mon compte, je n'ai cessé de la combattre, du jour que j'ai pu comprendre les inestimables bienfaits d'une judicieuse et méthodique initiative. J'ai toujours vu, en effet, que, du moment où une intervention intelligente est devenue possible, il y a tout à gagner en venant artificiellement en aide à la nature.

Voyez, cependant, comme l'accoucheur se montre en flagrante contradiction avec lui-même. Voici un cas de version qui se présente. L'accoucheur attendra-t-il, pour l'effectuer, que la femme soit épuisée par de cruelles souffrances ? Il s'en gardera bien, et se mettra à l'œuvre aussitôt que la dilatation du col rendra possible le passage de la main. Souvent même, il forcera l'obstacle par la dilatation manuelle de l'orifice cervical, insuffisamment ouvert et non dilatable. Ajoutons que bien rarement il a lieu de se repentir d'avoir ainsi brusqué le travail.

Eh bien ! en est-il de même s'il s'agit de faire usage du forceps ? Encore une fois, pour le même accoucheur que nous venons de voir inspiré des instincts les plus militants, cet instrument devient une *ultima ratio*. La raison de cette conduite si différente, la voici : l'acier n'est pas seulement un épouvantail pour les familles ; il l'est aussi pour celui qui en fait usage. Il craint, avec raison, les funestes suites qui peuvent résulter de son emploi ; il redoute aussi, parfois, de montrer sa propre impuissance. Ce n'est donc qu'à la dernière heure, souvent trop tard, qu'il se décide à intervenir.

Dans le cours de cet ouvrage, j'ai maintes fois insisté sur la facilité de la manœuvre du rétroceps ; j'ai fait voir combien il est utile d'avoir à sa disposition un instrument qui peut être avec avantage employé à une époque du travail où il ne faudrait même pas songer à mettre en œuvre tout engin symétrique. J'ai établi, enfin, l'innocuité de toutes ces manœuvres, fussent-elles effectuées dès le début du travail. La pratique de l'intervention est donc devenue ma règle de conduite ; et, je puis le certifier, j'ai été suivi dans cette voie féconde par la plupart des praticiens qui, en adoptant mes instruments, n'ont pas hésité à se conformer aussi à mes principes.

La preuve que ce mode de faire ne contrebalance par aucun inconvénient ses incontestables avantages, c'est que, je ne saurais trop le répéter, je n'ai jamais eu lieu de me repentir d'avoir artificiellement hâté la solution du travail. Il y a plus : j'ai eu à traiter un certain nombre de nouvelles accouchées pour des accidents divers, suites de couches (inversion de l'utérus, hémorrhagies consécutives, métro-péritonites, abcès des ligaments larges, phlegmatia alba dolens, etc.), eh bien, je le déclare de la façon la plus formelle, non-seulement rien de semblable ne s'est produit chez les femmes par moi accouchées, mais encore j'ai pu remarquer que ce sont celles chez lesquelles j'ai brusqué le travail, qui généralement se sont rétablies avec le plus de promptitude et de bonheur.

C'est assez dire que, ainsi compris, l'art des accouchements se dégage de bien des entraves, et rentre dans la catégorie de la médecine opératoire à solution rapide. Que le travail soit bien établi, deux heures, en moyenne, sont suffisantes pour son heureuse terminaison artificielle.

Je sais que de telles idées seront loin d'être du goût de plus d'un orthodoxe. Qu'importe ? Un nombre imposant de faits en consacre déjà la légitimité. Pour qu'elles se généralisent, ce n'est plus qu'une question de temps. On se fera tout naturellement à cette pratique, ainsi qu'à beaucoup d'autres qui, au premier abord, ont paru non moins subversives et dangereuses. Quiconque a pu se familiariser avec la manœuvre du rétroceps, après en avoir fait deux ou trois fois usage, arrive, comme par instinct, à la pratique de l'accouchement physiologique artificiel, voire même de l'accouchement forcé.

Si cette intervention précoce, mais méthodique, prend si heureusement les intérêts de la mère et de l'enfant, combien aussi, à bien des points de vue, l'accoucheur lui-même n'y trouve-t-il pas son compte ? Pour lui, plus de ces longues heures d'attente et d'angoisses où, inutile et impuissant, il se voit rivé auprès du lit de douleur ! Plus de ces éternelles absences, qui le tiennent loin du chevet de ses nombreux malades, loin du cher foyer domestique ; plus de ces nuits cruelles et sans sommeil, qui brisent les forces du lendemain, et, en se multipliant, dépriment les constitutions les plus robustes ! Grâce au rétroceps, l'art des accouchements, je le répète, se trouve dégagé de ses plus pénibles entraves, et cesse de devenir le domaine presque exclusif des hommes jeunes encore, et doués d'une santé florissante.

La preuve de ce que j'avance peut se déduire des résultats de ma propre pratique. Sur les quatre-vingt-six accouchements dans lesquels j'ai mis en œuvre le rétroceps, veut-on savoir combien de fois j'ai dû sacrifier les heures consacrées au sommeil ? En compulsant mes notes, chaque jour recueillies depuis vingt-deux ans avec la plus grande exactitude, je ne relève que onze couches effectuées par moi, de dix heures du soir à six heures du matin. Encore dois-je faire remarquer que les couches de nuit ont été toujours terminées rapidement et sans dépasser la durée moyenne consignée plus haut, c'est-à-dire de une heure et demie à trois heures au plus.

Par une bonne chance spéciale, divers accouchements des plus laborieux que j'ai été appelé à effectuer, soit seul, soit avec le concours d'un confrère ou d'une sage-femme, ont été pratiqués de jour.

C'est donc avec raison que j'ai pu avancer que l'art de Lucine, pour quiconque sait l'exercer en rompant avec les habitudes consacrées par un antique usage, n'entraîne guère plus de labeurs que la pratique médico-chirurgicale courante.

Cette manière de faire présente encore un très-grand avantage. Elle permet à l'homme de l'art de répondre à bien des exigences. Qui ne connaît le prix du temps, dans certains moments où les minutes mêmes, quelquefois, sont comptées ? Ne sommes-nous pas trop heureux d'en finir, avec autant de bonheur que de promptitude, lorsque notre présence est impérieusement réclamée par d'autres malades, dont parfois une grande distance nous sépare ?

Rappellerai-je, entre plusieurs autres, un exemple bien

propre à faire ressortir les avantages du rétroceps, mis en œuvre suivant le mode que je recommande ? Je vais rappeler une de mes nuits d'obstétrique. On va voir si j'ai bien employé mon temps, et de quelle façon j'ai pu utiliser quelques heures ravies à mon sommeil.

Le 24 juillet 1867, j'étais demandé, sur les sept heures du soir, pour aller pratiquer deux accouchements, l'un à dix kilomètres de Fresnay, l'autre à sept kilomètres de cette ville, les deux localités étant distantes l'une de l'autre de dix kilomètres.

A huit heures et demie, j'arrivais chez la malade que l'on me présenta comme ayant le plus grand besoin de mon secours. Je trouvai une femme de dix-neuf ans, de très-petite stature. Le travail comptait trois jours pleins. Organes génitaux secs et arides. Tête dans l'excavation. Col ouvert de $0^m,04$, mais très-épais et nullement dilatable. Bain de siége. Effet nul sur les douleurs, ne portant, depuis de longues heures, que dans les reins.

Dilatation digitale effectuée toutes les cinq minutes, pour imiter les contractions physiologiques. Bientôt le col est assez ramolli pour permettre le passage des cuillers du rétroceps. Les leviers en place, l'étroitesse des organes est telle, que l'articulation des branches sur le support commun est impossible. (1) Je saisis les tiges à pleine main droite, et les utilise telles quelles, pour effectuer, toutes les cinq minutes, de légères tractions, en vue, toujours, d'imiter le travail de la nature. Au bout d'une demi-heure environ, je puis articuler les deux branches, et m'en servir d'une façon plus efficace, *en faisant constamment coïncider les tractions avec la dilatation méthodique de la lèvre cervicale antérieure.* La tête s'abaisse graduellement, puis le vertex se dégage. Alors se produit une grande résistance, dont je trouve la raison dans l'enroulement du cordon autour du cou. La section de la tige omphalo-placentaire effectuée, je mets au monde un magni-

(1) Voir la note, p. 111.

fique enfant, dont l'existence aurait pu être sérieusement compromise par une plus longue temporisation.

Il était onze heures du soir. Une demi-heure plus tard, je remontais en voiture, et à minuit et demi j'arrivais auprès de ma seconde malade. Je trouvai la tête dans l'excavation, où elle était arrêtée, complétement immobile depuis deux heures. Quelques minutes me suffirent pour l'extraire à l'aide de trois doigts, au moyen du rétroceps.

A deux heures du matin, j'étais de retour à la maison. Il m'avait donc suffi de sept heures pour effectuer deux accouchements, dont l'un avait été pris dans la période même de dilatation, et en dehors de toute douleur fructueuse. J'avais pu, en outre, parcourir en voiture une distance de vingt-sept kilomètres.

Inutile de faire remarquer que, ainsi qu'il est de règle, les suites de ces couches ont été des plus heureuses.

A quoi bon multiplier les exemples ? La moitié, peut-être, des faits que j'ai recueillis, ressemblent à ceux que je viens de rappeler. Une telle pratique est-elle possible lorsque l'on met en usage les divers forceps symétriques? Non, mille fois non, et la raison en est simple. Aucun d'entre eux n'est applicable à une époque où la dilatation d'un col épais et non dilatable se réduit à 0m,04. La perméabilité de l'orifice cervical permît-elle même d'introduire les deux cuillers, resterait encore à compter avec les difficultés de l'articulation des branches qui exige un espace suffisant, pour effectuer leur placement dans une position symétrique. Or, de telles manœuvres exigent une dilatabilité très-grande du col de l'utérus, et, à cette première période du travail, une habileté qui ne saurait être le propre de tous les accoucheurs.

Si ces remarques sont justes dans les cas de présentation normale de la tête dans un bassin bien conformé, combien les difficultés ne doivent-elles pas être plus grandes encore, lorsque l'organe se présente dans une position vicieuse, ou que le pelvis est affecté d'angustie? Le rétroceps, au contraire, même en ces conditions défavorables, est d'une manœuvre facile, d'une innocuité complète, et d'une action efficace. Je suis donc autorisé, en me basant sur des faits nombreux, à certifier que, entre tous les engins de délivrance, c'est le rétroceps qui, à tous les points de vue, présente aux accoucheurs la plus grande somme d'avantages.

4° *De la sûreté d'action du rétroceps. — Parallèle à ce point de vue, entre cet instrument et le forceps classique.*

Lorsque vient à surgir une innovation tendant à apporter un grand bouleversement dans les us et coutumes consacrés par une longue série d'années, ces idées subversives manquent rarement de rencontrer des dépréciateurs passionnés et des partisans convaincus. Telle a été de nos jours, notamment, la destinée de la traction mécanique du Dr Chassagny, de Lyon; telle a été aussi celle du rétroceps. Toutes deux, fécondes en heureux résultats pratiques, ces conceptions traceront, à n'en pas douter, quoi que puissent faire quelques puissants du jour, un profond et durable sillon dans le domaine de la tocologie.

Ces deux méthodes obstétricales, par un destin commun, ont eu à lutter contre les mêmes adversaires. Je veux parler des grands barons, planant dans les hautes sphères officielles. Je ne tenterai pas de dévoiler ici les raisons de cet ostracisme de parti pris. C'est surtout sur le concours du temps qu'il faut compter, pour faire justice de bien des mesquines passions. Pour ne parler que du rétroceps, viendra infailliblement un jour, qui n'est pas loin, où tous les accoucheurs seront heureux de pouvoir disposer d'un instrument qui a pour principal avantage d'aplanir un grand nombre de difficultés tocologiques.

Sans entrer dans de plus amples explications sur un sujet toujours brûlant, entrons dans le domaine de la pratique, et voyons, en interrogeant les faits, si le rétroceps est un instrument aussi infidèle et imparfait que certains Aristarques de cabinet ont tenté de le faire croire.

J'ai fait jusqu'à ce jour, quatre-vingt-six applications de

rétroceps. Quels ont été les résultats de ces opérations ? Dans combien de cas mon instrument s'est-il montré impuissant ? A quelles causes doit être attribuée réellement la stérilité de ces tentatives ? Etait-il permis de mieux espérer de l'emploi de l'engin traditionnel ? Les succès, enfin, que j'ai été assez heureux pour enregistrer, ont-ils tenu à une heureuse série de succès faciles, ou un certain nombre d'entre eux, au moins, consacre-t-il une réelle supériorité dans le mode d'action de mon instrument ? Telles sont autant de questions auxquelles je vais m'efforcer de répondre, en toute sincérité.

Sur mes quatre-vingt-six applications de rétroceps, cinq fois seulement cet instrument a failli à mon espoir. Voici dans quelles circonstances se sont produits ces insuccès.

1er *fait.* Femme multipare. Position inclinée sur le pariétal postérieur. Application du rétroceps. Insuccès. Application du forceps croisé. Nouvel insuccès. A une dernière tentative effectuée à l'aide de ce dernier instrument, fracture des os du crâne, perçue par tous les assistants. Efforts stériles, quand même. Perforation du crâne. Application du forceps, couronnée enfin par un facile succès.

On voit que, dans ce cas, nul reproche ne peut être imputé au rétroceps.

2e *fait.* Issue du tronc, tête restée dans l'excavation. Orifice cervical non dilatable, et opérant sur le cou une forte constriction. Organe au détroit supérieur. Insuccès de l'application du rétroceps. Extraction manuelle très-laborieuse. Enfant mort depuis un ou deux jours. (V. p. 265).

Le rétroceps compte ici un échec, mais il est hors de doute que le forceps croisé n'eût pas mieux réussi entre mes mains. M'eût-il même été possible d'appliquer une seule de ses cuillers ? Il m'est permis d'en douter. Dans ces cas particuliers encore, le rétroceps présente un avantage ; c'est que souvent il suffit d'un unique levier pour extraire la tête. Il en a été ainsi, notamment dans un cas analogue à celui qui précède, dont j'ai donné dans un autre chapitre l'observation détaillée. (V. p. 267).

3e *fait.* Travail de trois jours. Rétrécissement du détroit supérieur à 0m,08. Enclavement de la tête, son diamètre occipito-frontal correspondant au diamètre sacro-pubien. Insuccès du rétroceps, puis de la crâniotomie. Céphalotripsie, puis extraction des plus laborieuses. Conservation des jours de la mère. (V. p. 156).

Ici encore, la responsabilité du rétroceps se trouve bien légitimement hors de cause.

4e *fait.* Travail datant de trois jours : avant-bras transversalement placé dans le sein de l'excavation, en avant de la tête. Le rétroceps tient bon, mais ne produit aucun résultat, vu l'impossibilité de repousser le bras. Version impossible, faute d'espace pour le passage de la main. Crâniotomie. Version facile. Mort de la mère, quatre heures après la délivrance, par hémorrhagie intra-péritonéale. (V. p. 328).

Il ne viendra assurément à l'idée de personne de faire tomber ce cas encore à la charge du rétroceps.

5e *fait.* Le cinquième fait est tout récent et n'a pu, pour cette raison, figurer à la place que j'eusse désiré lui assigner dans cet ouvrage. Comme cette observation est pleine d'intérêt, je suis convaincu que le lecteur me saura gré d'en donner ici une relation quelque peu détaillée. Je crois bon, à cet effet, pour la facilité de la lecture, d'ouvrir une parenthèse.

[*Travail de soixante-quatre heures. — Rétrécissement du détroit supérieur à 0,07. — Deux applications infructueuses du rétroceps. — Emploi, sans plus de succès, du forceps croisé. — Mise en œuvre du* Tracteur obstétrical *de l'auteur. — Excellent fonctionnement de cet appareil. — Dépense, en pure perte, de soixante-quinze kilogr. de force. — Nouvelle tentative stérile au moyen du rétroceps. — Perforation du crâne. — Extraction de la tête au moyen du forceps croisé. — Lésions traumatiques consécutives. — Rétablissement complet de la mère. — Un appareil à traction très-simple. — Quelle eût été, en pareil cas, la meilleure ligne de conduite à suivre.*

Le 2 juillet 1873, j'ai été appelé en ville, à six heures du matin, par Mme Gallais, sage-femme intelligente et instruite, pour terminer une couche comptant soixante-quatre heures d'invasion. Primipare de petite stature, et d'une complexion délicate. Rupture spontanée de la poche des eaux à trois heures du matin. Douleurs persistantes, mais peu efficaces. Col ouvert de 0,04, très-épais, et peu dilatable. Voûte crânienne à peine engagée dans le détroit supérieur. Bruits fœtaux très-retentissants dans le flanc gauche (OIG). Application assez facile du rétroceps. Tendance au dérapement. Les cuillers sont enlevées. Dilatation digitale du col. Au bout d'un quart d'heure, l'instrument est remis en place. Tractions modérées, toujours avec une seule main. Vains efforts. J'enlève l'instrument une seconde fois, afin de procéder avec plus de facilité à la recherche de l'obstacle à la progression de l'organe. L'exploration digitale me permet bientôt d'en connaître la nature. L'extrémité de mon médius arrive aisément à la partie supérieure de la concavité du sacrum. Cette distance est de 0,10. Défalcation faite de 0,015 pour l'obliquité, et de 0,02 pour l'épaisseur des parties molles et du pubis, il se trouve que le diamètre sacro-sous-pubien mesure, tout au plus, 0,07.

Ce cas me semble assez épineux pour que je juge convenable, sans plus tarder, de m'adjoindre un confrère. J'envoie requérir l'assistance de l'excellent Dr Pros, qui arrive à sept heures.

Convaincu de l'impuissance du rétroceps, dans un cas où la tête avait tendance à fuir devant les cuillers, au-dessus de l'arc pubien, je charge mon bon confrère de procéder lui-même à la délicate application du forceps croisé, dont la manœuvre lui est plus familière qu'à moi-même qui, depuis des années, n'ai point trouvé d'indication formelle de son emploi.

Cette opération est menée à bien, mais non sans peine, à

cause de l'étroitesse extrême d'une vulve sèche et aride, de l'élévation de la tête, et de la dilatation incomplète du col. L'instrument articulé, les branches en sont fortement serrées à l'aide d'un lien jeté sur l'extrémité manuelle du manche. Tractions de plus en plus énergiques, avec appui. Résultat stérile.

Nous avions, M. Pros et moi, à faire en ville quelques visites pressantes. D'un commun accord, nous prîmes le parti de nous absenter quelques instants, et de revenir à neuf heures auprès de la malade, avec l'espoir qu'un peu de repos pourrait lui être profitable. Le forceps était très-bien placé ; il affectait sur la tête la prise la plus sûre. Nous convînmes de le laisser en place, pour éviter à la patiente les douleurs et les dangers d'une nouvelle application.

A l'heure dite, nous étions de retour auprès de la patiente. La situation était restée la même. Aucune douleur ne s'était produite. Quelques tractions, avec appui, furent de nouveau pratiquées sur le forceps, sans le moindre résultat utile.

Selon moi, l'indication capitale consistait dans la réduction du périmètre de la tête, et dans l'allongement de son diamètre vertical. En conséquence, je proposai de recourir à l'emploi d'un appareil à traction, qui aurait pour principal avantage de produire une force graduelle, soutenue, et sans aucune secousse. Ma proposition acceptée, voici de quelle façon nous avons procédé.

L'application du forceps avait été assez délicate : nous croyons bon de le laisser en place. Nous nous contentons de passer dans l'enfourchement des fenêtres un fort galon en fil, que nous doublons, et dont nous nouons les deux chefs, au-dessous de l'entablement.

Cette opération menée à bien, non sans quelque peine, j'engage dans ce lien les deux crochets d'un excentrique, muni d'un fort cordonnet de laine, pour plus de sûreté, mis aussi en double. Je mets en place le tracteur, dont les béquilles A A (voir la planche, à la fin du volume) sont appliquées à la racine des cuisses, vers la partie inférieure du pli génito-crural. Le forceps repose sur la traverse supérieure B de la machine, qui ne gênera en rien, dans de telles conditions, l'évolution extra-vulvaire de l'agent de préhension. Le plein du cordonnet de traction est engagé dans le crochet des deux dynamomètres, dont est pourvue la traverse supérieure de l'appareil. Je recommande à M. Pros de surveiller les béquilles, et, commodément assis moi-même sur une chaise, en regard des organes sexuels, je commence, au moyen de la manivelle D, à imprimer un mouvement de rotation à la vis de traction. Les lacs se tendent, et l'appareil fonctionne à merveille. Par malheur, le cordonnet de l'excentrique, trop faible, quoique doublé, se rompt sous l'effort. J'enlève l'appareil, et remplace le dit cordonnet par une forte ficelle à fouet, mise en quatre. Je remplace également le lien jeté sur les branches, lien dont la résistance est devenue plus que douteuse, et je reprends mes tractions mécaniques. J'arrive peu à peu à déployer une force, dans l'espèce, assez considérable : soixante kilogrammes. La voûte du crâne s'abaisse jusqu'à 0,03 ou 0,04 au-dessus de l'anneau vulvaire. Cette tension n'avait été obtenue que d'une façon progressive, et après quinze à vingt minutes de tentatives prudentes, la vis n'étant remise en jeu que lorsque le retrait des aiguilles des dynamomètres traduisait un relâchement des liens attractifs.

Durant le cours de ces fortes tractions, la traverse supérieure s'était rapprochée de l'inférieure de manière à ne plus limiter qu'une distance de 0,08 environ. Je remarquai que, dans de telles conditions, la partie supérieure des montants E, E', affectait un écart assez notable, lequel entraînait un fâcheux déplacement des béquilles, que M. Pros avait dû maintenir avec quelque difficulté. Je m'empressai de relâcher la vis et de détendre les lacs. Pour parer à l'inconvénient que je viens de signaler, l'appareil une fois remis en place, je consolidai les montants, au-dessous des béquilles, à l'aide d'une ficelle passant en dessous du forceps, ficelle que je serrai suffisamment pour empêcher les supports de s'écarter de nouveau. Cette précaution remplit très-bien son objet, et malgré tout l'effort déployé dans les tractions ultérieures, plus énergiques encore que les précédentes (les dynamomètres ont traduit un effort de soixante-quinze kilogrammes), l'appareil a désormais fonctionné de la façon la plus irréprochable, sans même qu'il ait été nécessaire de faire maintenir les béquilles.

Les expériences de Chassagny ayant établi que, au delà d'une dépense de soixante à soixante-cinq kilogrammes de force mécanique, il ne fallait pas compter sur l'extraction d'un produit vivant, je crus prudent de ne pas dépasser une limite, à mon sens, déjà trop considérable. Il était manifeste que la base du crâne n'avait subi aucun engagement, et que le sacrifice du produit était devenu nécessaire, dans l'intérêt de la mère. Je proposai de pratiquer de suite la crâniotomie, le forceps étant laissé en place, puis de reprendre la traction mécanique, comme plus sûre dans ses effets, moins dangereuse, en même temps que moins douloureuse pour la patiente. A mon grand regret, je ne pus parvenir à faire prévaloir mon opinion. On verra bientôt les fâcheuses conséquences qui ont été la suite d'une tout autre ligne de conduite, que j'ai eu le tort d'accepter.

La voûte du crâne ayant subi un notable engagement, M. Pros pensa qu'une nouvelle application de rétroceps pourrait être efficace. L'organe, en effet, semblait dans de bonnes conditions pour effectuer, en avant des cuillers, son évolution rotatoire autour du pubis. J'accédai volontiers à ce désir, eu égard à l'innocuité de ces manœuvres.

D'abord les cuillers eurent tendance à déraper. Deux fois elles durent être remises en place. A la troisième épreuve, elles furent assez solides pour supporter quelques tractions avec appui : mais, cinq minutes ne s'étaient pas écoulées, qu'il fallut bien se rendre à l'évidence. La disproportion extrême de la tête rendait son passage impossible au travers de l'étroite filière. Une seule condition eût été de nature à assurer le succès. Je veux parler de la production de fractures traumatiques de la boîte osseuse. Mais l'inefficacité des tractions mécaniques, malgré leur grande puissance, traduisait un degré d'ossification si prononcé, que je ne crus pas prudent d'insister sur un nouveau déploiement de force. Je n'hésitai donc pas à retirer le rétroceps. J'estime à soixante kilogrammes la force maximum sur lui déployée, non au delà de quelques secondes.

Malgré la diminution très-sensible dans l'intensité des bruit fœtaux, la vie de l'enfant ne pouvait encore être mise en doute. A contre cœur, je dus de nouveau me résigner à attendre. Il était onze heures et demie. La malade fut mise dans un bain, où elle resta une bonne demi-heure. A une heure, même état ; aucune douleur ; nulle progression de la tête. *Le travail durait depuis soixante-et-onze heures.* Il n'y avait plus à en douter : jamais la tête ne pourrait passer sans mutilation préalable. Du reste, les bruits fœtaux, devenus presque imperceptibles, témoignaient du peu de fond qu'il fallait faire de la vie du produit. En conséquence, la crâniotomie est, enfin, par tous acceptée, comme unique moyen de sauver les jours de la mère.

Je m'armai d'un perce-crâne, dont je dirigeai la pointe sur la partie centrale de la voûte du crâne, sans me préoccuper des sutures, masquées par une bosse séro-sanguine volumineuse. Un examen ultérieur a fait voir que la perforation a porté vers l'angle supérieur du pariétal droit.

Le forceps est appliqué de nouveau par M. Pros : les manches en sont fortement rapprochés au moyen d'un lien, puis les tractions manuelles sont reprises. La substance cérébrale se répand en dehors en abondance, et après dix minutes, environ, de tractions énergiques, mon confrère extrait une tête volumineuse, en dégagement occipito-pubien. Déchirure du périnée, jusqu'au sphincter anal. Circulaire du cordon autour du cou : la section de la tige funiculaire est opérée pour faciliter l'extraction du produit.

On eut pu croire, au premier abord, que l'enroulement du cordon a été pour une part dans l'obstacle apporté au passage de la tête ; mais la mensuration a bientôt démontré qu'il n'en a pas été ainsi. Ce cordon, assez grêle, ne mesurait pas, en effet, une longueur moindre d'un mètre.

Délivrance presque immédiate. La malade est ensuite replacée dans son lit, et recouverte. Son état est des plus satisfaisants, malgré ce cruel travail de trois jours pleins, malgré les douleurs en rapport avec des manœuvres instrumentales exécutées, déduction faite de deux heures de repos, d'une façon presque incessante *durant six heures d'horloge.*

L'état général de la malade me faisait espérer la solution la plus heureuse de cette couche si laborieuse. L'événement ne devait pas répondre à mon attente. Les dangereuses manœuvres qui ont été exécutées, en effet, ont donné lieu à la production d'accidents locaux assez graves, qu'il est de mon devoir de signaler. Je dois hésiter d'autant moins à faire ce pénible aveu, que j'ai à revendiquer, pour ma part, un tiers de la responsabilité, dans la production de ces lésions traumatiques.

Le lendemain de l'accouchement, je trouvai la malade dans une excellente situation. Elle n'avait pas uriné depuis la veille. Je pratiquai le cathétérisme, et constatai, avec surprise, dans l'urine, la présence de quelques flocons purulents.

Le soir, nouveau cathétérisme, qui donne issue à un grand verre seulement d'urine. En nettoyant la sonde, je la trouvai obstruée par du pus. Je fis peu attention à cette circonstance. Or, le lendemain matin, j'appris que, deux heures après ma visite, la malade avait involontairement rendu un flot d'urine. Ma perplexité devint extrême. N'étais-je pas en présence d'un cas de rupture du bas fond de la vessie ?

Le cathétérisme dissipa bientôt mes craintes. Il me devint dès lors facile de m'expliquer la cause de cette particularité, qui n'avait tenu qu'à l'obstruction de l'algalie par du pus, dont l'urine contenait encore de notables quantités.

Cette pyo-cystite a persisté durant huit jours. Quant à la paralysie vésicale, elle a nécessité, durant dix jours, l'usage de l'algalie, et des injections d'eau froide dans la vessie : puis, de ce côté, tout est rentré dans l'ordre.

Je dois maintenant signaler un autre accident local de cause connexe.

L'orifice vulvaire, dans toute sa partie inférieure, jusqu'au niveau du méat urinaire, a été le siége d'une mortification qui s'est étendue de chaque côté, dans l'ampoule vaginale, jusqu'à une hauteur de 0,03 à 0,04. A la partie moyenne des petites lèvres, j'ai constaté la présence d'un sillon assez profond, correspondant aux points occupés par l'entablement du forceps. Les organes génitaux ont fourni, dès le lendemain de l'accouchement, des flots d'un ichor fétide. J'ai dû, pour désinfecter ce véritable cloaque, recourir à des injections phéniquées, réitérées toutes les heures.

Grâce au ciel, les accidents locaux ont eu la solution la plus heureuse. Le dixième jour après son accouchement, la malade a pu se lever une heure. Le lendemain, elle est restée deux heures dans un fauteuil. En un mot, le rétablissement n'a pas tardé à être complet.

Je dois, maintenant, dire quelques mots du tracteur obstétrical, qu'il m'a été donné, pour la première fois, d'expérimenter sur la femme en travail. Grâce au rétroceps qui, presque toujours, suffit à tout, je n'avais pas encore trouvé l'occasion de mettre à l'épreuve mon appareil à traction, qui dormait paisiblement, depuis huit ans, dans ma boîte obstétricale. Je vais donc pouvoir, *de expertu*, me prononcer enfin sur sa valeur réelle, et compléter, par là, ma description précédente, restée incomplète au point de vue pratique. (V. p. 190).

Dès le lendemain de l'accouchement, je m'étais empressé d'examiner avec soin l'état des régions sur lesquelles avaient porté les béquilles du tracteur. Je n'y avais pas trouvé la plus légère trace de contusion. Bien qu'elles eussent supporté un effort de soixante-quinze kilogrammes, ces parties n'étaient même pas endolories. Elles ne l'ont pas été davantage les jours suivants. La malade m'a, nombre de fois, certifié de la façon la plus formelle, que l'appareil n'a été pour elle la source d'aucune souffrance, comparativement aux vives douleurs qui lui ont été causées par les tractions manuelles.

Je ne reviendrai pas sur les grands avantages reconnus par moi, *à priori*, à la traction mécanique. Aujourd'hui que ma religion se trouve éclairée par une expérience décisive, bien que le succès n'y ait pas répondu, je suis plus que jamais convaincu que ce mode de faire, au triple point de vue de l'enfant, de la mère et de l'accoucheur, réalise des avantages considérables, et de toutes sortes, sur la traction manuelle. Aussi est-il pour moi hors de doute que, dans un avenir prochain, les machines seront utilisées par tous les accoucheurs désireux de se tenir à la hauteur de leur art.

Ces appareils seront surtout employés dans les cas, par bonheur les plus rares, où le rétroceps doit céder le pas aux instruments qui ont pour objectif de diminuer le volume de la tête, d'allonger son diamètre vertical, de l'entraîner telle quelle, enfin, plutôt que de la réduire.

J'ai déjà signalé la raison qui s'opposera le plus puissamment à la vulgarisation de ces précieuses machines. Je veux parler de leur prix élevé. Les moufles, il est vrai, seraient d'une valeur vénale presque insignifiante ; mais, en outre que, avec un tel mode, il me paraît assez difficile de bien régler l'emploi de la force, il est une autre condition qui en rend l'emploi peu pratique. Il n'est pas aisé, en effet, de se procurer sur l'heure et en tous lieux, un point d'appui convenable, pour la fixation des cordages. J'ajouterai que le professeur Tarnier, le promoteur de ce système, est peu encourageant, tant par ses conclusions, que par ses données statiques. (V. Nouveau dict. de méd. et de chir. t. XV, p. 405).

En fait d'appareil à traction, il en serait un, d'une construction extemporanée, dont j'ai conçu l'idée dans le cours de cet accouchement. Cet appareil est tellement simple, qu'il serait aisé de l'improviser en tous lieux, et en quelques instants. Il devrait être, autant que possible, pourvu d'un dynamomètre.

Il suffirait, à cet effet, d'utiliser la première tige de bois, en tant que levier interrésistant. Un fort lien serait passé dans les fenêtres du forceps ; les chefs en seraient noués en dehors de la vulve. Dans leur anse serait engagée la plus courte extrémité du levier, qui trouverait un point d'appui tout naturel dans la traverse du lit de misère. Des tractions seraient opérées en agissant sur l'extrémité opposée de ce même levier, second bras dont la puissance serait subordonnée à la longueur.

Pour constituer une résistance irréprochable, deux serviettes, formant anneau, seraient conduites jusqu'à la racine des cuisses. A chacun de ces anneaux serait fixée l'extrémité d'une corde, qui irait prendre attache, en passant en diagonale sous la malade, croisant l'autre lien, au pied du lit opposé au membre embrassé.

Il est hors de doute que les accidents locaux que nous avons eus à déplorer, ont été le résultat des manœuvres laborieuses qui ont été effectuées. Loin de moi l'idée de déverser aucun blâme sur qui que ce soit. Je dirai plus : l'engin classique, seul comptable de tous ces méfaits, a été mis en usage avec une adresse peu commune. Les tractions faites par son moyen ont été exécutées avec autant de modération que de prudence. Chaque jour on voit des accoucheurs faire un usage bien autrement compromettant et de la force brutale, et des engins obstétricaux, sans qu'il en résulte pour les patientes aucun grave traumatisme. Il convient aussi, pour être équitable, de faire une certaine part, dans la production de ces accidents, à la constitution délicate de la malade. Ces réserves établies, je me sens à l'aise, pour poser une simple question pratique.

Nous eût-il été possible, en adoptant un autre mode de faire, de nous tirer plus heureusement de la passe difficile dans laquelle nous nous sommes trouvés engagés ? Eh bien ! à une telle question, *a posteriori*, je crois pouvoir répondre sans hésiter par l'affirmative.

Si, donc, pareil cas se présentait de nouveau dans ma pratique, instruit par l'expérience, telle serait désormais la ligne de conduite que j'adopterais.

Un rétrécissement sacro-sous-pubien de 0,07 étant constaté, je mettrais, tout d'abord, en œuvre le rétroceps qui, nombre de fois à ma connaissance, dans des cas analogues, a procuré les meilleurs résultats. L'impuissance de cet instrument une fois démontrée, j'aurais recours au forceps symétrique, auquel j'associerais de prime abord la traction mécanique. J'arriverais à déployer avec méthode une puissance de cinquante à soixante kilogrammes, tout au plus. Au delà de cette limite, sachant que la vie de l'enfant n'a guère de chance d'être conservée, je n'hésiterais plus à sacrifier le produit, pour mieux sauvegarder les intérêts de la mère. Je pratiquerais donc, entre les cuillers du forceps, la perforation du crâne, puis je mettrais de nouveau en jeu la vis de la machine. La simple perforation du crâne suffisant pour réduire de 0,02, environ, le diamètre transversal de la tête, il y a tout lieu de supposer que l'extraction du produit se ferait désormais sans déployer une grande puissance de traction. Grâce à l'emploi de la précieuse machine, rien ne serait plus facile que de surveiller le dégagement de la tête, et d'en obtenir l'énucléation ; dut-on, pour sauvegarder l'intégrité du plancher périnéal, pratiquer quelques débridements sur les bords de l'arc postérieur de l'anneau vulvaire.]

Il ne viendra, je pense, à l'esprit de personne de porter ce cinquième échec au passif du rétroceps.

Une dernière remarque. J'ai dit et répété que les cas où le forceps réussit, après l'échec du rétroceps, peuvent être considérés comme de rares exceptions. Le fait qui précède en fournit une nouvelle preuve des plus convaincantes.

Mes quatre-vingt-un succès tiendraient-ils à une succession

d'opérations faciles, à une de ces séries heureuses, telles que bien des praticiens ont la bonne fortune d'en rencontrer quelquefois, durant le cours de leur carrière? Il va m'être aisé d'établir péremptoirement que j'ai eu souvent à lutter contre les plus grandes difficultés tocologiques. En effet :

Quatre fois j'ai rencontré des présentations de la face. J'ajouterai que ces conditions, si épineuses pour tout accoucheur non spécialiste armé du forceps croisé, se sont, entre mes mains, dénouées avec une facilité sans égale.

Trente-deux fois j'ai été saisir la tête soit au détroit supérieur, soit même au-dessus. Ce résultat, pour le dire en passant, répond victorieusement aux vaines allégations de certains critiques, qui prétendent que le rétroceps n'est applicable qu'au sein de l'excavation.

Dans quatorze cas, j'ai dû extraire la tête au travers du détroit supérieur rétréci. Quatre fois, l'organe n'a été entraîné qu'avec la production de ce bruit caractéristique, si effrayant pour quiconque l'entend pour la première fois.

Plusieurs fois j'ai rencontré des rétrécissements du détroit inférieur. Je ne parlerai que pour mémoire de ces cas particuliers, que je ne saurais ranger dans la catégorie des accouchements difficiles. D'ordinaire, comme le rétroceps affecte alors une prise très-solide, la délivrance devient une question de force et de patience. Comme dernière ressource, reste la crâniotomie, qui, dans cette position déclive, est une opération aussi facile, qu'inoffensive pour la mère. J'ajouterai que cette suprême loi, en pareil cas, n'est jamais devenue pour moi une dure nécessité.

Plusieurs fois j'ai été contraint, dans de graves conditions de la mère (éclampsie, accouchement démesurément prolongé, hémorrhagie par insertion vicieuse du placenta, épuisement extrême de la mère, etc.), plusieurs fois, dis-je, j'ai été contraint d'effectuer, en dehors de toute douleur physiologique, l'accouchement forcé. Jamais, pour ce qui a trait à la mère, je n'ai eu lieu de me repentir d'avoir de la sorte brusqué l'œuvre de la nature.

Plusieurs fois, aussi, j'ai eu à compter avec la tendance incessante au dérapement des cuillers. Avec un peu de patience, je suis toujours parvenu à surmonter une telle difficulté.

Deux fois j'ai eu à extraire des têtes d'un volume monstrueux, par hydrocéphalie. Dans un cas, il s'agissait d'une présentation du vertex, et j'ai dû aller saisir l'organe mobile au-dessus du détroit supérieur rétréci. J'ai eu, au sein de l'excavation, à lutter avec la tendance la plus marquée au dérapement des cuillers. J'ai triomphé de cette difficulté par de patients efforts, grâce à des tractions méthodiques effectuées à l'aide des becs de mes cuillers. (V. p. 252.)

En voilà assez, je l'espère, pour mettre hors de doute que mon instrument s'est trouvé aux prises avec de grandes difficultés. Plus d'une fois même (j'en ai pu acquérir la preuve), les obstacles n'eussent pu être surmontés par un accoucheur ordinaire, ne pouvant disposer que du forceps croisé.

En présence de faits aussi précis que nombreux, comment se peut-il que quelques détracteurs aient pu accuser le rétroceps d'être un instrument aussi infidèle que dangereux ? Ma réponse est facile.

Un petit nombre de faits, portés à la charge du rétroceps, sont venus à ma connaissance. Ces observations sont remarquables par l'esprit de partialité qui les a dictées. Non-seulement l'accoucheur n'a tenu aucun compte des préceptes sur lesquels j'ai tant de fois insisté , mais il n'est que trop clair que l'instrument a été employé en dépit de toute raison, et souvent avec la ferme volonté de ne point réussir.

Un autre censeur a fait au rétroceps un procès encore plus sommaire. Il a effectué sur le mannequin quelques expériences (Dieu sait quelles expériences !) et il en a conclu que cet instrument n'était bon qu'à être relégué à la ferraille....

On conçoit que, à d'aussi pauvres arguments, il n'est point de réponse à faire. Je ne rappelle ces attaques ridicules que pour montrer jusqu'à quel point, en matière scientifique, peut s'égarer la passion, même et surtout chez les praticiens du plus grand mérite.

Un dernier doute peut se présenter à l'esprit. Les succès que je viens d'enregistrer ne seraient-ils point le fait d'une adresse individuelle, le résultat d'une habileté spéciale d'un accoucheur versé dans la manœuvre délicate d'un instrument créé par lui de toutes pièces ?

Pour établir avec la dernière évidence que de telles suppositions n'ont aucun fondement, il me serait aisé de produire de nombreux documents recueillis en dehors de moi, par trente-trois confrères, qui ont bien voulu me communiquer les résultats de leur propre expérimentation.

Joints aux miens, les chiffres que j'ai réunis atteignent un effectif de près de cinq cents applications de rétroceps.

Ce chiffre n'est-il pas assez élevé pour constituer la meilleure réponse à opposer à des détracteurs d'une cause par eux jugée à l'avance ?

Il serait oiseux de reproduire ici tous ces documents, que je pourrais encore augmenter de beaucoup, en puisant à de plus nombreuses sources. Je me contenterai de citer quelques chiffres, que j'emprunterai à la pratique de ceux de mes confrères qui m'ont fourni le plus large contingent d'applications de mon instrument.

M. le Dr Thierry-Mieg, de Paris, a employé trente-cinq fois le rétroceps. Dans un cas, cet instrument a été efficace, après un essai infructueux du forceps. Dans un autre cas, le rétroceps et le forceps ont échoué. Il a fallu recourir à la céphalotripsie. Plusieurs fois mon instrument a été appliqué à une époque du travail où il n'eût point fallu songer à recourir à l'engin classique. Dans trois cas, enfin, le rétroceps a été utilisé avec avantage pour pratiquer l'accouchement forcé.

Le Dr Phélippeaux, de Saint-Savinien, n'a recueilli que onze observations, mais elles ont toutes trait à des cas très-épineux de dystocie. (Deux têtes hydrocéphales ; angusties pelviennes ; rétrécissement oblique ovalaire du bassin ; etc.) Dix de ces faits remarquables et particulièrement probants, ont été publiés par ce distingué confrère, dans une brochure ayant pour titre : *La vérité sur le rétroceps.* Sur ces onze faits, quatre ont trait à des accouchements heureusement terminés au moyen du rétroceps, après des tentatives plus ou moins nombreuses effectuées en pure perte à l'aide du forceps croisé.

Le Dr Lory, de La Ferté-Macé (Orne), m'a communiqué quarante-huit applications de rétroceps. Cet instrument lui a donné deux remarquables succès, dans autant de cas où le forceps croisé s'était montré impuissant.

Le Dr Devaux, de Colombières (Calvados), m'a fourni un contingent de quatre-vingt-dix faits. Il n'a eu à enregistrer qu'un seul insuccès. Il s'agissait d'un cas d'hydrocéphalie. Le rétroceps ayant une constante tendance à déraper, cet habile accoucheur eut recours au forceps, qui lui procura un facile succès. (V. *Bul. gén. de thérap.*, no du 15 avril 1871).

Dans certaines conditions, de beaucoup les plus rares, l'instrument à compression bi-diamétrique est plus apte, en effet, à saisir solidement la tête. Il est plus que probable, toutefois, que le Dr Devaux eût compté un nouveau succès au lieu d'un échec, s'il avait eu l'idée d'utiliser le rétroceps en guise de levier, à la manière du Dr Phélippeaux. Loin de déverser le blâme sur sa conduite, je lui donne de grand cœur mon approbation. La conscience, en effet, doit faire à chacun une loi d'avoir recours aux modes les plus efficaces et les plus prompts de délivrance. M. Devaux, du reste, me marque que cet échec unique, sur quatre-vingt-dix épreuves, est une exception qui ne fait à ses yeux que confirmer la règle, qui est le succès. Il conclut par ces paroles que je reproduis textuellement : « Pour moi, plus j'use du rétroceps, plus je suis convaincu de sa supériorité réelle sur les engins symétriques les plus parfaits. » (Lettre particulière du 3 mars 1872.)

Le Dr Lambert, de Gotzembruck (Moselle), dans sa dernière lettre, en date du 26 septembre 1872, me marque qu'il a employé le rétroceps plus de cinquante fois, et toujours avec succès. Il affirme n'avoir jamais été aussi heureux que depuis qu'il en fait usage.

Le Dr Ch. Duval, de Gournay, dans une lettre datée du 24 février 1868, me faisait part de sa onzième application heureuse du rétroceps. Je lui ai écrit, ces temps derniers, pour lui demander son bilan actuel. Dans sa réponse, en date du 8 février 1873, il me fait observer que, depuis longtemps, habitué à de constants succès, il a renoncé à prendre des notes. « Ce que je puis vous dire, ajoute ce distingué confrère, c'est que je conserve toujours pour votre instrument les sympathies que lui ont acquises les nombreux services qu'il m'a rendus ; sympathies qu'auront pour lui tous ceux qui voudront et sauront s'en servir. » A ma connaissance le rétroceps a procuré quatre remarquables succès, à M. Duval, dans autant de cas où le forceps croisé, essayé au préalable, avait complétement échoué.

M. Le Dr de Henne, de Bourbourg (Nord), m'a transmis trente-sept observations, dont onze relatives à des cas remarquables de dystocie. Il ne compte que des succès, dont un après l'insuccès du forceps.

Si aux douze cas, rappelés plus haut, dans lesquels le rétroceps a donné les meilleurs résultats, après l'échec bien constaté de l'instrument classique, on ajoute les deux faits analogues du Dr Gaillard, de St-Geoire, les deux cas du Dr Lemariey, celui du Dr Rousset, celui du Dr Gélineau, d'Aigrefeuille, et les quatre cas, enfin, qui me sont propres, on arrive à un total de vingt-deux cas, dans lesquels mon instrument a suppléé avec avantage à l'impuissance de son aîné.

A ces faits, il conviendrait encore d'ajouter les vingt cas de présentation de la face, deux de l'oreille, conditions qui, incontestablement, eussent dépassé la compétence d'accoucheurs non passés maîtres dans l'art des accouchements, s'ils n'eussent pu disposer que de l'engin classique.

Il conviendrait également, dans ces données comparatives entre les deux instruments, de tenir grandement compte, en outre, des cas nombreux dans lesquels le rétroceps a pu être employé avec avantage, à une époque où une dilatation insuffisante du col eût rendu l'application de tout forceps symétrique impossible.

A ces faits, si imposants par le nombre, qui rendent la supériorité d'action du rétroceps indiscutable pour tout esprit non prévenu, combien en reste-il à opposer en faveur de l'instrument classique ?

Sur un total d'environ cinq cents faits que j'ai sous les yeux, je ne constate que quatorze insuccès réels du rétroceps. De ces insuccès, cinq me sont propres. Je les ai analysés plus haut, et j'ai fait voir que ces accouchements ont dû être dénoués par des manœuvres manuelles, ou par le sacrifice préalable de l'enfant.

MM. Delore, de Lyon, Delamarre, de Sées, Thierry-Mieg, Duplessy, ont dû, dans un cas, chacun, en venir à cette dure extrémité, après un double insuccès du rétroceps puis du forceps. Le Dr Kondycky me signale aussi deux cas analogues.

Le Dr Lory parle de deux cas dans lesquels il a été contraint *conjointement* d'employer les deux instruments, pour terminer l'accouchement.

Il me fait, toutefois, remarquer qu'à cette époque il était à ses débuts dans l'emploi du rétroceps, circonstance qui ne lui a pas permis de tirer de cet agent de délivrance tout le parti possible. Je ne rappelle donc ces faits que par un sentiment d'équité, je puis dire exagéré, les deux instruments ayant été tour à tour employés.

Le Dr Damoizeau compte un insuccès du rétroceps. Le forceps croisé a pu, en cette circonstance, lui permettre de terminer l'accouchement, mais ce n'a été qu'au prix d'une fracture mortelle de la boîte crânienne.

J'ai déjà signalé le fait du Dr Devaux, qui, je l'ai dit, contre quatre-vingt-dix applications heureuses du rétroceps, ne compte qu'un insuccès.

Le Dr Poitou-Duplessy, professeur d'accouchements de l'école navale de Rochefort, m'a communiqué un insuccès relatif à sa première application du rétroceps. Voici ce fait en substance : Col ouvert de 0,04 et non dilatable. Introduction facile des deux cuillers du rétroceps. Tractions de plus en plus énergiques, *effectuées dans le sens des axes du bassin* ; dérapement de l'instrument. Bain de siége prolongé. *Après deux heures, le col est devenu perméable.* Application heureuse du forceps croisé.

En bonne justice, il est impossible de mettre un tel fait au passif du rétroceps. Employé en dernier lieu, dans des conditions plus favorables, cet instrument eut non moins bien réussi que l'engin classique.

Plusieurs faits parvenus à ma connaissance, sur lesquels plus d'un orthodoxe s'est basé pour passer condamnation au rétroceps, ont des traits communs avec celui qui précède. *L'instrument a constamment été employé en dépit de tous les préceptes que j'ai tracés. Si le forceps, utilisé à son tour, a procuré une heureuse solution, c'est qu'il n'a été mis en œuvre qu'à une époque plus ou moins éloignée, dans des conditions cervicales beaucoup plus favorables ; cas dans lesquels le rétroceps eût pu être employé avec de grands avantages.*

Eclairé par mes conseils, inspiré surtout par le sincère désir d'arriver à la connaissance de la vérité, le professeur Poitou-Duplessy a effectué depuis, seize autres applications du rétroceps, le plus souvent à une époque où la dilatation du col eut été insuffisante pour permettre le passage des cuillers de tout forceps symétrique. Le succès le plus complet a couronné chacune de ses tentatives. Dans un dernier cas, signalé plus haut, le rétroceps, puis le forceps, ont, l'un et l'autre, échoué, et le travail a dû être dénoué par une crâniotomie.

En somme, sur cinq cents applications de rétroceps, je n'ai à relever que quatorze insuccès patents. Dans neuf cas le forceps a également échoué, et il a fallu recourir à la crâniotomie ou aux manœuvres manuelles. Trois fois l'insuccès de mon instrument a tenu au défaut d'expérience de l'accoucheur. Une fois, le forceps croisé n'a réussi après lui qu'au prix de la vie de l'enfant. *Dans un seul cas, enfin, la supériorité d'action est demeurée au forceps croisé.*

Pour tirer une conclusion de ces données, que j'ai exposées

avec la sincérité la plus entière, on peut établir que, sur cinq cents applications de rétroceps, deux fois seulement, ce dernier se montrant impuissant, a dû céder la place à son aîné. Par contre, vingt-deux fois, la suprématie d'action est demeurée au rétroceps, après des échecs plus ou moins réitérés du forceps classique.

Est-il besoin de le répéter? Ce chiffre deviendrait fort élevé, s'il fallait tenir compte des nombreuses applications de rétroceps effectuées, tant dans les positions vicieuses de la tête, que dans la première phase du travail, toutes conditions dans lesquelles l'emploi du forceps classique est des plus difficiles, voire même impossible.

En présence de ces données, d'autant plus dignes de créance, qu'elles émanent, pour la plupart, d'honorables confrères entièrement désintéressés dans la question, tout esprit impartial reconnaîtra l'importance des services que l'on a lieu d'attendre du rétroceps. Il est non moins manifeste que, si l'on établit, sans idées préconçues, en se basant uniquement sur le témoignage des faits bien observés, un parallèle entre les deux instruments, la supériorité la plus marquée demeure acquise au rétroceps.

§ 2. Phases initiales de la méthode rétrocépitale. — Les premiers modèles du rétroceps.

Il ne sera pas sans quelqu'intérêt, peut-être, de faire connaître les particularités qui ont marqué les phases initiales de la méthode rétrocépitale.

J'ai toujours été assez maladroit dans l'emploi du forceps croisé. Cet instrument n'a cessé d'être pour moi un objet d'appréhension, tant à cause des mécomptes qu'il m'a valus dans la première moitié de ma carrière, que pour divers méfaits qu'il m'a été donné de relever, dans la pratique de plusieurs confrères.

Le désir de faire construire un forceps plus en rapport avec mes moyens était devenu chez moi une idée fixe, une préoccupation de tous mes instants. Or, voici de quelle façon j'ai été amené à construire un forceps sur des bases toutes nouvelles.

Plus d'une fois j'avais remarqué que, nonobstant un placement défectueux, au point de vue de la symétrie, les cuillers du forceps croisé n'en affectaient pas moins sur la tête une prise assez solide. C'est ce fait d'observation, qui m'a inspiré l'idée d'un instrument basé sur le principe de l'asymétrie des deux cuillers.

Il était un autre défaut de construction non moins grave du forceps croisé, que je tenais aussi à éviter. Je veux parler du croisement des branches. Les sept derniers accouchements effectués par moi à l'aide de l'engin classique, ont été marqués par deux malheurs. Dans ces deux cas, j'ai eu le chagrin de produire des fractures mortelles de la boîte crânienne. Ces catastrophes, me dira-t-on, sont exceptionnelles. Je ne le conteste pas ; mais n'est-ce pas trop qu'elles puissent se produire, par le fait d'un mode de fonctionnement défectueux au premier chef, on ne saurait le nier, de la tenaille classique ?

Placement asymétrique des cuillers, en vue de faciliter la manœuvre de l'instrument : leviers non croisés, pour éviter les dangers de la compression, telles furent les bases fondamentales sur lesquelles je m'arrêtai, pour la construction du nouvel engin de délivrance.

Le plus difficile, toutefois, restait à faire. C'était de mettre, avec bonheur, de telles idées à exécution.

Une première modification me sembla tout d'abord nécessaire. Les cuillers du forceps présentaient un cintre sur le plat trop peu prononcé pour affecter une prise solide sur la tête saisie asymétriquement, et sans compression bi-latérale. Il fallait exagérer ce même cintre, et convertir les cuillers en autant de larges crochets mousses, suffisamment recourbés pour s'adapter sur l'orbe de la tête.

Quant à la connexion des leviers, je songeai aussitôt à l'opérer à l'aide d'un support transversal commun.

Ces idées une fois arrêtées dans mon esprit, je résolus de les mettre à exécution, en utilisant à cet effet, un petit forceps Anglais, auxiliaire infidèle de mon vieux croisé.

De ce moment, je ne quittai plus la forge du maréchal voisin. Je fis cintrer les cuillers, et les terminai par des tiges affectant environ la grosseur du petit doigt.

Ce premier essai fut à ce point heureux que, depuis lors, pas la moindre modification n'a été apportée, ni dans les cintres tant sur le plat que sur le champ des cuillers, ni dans les longueurs de ces mêmes cuillers, ni des tiges.

Pour ce qui est de la poignée transversale, il est loin d'en avoir été de même.

J'ai fait faire la plus riche collection de manches qu'il soit possible d'imaginer. J'en ai conservé précieusement un certain nombre. Il suffit de jeter un coup d'œil sur ce musée d'un nouveau genre, pour se faire une idée des efforts d'imagination auxquels j'ai dû me livrer pour atteindre mon but.

Dans mon premier modèle, la poignée était constituée par une simple plaque en acier, percée de deux ouvertures, l'une circulaire et l'autre rectangulaire, pour l'implantation de l'une et de l'autre branche. Chacune de ces dernières était fixée sur le manche à l'aide d'une petite goupille en fer.

La branche gauche était fixe. Ce n'est que plus tard, pour la facilité de la manœuvre et la solidité de la prise, que j'ai eu l'idée de lui faire affecter un double mouvement de bascule en dedans et en dehors. Chacun de ces mouvements de latéralité, auxquels j'attache une grande importance, répond à une indication capitale.

Le mouvement de bascule en dehors a pour effet de faciliter l'articulation du manche dans certains cas; alors, par exemple, que la branche droite se présente obliquement dans la mortaise circulaire de la poignée qui lui est destinée.

Le mouvement de bascule en dedans est beaucoup plus essentiel. Il permet le rapprochement des cuillers, condition d'une prise solide, que leur assurent, et leurs cintres prononcés, et l'action constrictive du col utérin, et celle du sphincter vulvaire, agissant sur les tiges, à la manière de l'anneau coulant de certaines tenailles.

Même à cette période initiale, le mouvement pivotal était déjà dévolu à la branche droite. En premier lieu, ce mouvement était réglé à l'aide d'une longue goupille, que maintenait le pouce durant les tractions, à l'effet d'éviter l'écartement du bec de la cuiller, appliquée sur la tête. Bientôt, pour faciliter cet arrêt, je fis pratiquer au-dessous de la poignée, du côté de la pivotante, trois sillons profonds, correspondant à trois degrés d'écartement de la cuiller ; sillons dans lesquels venait se plonger la goupille modératrice. Plus tard, je trouvai plus commode et plus sûr de munir cette même partie du manche de deux pitons d'arrêt, contre lesquels venait s'arc-bouter la goupille.

Depuis longtemps j'ai renoncé à cette cheville de fer, qui me servait à la fois à faire effectuer à la branche son mouvement de rotation de dehors en dedans, pour assurer à la cuiller une bonne prise sur la tête, et à fixer le levier sur le support commun. A ce mode défectueux, à ce levier dangereux, j'ai substitué un anneau terminal, d'une complète innocuité, pour faire exécuter à la branche son mouvement pivotal, et un disque muni de trois ouvertures, pour l'engagement d'un piton d'arrêt articulaire, implanté dans la partie inférieure du manche. Mais revenons à mes premiers essais.

J'avais hâte d'essayer ma grossière ébauche. L'occasion m'en fut bientôt fournie. Malgré toute l'imperfection de ce modèle primitif, j'obtins un succès à ce point facile, que j'en fus vivement frappé.

Une autre particularité fit, en outre, sur mon esprit, une impression profonde.

En examinant la tête du produit extrait avec aussi peu de peine, je remarquai que les empreintes des cuillers affectaient un siége tout-à-fait insolite. Un des becs avait laissé son stigmate sur le front ; le second s'était imprimé sur une région temporale. J'avais bien eu l'idée de saisir l'organe d'une façon asymétrique ; mais, je l'avoue, je ne pensais pas qu'une prise solide pût être le fait d'une position à ce point défectueuse des deux cuillers.

Je brûlais du désir de faire un nouvel essai de mon engin embryonnaire, auquel j'avais, presqu'aussitôt, apporté quelques modifications avantageuses. Deux ou trois occasions se présentèrent à moi presque coup sur coup. Toujours même facilité de la manœuvre ; toujours succès aussi faciles ; toujours enfin, mêmes empreintes des cuillers !

A force d'y réfléchir, je finis par me rendre compte de ces particularités, si étranges en apparence. La méthode rétrocépitale était enfin sortie des limbes....

Après quelques nouveaux essais, non moins heureux que les premiers, je crus devoir, pour prendre rang, présenter à l'académie de médecine (séance du 16 avril 1864), le nouvel instrument, que je désignai tout d'abord sous le nom de *forceps droit*, ou *à branches parallèles*.

Séduits par les avantages que j'annonçais comme étant le propre du nouvel instrument, de nombreux confrères ne tardèrent pas à me solliciter de les mettre à même de bénéficier de ses vertus. Ne pouvant, à cette période initiale, confier à un fabricant de la capitale la confection d'un modèle encore tout à l'étude, je dus me décider, pour répondre de mon mieux à d'instantes sollicitations, à recourir aux modestes artisans qui avaient exécuté mes premiers essais. C'est ainsi que, de 1864 à 1867, j'ai dû faire construire sous mes yeux une centaine de rétroceps.

Le fini de ces modèles laissait, je le reconnais, beaucoup à désirer. Quant à leur bonne construction, je puis le dire, pour les derniers construits surtout, ils étaient irréprochables. Ils avaient, au moins, un mérite capital : la fidélité de l'exécution. Je n'en saurais dire autant d'un certain nombre de copies malheureuses, qui ont depuis passé sous mes yeux, et dont je dénie, de toutes mes forces, la paternité. Combien leur sont préférables les grossiers, mais si sûrs et si fidèles engins sortis des mains de mon maréchal ferrant ! J'en ai conservé précieusement un spécimen, dont je fais usage parfois, avec prédilection. Ce sont des rétroceps de cette provenance dont se servent encore aujourd'hui MM. Phélippeaux, Damoizeau, Lambert, Devaux, Gaillard, Rousset, Legendre, Lebreton, etc. Leurs travaux remarquables, sur la matière, témoignent assez du parti qu'ont su tirer de ces grossiers engins, ces néophytes convaincus de la nouvelle méthode obstétricale.

Les demandes qui m'étaient adressées devinrent à ce point nombreuses, que je me vis enfin débordé, et hors d'état d'y répondre. Ce fut à ce moment que, dans une même semaine, les maisons Charrière, Lüer et Guéride, me sollicitèrent de leur confier la construction du nouveau forceps, qui leur était demandé de toutes parts.

A cette époque, le rétroceps, par une succession infinie de transformations, était arrivé à un degré de perfectionnement tel, que les modifications qui restaient à lui faire subir ne pouvaient désormais porter que sur des points de détail. Cette demande arrivait donc juste à point. Je m'empressai de l'accueillir, et je donnai la préférence à Guéride, par cette seule raison que sa lettre était la première en date. Cet habile fabricant s'est acquitté de sa tâche avec tant de talent et de conscience, que je m'estime heureux que cette circonstance m'ait décidé à fixer sur lui mon choix.

Le succès avait dépassé toutes mes espérances. J'estimai que le moment était venu de donner à mon instrument une consécration scientifique. Ce fut en cette vue que je me décidai à en faire l'objet d'une communication Académique.

En conséquence, le 19 février 1867, je fis déposer sur le bureau de l'Académie de médecine un modèle de rétroceps fabriqué par Guéride, avec un court et substantiel article sur la méthode rétrocépitale. Or, c'est ici que, pour elle, commence une phase toute nouvelle.

§ 3. Le Rétroceps devant les sommités de l'obstétricie.

Le rétroceps se présentait avec des garanties théoriques et pratiques assez sérieuses pour mériter de fixer l'attention du docte corps à la sanction duquel il était soumis. Première déception, à laquelle j'étais loin de m'attendre : l'illustre aréopage dédaigna même de nommer une commission, pour l'examen du nouvel instrument.

Considérant la méthode rétrocépitale comme « une découverte obstétricale du plus haut intérêt pour l'humanité, » dans l'espoir qu'une démarche tentée plus haut aboutirait à un meilleur résultat, le Dr Damoiseau, président de la Société médicale de l'Orne, a jugé convenable, à mon insu, de s'adresser directement à son Excellence le Ministre de l'instruction publique. Je reproduis la lettre de mon bienveillant confrère, consignée, avec la réponse de M. Duruy, et une nouvelle lettre du Dr Damoiseau au Président de l'académie de médecine, dans le compte-rendu de la séance du 18 août 1870 de la Société de l'Orne (p. 31 et seq.)

« Alençon, le 15 septembre 1866.

« Monsieur le Ministre,

« Ayant eu récemment la bonne fortune, comme Président de la Société des médecins de l'Orne et du Congrès médical départemental qui y est annexé, de mettre la main sur une de ces inventions destinées à faire époque dans les annales de la médecine, je considère comme un devoir d'en adresser un rapport à votre Excellence.

» Je n'hésite point, en présence de l'immense importance d'un tel bienfait, à vous préciser en deux mots de quoi il s'agit. La mortalité si considérable qui frappe les malheureuses mères en travail et les enfants naissants, est un problème qui dans tous les siècles a vivement sollicité le génie inventif des médecins philanthropes. C'est à l'anglais Chamberlaine, au XVIIe siècle, que revient l'honneur d'avoir le premier porté dans ce cas un secours efficace à la nature, au moyen d'une sorte de large pince en forme de tenaille, appelée forceps, qui, saisissant la tête enclavée dans le canal osseux du bassin, l'extrait avec violence, de la même manière que le dentiste arrache avec son davier la dent carriée de son alvéole.

» Il y avait là un progrès réel auquel doivent leur salut un grand nombre de mères et d'enfants, et qui, exploité secrètement pendant un siècle, a donné de gros bénéfices à ses possesseurs égoïstes ; mais on comprend à merveille que saisir entre les mors d'une tenaille en fer la tête de l'enfant, et l'extraire par force du sein maternel, est une opération qui doit avoir et a réellement ses dangers, à laquelle un médecin prudent ne se résout en définitive que lorsque l'impuissance des efforts de la nature est parfaitement constatée.

» Frappé de ces graves inconvénients, le Dr Hamon, de la Rochelle, a eu la pensée de venir au secours de la nature en temps opportun, et alors qu'elle ne s'est pas épuisée en efforts superflus ; et c'est ce qu'il a exécuté avec un levier simple ou double, qui favorise mécaniquement le mouvement de rotation que la tête de l'enfant accomplit quand elle est naturellement expulsée.

» Son instrument, qu'il a appelé Rétroceps (*retro capio*, je saisis en arrière), est une véritable main mécanique toute d'acier, qui saisit la tête sans la comprimer, et sans mettre obstacle à ses mouvements spontanés.

» Il est ainsi parvenu, en n'imposant aucune douleur de plus à la mère, et sans comprimer la tête de l'enfant, à ajouter la force de ses bras à la force insuffisante du muscle utérin, sans entraver en quoi que ce soit d'ailleurs, le salutaire mécanisme de l'accouchement naturel.

» Pour me démontrer l'efficacité de son instrument, le Dr Hamon me mit sous les yeux, il y a dix-huit mois, un grand nombre de lettres de remerciement, qui lui ont été adressées par les praticiens qui en font usage.

» Chose remarquable, ces médecins qui ne se connaissent pas, et sont dispersés sur la surface du monde entier, s'accordent tous dans les louanges qu'ils adressent au rétroceps ; bien plus, il en est dont la reconnaissance s'élève jusqu'à l'enthousiasme poétique.

» Je ne crains pas de l'avancer ici, jamais peut-être découverte médicale ne s'est présentée avec un tel caractère d'irréfragable certitude, la vérité seule, partout et toujours conforme à elle-même, étant capable de produire l'accord unanime d'observateurs inconnus les uns aux autres, et exerçant dans tous les pays du monde civilisé.

» Voulant constater par moi-même ces résultats, je me suis procuré le nouvel instrument, et dans le cours d'une année j'ai eu quatre fois l'occasion de le mettre à l'épreuve dans des cas difficiles, et de vérifier complétement tout ce qu'on m'en avait annoncé.

» Plusieurs de nos confrères du département ayant suivi mon exemple, après la démonstration que M. Hamon nous donna de son instrument, au Congrès d'Argentan, en 1867, n'ont pas été moins heureux ; et c'est pourquoi ce médecin distingué, à l'occasion de notre avant-dernière assemblée, a été l'objet parmi nous d'une véritable ovation confraternelle, dont le Dr Delaporte, membre correspondant de l'académie de médecine, et notre doyen d'âge, s'est fait le chaleureux interprète.

» Tels sont, monsieur le Ministre, les résultats que j'ai l'honneur de transmettre à votre Excellence. »

M. Duruy renvoya M. Damoiseau à l'académie de médecine. Sans se laisser décourager, mon excellent confrère s'adressa aussitôt au président de ce docte corps.

Mais est-il besoin de le dire ? l'appel du Dr Damoiseau, pas plus que le mien, n'a été entendu ; et sa requête, ainsi que tant d'autres, a été s'abîmer dans les méandres sans fin des oubliettes académiques....

C'était donc un ostracisme de parti pris ! J'ajouterai qu'aujourd'hui la plupart des seigneurs féodaux de l'obstétricie ne s'en sont pas encore départis.......

Dans ces derniers temps, cependant, quelques accoucheurs ont voulu dire leur mot sur la nouvelle méthode obstétricale. Or, il est pénible de le constater ; pour l'honneur scientifique de savants recommandables , plus d'un eût sagement fait de garder un prudent silence. Mieux vaut, en effet, ne rien dire, que de porter un jugement entaché de prévention et d'inexactitude.

Ces considérations m'amènent naturellement à parler de l'opinion qu'ont pu se former, sur le compte du rétroceps, les accoucheurs dont le nom fait, à juste titre, autorité en matière d'obstétrique. Quant à la généralité des praticiens, il n'en saurait être en ce moment question. La cause de cet instrument, on le sait de reste, est, depuis longtemps déjà, jugée tout à son avantage, par la catégorie la plus nombreuse des accoucheurs.

Un très-petit nombre d'auteurs, jusqu'ici, je viens de le dire, ont bien voulu prendre souci du rétroceps. Plusieurs d'entre eux ont daigné lui consacrer quelques lignes dans leurs ouvrages. Chose triste à dire, ces quelques paroles suffisent pour établir, jusqu'à l'évidence, qu'ils n'ont pu se faire que la plus fausse idée de l'instrument et de la méthode. Quelques bons esprits se sont bornés à faire une simple mention d'un instrument sur le compte duquel ils ont cru bon de ne pas formuler un jugement à la légère. D'autres, enfin, sans être suffisamment édifiés sur sa valeur, ont jugé convenable de lui faire, quand même, les honneurs d'une disquisition critique étendue. Quelques bons esprits, seulement, n'ont parlé du rétroceps qu'avec une entière connaissance de cause.

Je me propose de passer en revue chacune des appréciations parvenues à ma connaissance. Le plus grand nombre ne saurait comporter, ici, qu'une simple mention. Quelques-unes, seulement, ont assez de valeur pour comporter un examen sérieux. Occupons-nous de chacune d'entre elles, avec tout le soin que comporte leur importance respective.

1° *Le rétroceps jugé* à priori, *par quelques accoucheurs.*

Quatre auteurs, à ma connaissance, ont commis la faute de

parler du rétroceps sans le connaître. Un cinquième en a fait mention, avec des réserves aussi judicieuses qu'équitables. Consacrons quelques lignes à chacune de ces appréciations.

I. Voici ce que dit de cet instrument, le professeur Verrier, dans son manuel de l'art des accouchements, p. 410.

« Je ne parlerai pas, non plus, du forceps asymétrique, avec lequel l'inventeur croit pouvoir *toujours saisir une tête régulièrement* (sic). »

Lorsque, le 16 septembre 1867, j'eus l'honneur de faire la connaissance de M. Verrier, il fut naturellement question du rétroceps. Je vis aussitôt que cet aimable confrère n'avait que les idées les plus confuses sur cet instrument dont, cependant, il m'annonça avoir parlé dans son ouvrage. Nous y cherchâmes le passage en question, et M. Verrier me manifesta le regret de n'avoir pu rendre un compte plus fidèle d'un agent de délivrance dont il avait mal compris l'esprit. Ceci se passait en 1867, époque à laquelle il était bien permis de ne pas connaître à fond une méthode en opposition avec tous les principes ayant cours dans la science. Depuis lors, les idées nouvelles se sont répandues. Je n'en fais donc aucun doute, dans la prochaine édition d'un ouvrage à juste titre estimé, l'habile accoucheur réparera son erreur, en donnant une appréciation exacte et, j'ose l'espérer, favorable de mon instrument.

II. Les mêmes remarques sont applicables à cette sommaire description, que je relève dans le petit *Manuel des accouchements*, récemment publié par M. Nielly, p. 166 : « Rétroceps ou forceps asymétrique Hamon. Branches *tantôt parallèles, tantôt asymétriques, suivant le besoin.* »

Avec des idées aussi inexactes, est-il possible, encore une fois, de se faire une opinion sérieuse sur la valeur d'un instrument ?

III. M. Joulin a-t-il mieux compris l'objet du rétroceps ? Cette unique phrase, que je relève dans son *Traité complet d'accouchements*, p. 1036, permettra d'en juger.

« Le principe du forceps asymétrique repose sur une

erreur de mécanique. *Le parallélisme des cuillers est absolument indispensable pour que la prise soit solide*, et, dans le cas où une certaine force est nécessaire, on ne peut compter sur le forceps dont les branches ne sont pas parallèles à leur articulation. »

Il est aisé de se convaincre, par cette seule citation, que M. Joulin se fait la plus fausse idée de la méthode rétrocépitale, et de l'instrument destiné à la mettre en œuvre.

Je ferai, encore une fois, remarquer que l'édition de l'ouvrage à tant de points recommandable de M. Joulin, ainsi que celle de M. Verrier, date de 1867. Depuis cette époque, il y a tout lieu de croire que les opinions de ce savant auteur ont dû se modifier. M. Joulin a trop d'esprit et d'intelligence pour sacrifier, de parti pris, aux idées scolastiques. Je suis donc bien convaincu que, dans sa prochaine édition, il tiendra à honneur de faire au rétroceps la part la plus équitable.

IV. En 1869, j'avais présenté mon *Manuel du rétroceps* à une savante société étrangère, avec prière de provoquer une discussion sérieuse sur la nouvelle méthode obstétricale. Quelle ne fut pas ma surprise, à quelque temps de là, de lire tout fortuitement, dans le journal officiel de ce docte corps, une sorte de compte rendu de cet ouvrage, véritable factum, indigeste fatras, farci de citations grecques, latines, bibliques, de mots malsonnants, d'arguments subtils et sans la moindre valeur scientifique? En somme, cette critique acerbe et passionnée pouvait bien être l'œuvre d'un praticien *érudit*, mais, pour sûr, ce n'était pas celle d'un homme POINT *ambitieux de renommée*, d'un *bibliographe impartial*, *judicieux* et *honnête*, toutes précieuses qualités que, dans un style qui lui appartient en propre, modestement, cet aimable confrère aime à s'octroyer à toute occasion. Comment admettre, en effet, qu'un praticien sérieux se puisse croire fondé à juger, avec la dernière sévérité, un instrument qu'il n'a même pas daigné expérimenter une seule fois sur le vivant? Il le répète à satiété, il lui a suffi d'exercer *consciencieusement* quelques épreuves *sur le mannequin*, pour s'assurer que le rétroceps est un instrument infidèle et vulnérant ! Chacune de ses paroles le prouve trop clairement : le *savant bibliographe* n'a compris ni la manœuvre, ni l'objet, ni le mode d'action de mon instrument.

Cette inqualifiable agression a provoqué, de ma part, une verte réponse. Il en est résulté un échange de répliques, et une polémique à armes discourtoises, dans laquelle, à des arguments pressés et péremptoires, mon malencontreux adversaire aux abois n'a pu m'opposer, avec *ses décisives expériences sur le mannequin*, que *verba et voces*, *prœterea nihil... sinon nugœ !....*

Dans un livre publié depuis, mon rancuneux et irascible agresseur ne s'est pas fait faute de publier ses creuses diatribes ; mais, cela va de soi, il s'est bien gardé de reproduire mes arguments.

En voilà beaucoup trop sur un conflit regrettable, et dans lequel j'ai dû user; à mon grand regret, mais sans merci, du droit légitime de la défense. Le valeureux champion de l'orthodoxie, ce nouveau Procuste de l'obstétrique (voir la note p. 333), dont, par respect pour moi-même, je dois taire le nom, a pu apprendre à ses dépens que ce n'est pas toujours sans quelques risques que l'on se charge de la délicate mission d'attacher le grelot....

V. Dans leur magnifique ouvrage (*Arsenal de la chirurgie contemporaine*), MM. Gaujot et Spillmann ont bien voulu consacrer au rétroceps une description détaillée, avec de nombreuses figures (p. 1028 — 1031, tome II. 1872). Je me plais à reconnaître le sentiment d'équité qui a guidé ces auteurs dans leur appréciation, que je suis heureux de reproduire :

« Cet instrument, dit M. Spillmann, malgré les avantages énumérés par le Dr Hamon, est peu ou pas employé dans les grandes cliniques d'accouchement ; les traités classiques publiés depuis les communications de ce médecin en font à peine mention. *Nous pensons cependant que le forceps asymé-*

trique n'est pas dénué de valeur, et qu'il mérite d'être connu et expérimenté. »

Un tel jugement, malgré ses bien légitimes réserves, à d'autant plus lieu de me satisfaire, que ces savants auteurs se montrent peu prodigues d'espace et d'éloges , à l'endroit de plus d'un engin obstétrical dont on a, fort à tort, en effet, préconisé les avantages.

2° *Le rétroceps devant un chef de service des hôpitaux de Paris.*

Jusqu'ici, on a pu s'en convaincre, on ne trouve rien de sérieux dans les appréciations qui ont été portées sur, ou plutôt contre le rétroceps. Aucun des auteurs que je viens de citer n'a jugé convenable d'asseoir son jugement sur le seul *criterium* que puisse invoquer tout esprit sérieux : l'*Epreuve clinique.* Faut-il donc s'étonner qu'ils aient pu à ce point se fourvoyer ?

Mais il y a plus : pour se faire une idée juste d'une méthode nouvelle, il ne suffit pas de l'expérimenter vaille que vaille sur le vivant. Il est des conditions de rigueur, pour que l'expérimentation acquière une réelle valeur, et aboutisse à la consécration d'une vérité scientifique. En premier lieu, il faut se tenir en garde contre toute prévention , et procéder à sa recherche avec un sincère désir de s'éclairer. Une seconde condition est non moins indispensable. La méthode doit être employée en se conformant fidèlement aux principes sur lesquels elle repose. C'est parce que ces deux conditions, tant s'en faut, n'ont pas été remplies, que j'ai le regret de signaler la critique injuste et passionnée d'un praticien de mérite, dont le principal tort a été d'expérimenter, sans doute pour l'acquit de sa conscience, un instrument jugé et condamné à l'avance dans son esprit...

Je veux parler du D[r] de St-Germain, dont le Dr Cappée a fidèlement reproduit les opinions, dans sa thèse inaugurale, qui n'est autre qu'une longue Philippique dirigée contre le rétroceps.

Dans l'intérêt de la science, je vais faire une sommaire analyse de ce document. Il va devenir facile de se convaincre combien il est aisé, la prévention aidant, de dénaturer les faits, et de les interpréter de la façon la plus contraire à la vérité.

Le travail dont il s'agit est basé sur neuf observations. La première est empruntée à la pratique du Dr Damoiseau (V. p. 130), la troisième à celle du Dr Duval (V. *Tribune Médicale*, 9 février 1868), les deuxième, quatrième et cinquième à la mienne propre (V. pp. 72—109—70). Les quatre dernières ont été recueillies dans le service même de M. de St-Germain.

Je n'ai qu'une seule remarque à faire, touchant les cinq premiers faits. Il est pénible de reconnaître que les succès les moins contestables, ne sont, aux yeux de mon critique, que de nature à rendre manifestes les imperfections et les dangers de mon instrument.......

Pour rendre patent l'esprit de partialité qui a présidé à l'élaboration de cette œuvre si peu sérieuse, il me suffira de donner un sommaire aperçu des seules observations recueillies par l'auteur de la thèse.

I. — Col ouvert de 0,05, *très-rigide*, et *non dilatable. Application facile du rétroceps, à huit heures du matin.* On suspend les tractions, sous prétexte *qu'elles occasionnaient de vives souffrances*, en tenant compte, en outre, « *de la tension énorme et de* l'*épaisse tuméfaction de la lèvre antérieure de l'utérus.* » Dilatation complète à onze heures moins dix minutes. On reprend les tractions à chaque douleur. A onze heures dix, la tête apparaît à la vulve. A onze heures vingt-cinq, extraction d'un enfant plein de vie.

Conclusion : « Tout s'est terminé heureusement, mais *un peu tard peut-être, dans cet accouchement*, ACCÉLÉRÉ (notez bien le mot), *que si l'on s'était abstenu de toute intervention....* » (Thèse du Dr Cappé, p. 33).

Un tel jugement suffit déjà pour donner la mesure des sentiments qui ont dicté une telle œuvre. Mais nous ne sommes pas au bout.

II. — Minuit vingt-cinq minutes. *Dilatation de 0,45.* Rupture artificielle de la poche des eaux, et application du rétroceps, qui trouve une « *ouverture juste assez grande pour livrer passage à ses cuillers.* » Cinq à six contractions seulement, jusqu'à deux heures du matin, contractions dont on profita pour effectuer des tractions qui ne donnèrent aucun résultat. (Notez bien qu'il s'est signalé ni efforts violents, ni aucune tendance au dérapement.)

A deux heures, « *bien convaincu de l'impuissance du rétroceps* », le chef de service fait retirer l'instrument, et confie le travail à la nature.

Sous l'influence des seules douleurs naturelles, la tête franchit l'orifice utérin à six heures du matin. Ralentissement du travail, et la femme reste jusqu'à neuf heures dans la période d'expulsion. (Admirez de quelle intelligente façon est dirigé un tel travail !). « Le pouls augmentant de fréquence, l'*interne* dut faire une *application de forceps* » et mit au monde un enfant bien vivant.

Onze jours après cet accouchement, la malade succombait par suite d'une « péritonite généralisée. » *Sur la paroi postérieure du vagin*, on constata *une perforation de trois millimètres d'étendue.* Conclusions : *le rétroceps s'est montré absolument impuissant* (alors que le col n'affectait qu'une dilatation de 0,45), et « *c'est au forceps que l'on a dû s'adresser* » (la dilatation du col étant complète, pour extraire une tête descendue sur le plancher périnéal !) Quant à la péritonite, bien que deux instruments aient été employés (dont l'un, le *forceps*, par *un interne*) ; bien que, de l'aveu même de ses détracteurs, le rétroceps ne saurait exercer une action nocive que vers la région antérieure du bassin ; bien qu'on n'ait signalé aucune traction énergique, aucun dérapement des cuillers, nul autre que lui ne saurait être comptable de ce méfait ! « En résumé, termine mon judicieux critique, *arrêt du travail, douleurs violentes, ulcération du vagin, hémorrhagie, péritonite, telle est la part du rétroceps....* » (loc. cit. p. 35.)

On en conviendra, c'est par trop fort !.......

Mais, trêve de réflexions ; est-il possible de faire l'honneur de la discussion à de semblables énormités ?....

III. — Position occip. il. dr. post. *La tête paraît très-mal ossifiée.* Dilatation, 0,03. Dilatation complète à onze heures trente-cinq du soir. Application du rétroceps. *Tractions énergiques à chaque douleur. Dérapement de l'instrument.* Emploi du forceps, dont « *l'introduction et l'articulation ne se firent pas sans quelques difficultés.* » Après quinze minutes de tractions, extraction d'une tête « considérablement déformée, mal ossifiée, et offrant peu de consistance. » Enfant mort depuis deux jours. (loc. cit. p. 38.)

Voilà un de ces insuccès dont, plusieurs fois déjà, j'ai signalé la production possible, alors surtout que le rétroceps est utilisé à la manière du forceps classique, et par des mains non exercées à sa manœuvre. *Lorsque l'organe, trop peu consistant, fuit devant les becs des cuillers, la difficulté ne saurait être tranchée que par de patients efforts, ou par un autre mode d'emploi des leviers, qui peuvent être utilement employés à la manière de la spatule Belge.* C'est par un tel mode, que le Dr Phélippeaux a pu extraire avec bonheur deux têtes hydrocéphales, après de nombreuses tentatives vainement effectuées à l'aide du forceps croisé.

La condition du succès, c'est donc de savoir faire un bon usage de l'instrument.

Il est, toutefois, des cas (et celui dont il vient d'être question pourrait bien être de ce nombre), il est, dis-je, des cas où il peut y avoir avantage à recourir, de préférence, à tout forceps agissant à la manière de tenailles (*fortiter capiens.*) Je l'ai dit et répété à satiété : il ne convient pas de faire de la rétrocepsie quand même. Vient-on à constater l'infidélité d'action de mon instrument ? Il est d'une saine pratique de tenter l'emploi d'un forceps symétrique. Si ce dernier échoue à son tour, il convient de recourir à une autre variété de forceps, ou de revenir au rétroceps, qui, employé avec persévérance, et d'une façon plus convenable, peut procurer enfin un résultat avantageux.

A propos de ces deux derniers faits, je dois faire une remarque sur laquelle je ne saurais trop insister.

Il est un grave reproche que je me crois fondé à adresser aux détracteurs du rétroceps. Après une seule et unique tentative, effectuée le plus ordinairement en dépit de toutes les règles que j'ai tracées, ils renoncent à un instrument considéré par eux comme un agent infidèle. Ils ont alors recours au forceps, qui ne réussit, le plus souvent, qu'après de nombreux essais, et *quand, surtout, se sont produites des conditions favorables qui ont changé, du tout au tout, les conditions de l'intervention instrumentale.* De tels cas, soigneusement enregistrés par l'orthodoxie, sont portés à l'actif du forceps et au passif du rétroceps. Une telle façon de procéder, il faut bien en convenir, est aussi peu loyale qu'irrationnelle.

Quant à la dernière observation relatée dans la thèse du Dr Cappée, on peut la considérer comme le sublime du genre critique ! Que le lecteur s'en fasse juge.

IV. — Douleurs très-fortes ; agitation extrême. « Pour terminer un accouchement *que l'on supposait devoir être laborieux*, on jugea convenable de tenter une application du rétroceps. »

Un orifice naturel est constaté. ON estime que c'est la bouche. Dilatation, 0,45. Introduction du rétroceps très-facile. Dix heures trente-cinq minutes. A onze heures, retour des douleurs. A onze heures vingt-cinq, extraction d'un enfant plein de vie. Cette extraction, toutefois, ménageait une double surprise peu agréable au malencontreux explorateur. Il avait cru à une présentation de la face ; c'en était une du siége. Il ne s'était trompé que l'extrémité ! Pour un accoucheur novice, passe encore ; mais !.... Je m'arrête ! Ce n'est pas tout, le rétroceps, à n'en pas douter, avait été employé avec l'espoir d'un infaillible échec. Nouveau désappointement ; il fallait se résigner à enregistrer un remarquable succès.......

Il est vrai que les adversaires du rétroceps ont l'esprit plein de ressources, et qu'ils sont bien décidés, toujours et quand même, à renouveler avec lui l'apologue du loup et de l'agneau. On pourrait croire, par exemple, que, dans le présent cas où cet instrument a pu si heureusement parer à une grosse erreur de diagnostic, il lui serait au moins tenu compte de l'importance du service ? Erreur, profonde erreur! Ecoutez plutôt les conclusions de mon auteur :

« Aussi, doit-on sérieusement se demander si, *ayant laissé de côté le rétroceps, l'accouchement ne se serait pas terminé aussi rapidement*. Que si l'on veut absolument attribuer une vertu quelconque au rétroceps, *n'est-il pas logique de penser que cet instrument n'a agi que comme un excitant de la fibre utérine, et que tout autre corps étranger eût produit probablement un résultat* AUSSI EXTRAORDINAIRE ? Ce qui me confirme de plus en plus dans cette idée, c'est l'*absence complète de lésion sur* L'ABDOMEN (*sic*) *du nouveau-né...* » (Loc. cit. p. 39.)

Il est vrai que le document que je viens d'analyser est l'œuvre d'un élève. Toujours est-il que ce dernier n'a pu que se faire le fidèle écho des opinions du maître. Or, n'est-il pas regrettable de voir les meilleurs esprits se laisser, à ce point, égarer par la prévention ?....

§ 3. *Appréciation critique du rétroceps, par M. le professeur Tarnier.*

En 1867, j'ai eu l'honneur d'être présenté, à l'hôpital des cliniques, à l'éminent professeur Tarnier, que l'on m'avait annoncé comme un adversaire déclaré du rétroceps. Ce docte maître me fit le plus gracieux accueil, sans toutefois me dissimuler que, dans sa leçon, il se disposait à une exécution sommaire de mon instrument.

Je posai au savant accoucheur cette simple question : « Vous n'acceptez pas mes opinions ; mais les avez-vous bien saisies ?

De quelle façon, par exemple, comprenez-vous le placement des cuillers ? — Mais, me répondit-il, il n'y a qu'une façon de le comprendre. » Et, joignant l'action à la parole, il plaça les leviers en regard l'un de l'autre, c'est-à-dire, de la façon la plus symétrique. Ainsi conçu, le rétroceps ne saurait être qu'un instrument monstrueux. Heureusement qu'une telle application, voulut-on l'effectuer, serait à la lettre impossible. Pour mettre les accoucheurs en garde contre une telle chance d'erreur, j'ai pris le parti de rapprocher de sa congénère la mortaise circulaire. Grâce à cette disposition, personne aujourd'hui ne peut plus commettre cette énormité, de considérer mon forceps comme un agent de préhension symétrique.

Mais revenons à M. Tarnier. Après quelques explications, grâce auxquelles il me devint facile de modifier du tout au tout la fausse idée qu'il s'était faite de la méthode rétrocépitale, nous passâmes à l'amphithéâtre. Là, devant une assistance nombreuse, composée de médecins accourus de toutes parts pour admirer les merveilles de l'exposition universelle, l'éminent professeur fit une brillante et substantielle leçon sur le forceps. Il fit passer sous nos yeux la plus riche collection d'instruments. Après avoir décrit l'un des derniers venus, le léniceps, qu'il jugea, je dois le dire, avec la plus grande sévérité, il prit en mains le rétroceps. Il fit ses réserves au point de vue pratique, déclarant ne l'avoir jamais expérimenté. Il lui reconnut, toutefois, une entière originalité, déclarant qu'il n'avait rien de commun avec tous les forceps présentés jusqu'à ce jour. Il voulut bien me faire l'honneur de démontrer moi-même mon instrument, avec lequel j'effectuai avec le plus grand succès, sur le mannequin, un grand nombre d'expériences qui me furent posées, tant par le professeur, que par de nombreux confrères, qui ne tardèrent pas à envahir l'hémicycle. M. Tarnier, lui-même, parut non moins surpris de la facilité que de la sûreté de la manœuvre du nouvel instrument.

En ce moment, je trouvai un auxiliaire aussi autorisé qu'inattendu. M. Tarnier me présenta au professeur Delore (de Lyon), grand partisan, me dit-il, de mes idées, en matière de rétrocepsie. M. Delore, en effet, répéta à M. Tarnier, en ma présence, qu'il avait plusieurs fois fait usage, et toujours avec succès, du rétroceps qui, à ses yeux, comblait un important *désidératum* dans la pratique obstétricale.

Je proposai à M. Tarnier de faire une application clinique de la nouvelle méthode. Par malheur, il n'y avait en ce moment aucune femme en travail, et dès le lendemain je devais quitter Paris. J'ai beaucoup regretté ce contre-temps ; une seule épreuve sur le vivant eut suffi, je n'en doute pas, pour me permettre de rendre palpables tous les avantages de mon instrument.

Après bien des explications, qui parurent le satisfaire, ayant répondu victorieusement à toutes les objections qui ne me furent pas épargnées, je quittai M. Tarnier, avec le ferme espoir de l'avoir converti à ma cause. J'emportais, du reste, la promesse formelle d'une expérimentation sérieuse et loyale du rétroceps. Il me reste à faire voir de quelle façon a été tenue cette promesse, et jusqu'à quel point ce docte maître a su mettre à profit tous les renseignements que je lui ai fournis dans cette longue conférence.

C'est à cet éminent accoucheur qu'a été confiée la rédaction de l'article *Forceps*, du *Nouveau dictionnaire de médecine et de chirurgie pratiques*, année 1873. On y trouve quatre grandes pages consacrées au rétroceps. C'est un honneur dont je sais d'autant plus de gré à mon savant confrère, qu'il s'est montré plus parcimonieux à l'égard de plus d'un instrument ayant donné matière à de volumineux travaux. Pour la première fois donc, après dix années d'un obstiné silence, la science officielle daigne enfin prendre au sérieux mon instrument. C'est déjà un grand pas vers une solution plus équitable que, j'en ai la ferme conviction, ne lui marchandera pas un avenir impartial.

Dans son appréciation critique, je m'empresse de le reconnaître, M. Tarnier a fait preuve d'une urbanité parfaite. Malheureusement, j'ai le regret de le dire, en matière de rétrocepsie, l'éminent professeur en est encore aujourd'hui au point où il en était en 1867 !

L'article en question devant avoir une certaine portée, eu égard à la grande et légitime notoriété de son auteur, je crois nécessaire, dans l'intérêt de la science et de la vérité, de relever ici bon nombre d'inexactitudes et d'appréciations erronées qui y pullulent.

M. Tarnier débute par s'inscrire en faux contre le jugement que j'ai porté sur le forceps croisé, que je considère comme un instrument d'un difficile emploi, et d'une manœuvre dangereuse pour des mains inhabiles. Mon opinion, je l'affirme, est celle de tous les praticiens, et Dieu sait si le nombre en est grand ! qui n'ont pu se perfectionner, par un long exercice, dans l'art si scabreux des accouchements.

S'il est vrai de dire que, pour un accoucheur habile, le forceps est un instrument de délivrance aussi sûr qu'inoffensif, je ne crains pas d'être démenti en affirmant que, pour l'immense majorité, il constitue une arme aussi infidèle que dangereuse.

Pour étayer cette assertion, sans parler des preuves que j'ai pu recueillir autour de moi, il me suffirait de feuilleter la plupart des revues périodiques. A chaque moment on y trouve signalés des malheurs de toutes sortes, en rapport avec l'emploi d'un instrument qui, quoi que l'on puisse dire, ne sera jamais celui des faibles. Que serait-ce donc si tant d'accidents restés inconnus nous étaient consciencieusement signalés ?

La meilleure preuve du reste, que le forceps ne saurait être considéré comme un agent inoffensif, c'est que M. Tarnier, dans son article, ne consacre pas moins de neuf lignes à la simple énumération des accidents que son emploi peut occasionner du côté de l'enfant. Quant à la mère, l'auteur a cru bon d'imiter, ou à peu près, de Conrad le silence prudent......

Passant à la description de mon instrument, M. Tarnier, à part la constante confusion des branches (la branche pivotante est la branche droite ; la basculante est la gauche), explique avec autant de concision que de lucidité l'objet et la manœuvre du rétroceps.

La rétrocepsie, ajoute-t-il, repose sur deux principes : l'asymétrie des branches de l'instrument, et l'application des deux cuillers en arrière de la tête. Il examine successivement ces deux principes.

Dans certains cas *très-rares*, dit M. Tarnier, l'articulation du forceps ordinaire est rendue impossible par le défaut de parallélisme des branches.

Ces cas peuvent être, en effet, *très-rares* pour un maître de l'art. Dans mon opinion, ils sont *très-communs* pour la majorité des praticiens. Il m'est arrivé à moi-même, on s'en souvient (V. p. 91), d'échouer complétement dans une telle tentative, alors cependant que ma réputation d'accoucheur était bien établie, après seize années de pratique. Dans deux cas pour lesquels j'ai été appelé pour assister des confrères, les deux enfants ont succombé par le fait de l'impossibilité de l'articulation du vieux forceps. Comme conséquence de ces tentatives malheureuses, une des mères a été affectée de fistule vésico-vaginale, et de gangrène de la vulve (V. p. 88). Et voilà l'instrument que nos maîtres persistent à nous recommander comme inoffensif et d'un facile emploi !

Pour ce qui a trait à ces trois seuls faits que j'ai rappelés, au milieu de bien d'autres, il m'a suffi de quelques instants pour extraire la tête au moyen du rétroceps, en n'utilisant que quelques doigts pour opérer les tractions.

Dans les conditions dont il s'agit, M. Tarnier reconnaît qu'un forceps asymétrique pourrait être utile, mais il ajoute qu'il accorderait la préférence, non au rétroceps, mais au forceps asymétrique de Mattei, qui n'est autre qu'un forceps croisé assemblé au moyen d'une douille articulaire.

La meilleure raison que je puisse opposer à cette opinion *a priori* du savant professeur, c'est que l'inventeur lui-même, depuis des années, a renoncé à ce forceps, pour faire exclusivement usage de son leniceps.

Contrairement à l'opinion de M. Tarnier, qui considère

comme exceptionnels les cas où le forceps asymétrique pourrait réussir après l'échec du forceps de Levret, je crois que la suprématie d'action appartient, en principe, au rétroceps. Je ne nie point que ce dernier ne doive quelquefois céder la place à son aîné ; mais ces cas sont tellement rares, que je n'en ai pu rassembler que deux bien avérés, sur un contingent de près de cinq cents succès du rétroceps. Dans cette série, je l'ai établi plus haut, vingt-deux fois le rétroceps a parfaitement réussi, après l'insuccès le plus complet du forceps croisé. A ce chiffre il conviendrait d'ajouter vingt cas de présentation de la face, deux de l'oreille, difficultés qu'un accoucheur habile seul serait susceptible de trancher à l'aide de l'engin traditionnel. Il est aujourd'hui bien péremptoirement démontré que ces cas de dystocie, par le fait relative, peuvent être dénoués avec facilité par le praticien du plus mince mérite, pourvu du rétroceps. Un seul entre ces faits, celui du Dr Lambert, de Gœtzenbruck, a présenté de grandes difficultés, tenant au monstrueux volume du produit. Le succès, toutefois, a couronné les efforts de cet excellent confrère, qui a eu, hélas ! le triste sort de devenir Prussien !...

Quant à l'action rétrocépitale des cuillers, M. Tarnier l'assimile à celle d'un simple levier postérieur. Pour lui, le rétroceps n'est pas un instrument d'extraction, mais un simple agent de réduction *a retro*. Il se fonde sur ce que les tractions ne sont pas opérées dans le sens des axes des voies génitales, et que les cuillers lâchent souvent prise, ce qui, selon lui, marque qu'elles n'agissent pas dans le sens de la résistance.

Il y a, dans ces assertions, autant d'erreurs que de propositions.

Et d'abord, le rétroceps est loin d'être un simple levier postérieur. Ce n'est que par une rare exception qu'il est utilisé en tant que levier, soit intermobile, soit interpuissant. La spatule Belge que, plus d'une fois dans ces derniers temps, on a avec succès employé *a retro*, n'a qu'une largeur de 0m,03 environ, et un cintre sur le plat variant de 0m,01 à 0,055. La double cuiller développée du rétroceps mesure une étendue de $0^m,13$. Le cintre sur le champ de l'un et de l'autre levier est de $0^m,07$. La plus grande profondeur des cuillers est de 0,055. L'ensemble de cet agent de préhension qui, on le voit, présente si peu de points de parité avec levier, constitue donc une main profondément et largement ouverte, laquelle embrasse la tête selon une étendue correspondant environ au tiers de sa circonférence. Avec de telles conditions d'adaptation et de préhension, le rétroceps n'est donc pas un simple agent de réduction, mais, en même temps, un puissant agent de traction. C'est si vrai, que, plus d'une fois, on a pu déployer avec succès sur lui la force musculaire de deux et même de trois hommes (cas de MM. Duval et Lory.)

Pour M. Tarnier, le rétroceps n'est pas un bon agent d'extraction, parce qu'il n'agit pas dans le sens des axes. Toujours cette banale question des axes! doctrine vermoulue, base fallacieuse de la pratique routinière, pierre angulaire de l'orthodoxie traditionnelle ! Se peut-il que l'on se fasse encore, de nos jours, illusion sur des préceptes aussi décevants ? Qui saurait donc, entre les plus habiles, se piquer, *a priori*, de connaître exactement le sens des axes ? M. Pajeot n'a-t-il pas proclamé lui-même une telle impossibilité? Voulût-on, d'ailleurs, dans les conditions actuelles de notre instrumentation, opérer dans une telle direction, qu'un tel sens, surtout au détroit supérieur, est matériellement impossible.

Les expériences théoriques et cliniques de M. Chassagny ont démontré de la façon la plus péremptoire les inconvénients et les dangers de ce fallacieux précepte, pour ce qui a trait au forceps symétrique. Pour le rétroceps, il en est ainsi que pour le levier ; la traction dans le sens des axes est une véritable aberration de mécanique obstétricale.

Le principe de la méthode rétrocépitale est beaucoup plus logique et aisé à mettre en pratique. Il consiste à tirer dans le sens, quel qu'il soit, où la prise est la plus solide.

Souvent, fait observer M. Tarnier, l'instrument lâche prise. Mais, ferai-je remarquer à mon tour, quel est donc le forceps qui ne dérape jamais ? M. Tarnier n'admet-il pas lui-même deux variétés de dérapement ? Entre les mains de qui de nous, nombre de fois, le croisé n'est-il pas revenu à vide ? Combien de fois le léniceps n'a-t-il pas failli à l'espoir de ceux qui y ont eu recours? Le tout-puissant forceps de Chassagny n'a-t-il pas plus d'une fois entre les mains mêmes de son inventeur, glissé sur la tête fœtale ? Le rétroceps, lui aussi, peut ne pas affecter sur l'organe une prise solide ; mais la raison en est, presque toujours, que l'on tire dans un sens autre que celui de la résistance, ou que l'on exige de l'instrument plus qu'il n'est de raison d'en espérer.

Plus d'une fois, en effet, j'ai accusé, dans mes observations, cette tendance au dérapement ; mais, si l'on voulait bien rendre compte des faits sans partialité, on reconnaîtrait que je suis toujours venu à bout de parer à cette difficulté, soit en changeant la direction de l'effort, soit en opérant mes tractions avec plus de mesure et de méthode, soit enfin, en attendant un moment plus propice.

De tels cas, du reste, sont exceptionnels, et il est devenu aujourd'hui assez aisé de se rendre compte des raisons qui entraînent cette tendance au dérapement des cuillers. (1)

On peut certifier que le rétroceps, employé comme il doit l'être, c'est-à-dire suivant les préceptes si simples que j'ai nombre de fois formulés, est encore l'agent de préhension le plus maniable, le plus inoffensif, le plus généralement applicable, et le plus certain dans ses effets.

Passant à l'appréciation du rétroceps, appliqué au détroit supérieur retréci, M. Tarnier compare son action à celle du levier. *A priori*, il admet son application comme étant plus facile que celle de la spatule. Il réserve, toutefois, encore son appréciation sur ce point. Pour lui, la mise en œuvre du levier est difficile dans la pratique ; si, ajoute-t-il, le rétroceps est

(1) Parmi ces cas exceptionnels, qui sont souvent, d'ailleurs, aussi, autant de conditions de dérapement pour le forceps, je citerai : l'ampleur excessive du bassin, soit absolue, soit relative, jointe à la dilatation, à la lubréfaction extrême des parties molles ; le défaut d'ossification des os du crâne ; la mollesse, la putréfaction de la tête ; la brièveté du cordon ombilical ; l'abondance trop marquée des enduits cébacés, etc.

aussi puissant que le levier *antérieur*, il aura sur ce dernier l'avantage d'être appliqué avec plus de facilité.

Ainsi donc, *M. Tarnier ne voit dans le rétroceps autre chose qu'un simple levier*. Son jugement, basé sur la simple induction, ne saurait porter plus à faux. Pour démontrer, dans l'espèce, combien est erronée une opinion si légèrement formulée, il me suffira de rappeler que, nombre de fois, dans les cas dont il s'agit, le rétroceps a obtenu d'éclatants succès. Huit ou dix fois, j'ai pu moi-même entraîner la tête au travers d'un rétrécissement antéro-postérieur de 0,08. Quatre fois l'obstacle a été franchi avec le bruit caractéristique. Plusieurs confrères ont publié un certain nombre de faits analogues. M. le Dr Duval, de Gournay-en-Bray, a même fait connaître deux cas où, après de stériles efforts effectués avec le forceps croisé, il a pu, en quelques minutes, entraîner la tête au travers d'un détroit supérieur rétréci A MOINS DE 0,06. (V. p. 185.)

Il est fâcheux, dans l'intérêt de la science, et par un simple sentiment d'équité, que M. Tarnier n'ait tenu aucun compte de ces faits nombreux, tous publiés, faits qui mettent hors de doute la puissance d'action du rétroceps dans ces cas particuliers.

J'ai le regret d'avoir à signaler encore de grosses erreurs d'appréciation, pour ce qui a trait à la manœuvre du rétroceps. L'idée que s'en est faite le savant professeur s'éloigne à ce point de la vérité, qu'il est hors de doute qu'un tel jugement n'a été fondé sur aucune épreuve clinique sérieuse.

L'introduction des branches, dit M. Tarnier, n'est *ni plus facile, ni plus difficile, ni plus ni moins dangereuse que celle du forceps*. Pour lui, *les cuillers des deux instruments sont calquées sur le même modèle* (*sic*).

J'ai, en vérité, peine à comprendre qu'un accoucheur aussi éminent que M. Tarnier ait pu formuler des appréciations aussi erronées.

Un des avantages les plus marqués du rétroceps, signalé invariablement par tous ceux qui en font usage, tient à la facilité sans égale de l'introduction de ses cuillers qui, la plupart du temps, sont en quelque sorte *avalées* par l'utérus, ainsi que l'a, à juste raison, fait observer le Dr Phélippeaux.

Quant à l'identité des cuillers des deux instruments, le plus simple coup d'œil suffit pour faire voir que leurs cintres, pas plus que leur configuration, leurs dimensions, n'ont pas le moindre rapport, ce qui s'explique, du reste, par l'objet si distinct de ces mêmes instruments.

Très-longues et peu cintrées sur le plat, les cuillers du forceps ne s'appliquent, en quelque sorte, que tangentiellement sur deux points diamétriques quelconques de la tête. Beaucoup plus courtes et fortement cintrées sur le plat, celles du rétroceps se moulent sur l'orbe de l'organe, qu'elles saisissent à sa partie rétro-supérieure, à la manière d'un très-large crochet mousse.

L'articulation du rétroceps, ajoute M. Tarnier, est *aussi facile*, *quelquefois aussi difficile*, *exceptionnellement même impossible*, comme l'est celle du forceps. *Cette articulation est plus douloureuse que celle de ce dernier instrument*, en raison de la vive douleur que détermine sur le col utérin le bord postérieur des cuillers, s'éloignant de la tête. — Encore autant d'erreurs que de propositions !....

L'articulation du rétroceps est toujours facile, par la raison fort simple que, s'effectuant par le moyen de quatre trous d'arrêt, elle se fait d'une façon tout automatique. M. Tarnier prétend s'étayer sur des preuves puisées dans ma propre pratique. Cela prouve de quelle façon il a lu les observations sur lesquelles il a cru pouvoir baser son jugement.

Au début du travail, lorsque le col, NON DILATABLE, mesure à peine une ouverture de 0,04, il est, en effet, difficile de monter les deux leviers sur le support commun, lorsque, ainsi que dans mes premiers modèles, les mortaises d'implantation sont assez éloignées l'une de l'autre. Aujourd'hui, que j'ai fait rapprocher ces deux mortaises, il n'en est plus de même. Il suit delà que l'articulation des leviers est possible aussitôt après leur intromission dans les organes gestateurs, quelles que soient d'ailleurs les phases du travail, la tête affectant même les rapports les plus défavorables. Il y a plus ; cette facilité sans égale de l'articulation des branches constitue l'une des caractéristiques de toute application du rétroceps.

Quant à la douleur produite par cette articulation, elle est incontestablement de beaucoup inférieure à celle qu'entraîne la jonction des branches du forceps croisé, tant par suite du mouvement beaucoup plus étendu que doivent parcourir les cuillers de ce dernier engin, que par le plus grand écartement de leur sinus intra-cervical. Ces données sont à ce point mathématiques, qu'elles peuvent être, à juste titre, tenues comme autant d'axiomes.

Au point de vue de l'extraction, dit M. Tarnier, tout l'avantage reste au forceps, le rétroceps ayant l'inconvénient de déraper.

Dans plusieurs de mes observations, j'ai, en effet, signalé la tendance des cuillers à lâcher prise. Mais, encore une fois, pour être juste, il eût été bon de faire observer que je suis dans tous les cas, parvenu à vaincre cette tendance au dérapement, qui ne se produit, en réalité, que dans les conditions exceptionnelles que je me suis efforcé de préciser. Plus d'une fois, je le sais, ce peu de solidité des cuillers a été noté par des accoucheurs exercés. La cause en a toujours été dans l'emploi peu méthodique de l'instrument, que l'on a trop tendance à utiliser à la manière du forceps symétrique.

C'est toujours la fameuse question des axes qui revient en question. *Tirez dans le sens des axes, toujours dans le sens des axes*, ne cessent de nous répéter nos maîtres. Ce précepte, assurément, a quelque chose de fondé, lorsque l'on met en œuvre le forceps symétrique à traction manuelle ; mais je ne saurais trop le répéter, il devient un contre bon sens lorsque l'on fait usage du rétroceps.

Il est de la dernière évidence que toutes les fois que l'on emploiera ce dernier à l'instar de la tenaille classique, on échouera presque infailliblement. A ce fameux précepte scolastique, je dois le répéter à satiété, il faut substituer, pour le rétroceps, cet autre précepte : *Tirez dans le sens, quel qu'il soit, de la résistance; tirez dans la direction où la prise est la plus solide.*

Mais ce n'est pas tout : il ne faut pas oublier les différences radicales qui séparent les modes d'action des deux engins de délivrance. *Le forceps est un instrument de force,* qui doit rapidement terminer sa rude besogne. *Le rétroceps est un instrument de douceur, un aide-nature* qui, comme elle, ne doit procéder qu'avec mesure et une sage lenteur : *natura non agit saltatim.* A part donc les cas qui exigent un certain déploiement de force, en vue d'un obstacle sérieux à franchir, les tractions sur le rétroceps doivent s'opérer avec d'autant plus de précaution, que l'implantation des cuillers semble moins solide. *Au lieu donc de se livrer à de grands efforts,* ainsi qu'on le fait au moyen du forceps, *il faut tirer, non pas même du bras, de l'avant-bras, mais du poignet, de la main, et même du doigt,* si ce faible degré de force paraît suffisant. C'est parce que certains accoucheurs n'ont tenu aucun compte de ces préceptes si élémentaires de la rétrocepsie, qu'ils ont constaté l'infidélité d'action d'un instrument, dont le seul tort a été de ne pas être employé d'une façon convenable.

Passant à *l'accouchement physiologique artificiel,* M. Tarnier, nonobstant les succès enregistrés, et par moi-même, et par divers confrères qui, à mon exemple, l'ont toujours mis en œuvre avec autant d'innocuité que de succès, déclare qu'il a cru devoir *reculer devant cette méthode, qui lui a semblé dangereuse* A PRIORI, « *parce qu'elle doit produire la contusion des organes maternels, et la compression du cordon ombilical (sic), quand celui-ci fait des circulaires autour du cou.* » Il ajoute que, plus confiant que lui, M. de St-Germain en a essayé, mais qu'il a été bientôt contraint d'y renoncer, à cause des *vives douleurs* qu'il produit, et *des dangers qui l'accompagnent.*

Encore une fois, je ne puis voir dans toutes ces paroles qu'autant de vaines et futiles allégations. Je nie de la façon la plus formelle que les manœuvres que j'effectue chaque jour, pour hâter artificiellement la délivrance, déterminent à la mère de *vives douleurs*. Je proclame, avec autant de sincérité que de conviction, la parfaite innocuité de ces mêmes manœuvres. *Plus de trente fois j'ai effectué l'accouchement rapide et je suis encore à noter le plus léger accident, tant du côté de la mère que de celui de l'enfant.* Tel est aussi l'avis de la plupart des confrères qui font usage du rétroceps. L'un d'entre eux, le Dr Duval, a publié sur ce sujet, dans la *Tribune médicale*, un intéressant travail, dont les conclusions sont en tous points conformes à mes propres appréciations (nos 19 et 20 de la collection).

Il résulte de ce qui précède que la critique de M. Tarnier est surtout le fruit de l'induction. *C'est beaucoup plutôt une élaboration de cabinet qu'un produit sérieux et scientifique cimenté, comme il devrait l'être, sur l'épreuve clinique. Les assertions s'y trouvent en grand nombre ; mais les preuves expérimentales, tant mécaniques que pratiques, y font le plus complet défaut.* Il est à regretter qu'un accoucheur aussi éminent que M. Tarnier se soit prononcé si à la légère, j'ose le dire, sur le compte d'un instrument dont il n'a compris ni l'objet, ni la manœuvre, ni le mode d'action.

Ce n'est pas de la sorte qu'a procédé un des accoucheurs les plus éminents de notre époque, M. le Dr Chassagny (de Lyon). En vue de porter sur le nouvel engin une appréciation équitable, il a tenu à l'étudier mécaniquement, scientifiquement. A cet effet, il a effectué, sur sa filière rectiligne, une série d'expériences ayant pour objet de déterminer d'une façon précise, l'action du rétroceps, dans chacune des positions que peut affecter la tête dans le sein des organes maternels. Avec une loyauté qui lui fait le plus grand honneur, cet accoucheur a reconnu que le forceps asymétrique était susceptible, dans des cas nombreux, par lui parfaitement déterminés, de rendre des services que l'on attendrait en vain de la tenaille classique. Il a bien voulu consacrer à la méthode rétrocépitale un chapitre de trente-deux pages, dans son magnifique ouvrage sur l'appareil à traction mécanique. Je me propose, du reste, de consacrer le chapitre suivant à l'analyse de cet important document.

Mais avant d'aborder cette étude, je dois encore répondre à une remarque que ne sauraient manquer de faire bon nombre de confrères.

Il est un fait étrange, qui a dû frapper l'esprit de ceux de mes confrères qui se sont tenus au courant de tout ce qui s'est dit et écrit, depuis plusieurs années, sur la rétrocepsie. Ils ont pu constater, chez quelques critiques, une dépréciation, un véritable dénigrement systématiques du nouvel engin, qui, d'un autre côté, par de nombreux adeptes, a été préconisé avec une confiance qui s'élève jusqu'à l'enthousiasme. Cette particularité semble d'autant plus inexplicable que, dans le premier camp, figurent les accoucheurs les plus éminents, alors que le second est surtout constitué par des praticiens occupant des positions plus ou moins modestes.

Il est assez aisé, je crois, de se rendre compte de ces différences si contradictoires, dans l'appréciation d'un même agent de délivrance.

Tout accoucheur, rompu par un long exercice à la manœuvre du forceps croisé revient, comme malgré lui, le rétroceps en main, à l'application des préceptes classiques, qui lui sont familiers. Pour lui, la manœuvre des deux instruments doit être conduite d'une façon identique. De là des déceptions, qui ont dû être la suite d'une expérimentation conduite, d'ailleurs, je m'empresse de le reconnaître, avec la bonne foi la moins douteuse.

Comment procèdent, au contraire, les partisans de la nouvelle méthode ? Ils ne se préoccupent ni des axes des organes, ni de l'évolution artificielle de la tête. Ils cherchent le sens dans lequel les cuillers trouvent le plus solide appui ; ils procèdent, dans leurs tractions, avec une sage et prudente lenteur. Le succès manque rarement de couronner leur confiance dans les vertus d'un engin de délivrance, dont un des plus grands-mérites est de suppléer à la science théorique, qui fait plus ou moins défaut à tout accoucheur non spécialiste.

Il est, pour moi, un fait incontestable sur lequel je ne saurais trop insister. Les insuccès du rétroceps tiennent, à peu près constamment, soit au mode défectueux suivant lequel il est mis en œuvre, soit aussi à ce que bien des accoucheurs exigent de lui l'impossible.

En premier lieu, on l'emploie souvent à une époque trop rapprochée du début du travail. Le col, insuffisamment ouvert, apporte au passage de la tête un obstacle que l'on ne saurait espérer de forcer en quelques minutes. Alors, on fait des tractions plus ou moins énergiques ; on croit bien faire en tirant, suivant l'antique précepte, dans le sens des axes, et les cuillers reviennent à vide. On en conclut à l'infidélité de l'instrument. Que fait, en pareil cas, le praticien orthodoxe, déçu dans son attente ? Il prescrit un grand bain ; il fait faire des onctions cervicales belladonées ; il attend une ou deux heures et plus ; puis, au moment où le travail est arrivé à sa période de maturité, il applique le forceps croisé, qui, cela va de soi, lui procure un facile succès.

Que l'on veuille bien analyser la plupart des observations que l'on a présentées comme autant d'exemples de l'infidélité du rétroceps (et celles de M. de Saint-Germain, sur lesquelles, si à tort, M. Tarnier a cru devoir baser son jugement, sont du nombre), et l'on pourra se convaincre que ce n'est pas d'une autre façon que les choses se sont passées.

Pour n'en citer qu'une preuve, je rappellerai un fait analogue, qui s'est passé il y a quelques mois à l'hôpital de Rochefort. M. le professeur Poitou Duplessy a débuté, en de telles conditions, par un insuccès dans sa première application du rétroceps. La réflexion aidant, il n'a pas tardé à reconnaître les véritables causes de son échec. Abandonnant les préceptes traditionnels, il s'est efforcé de mettre en pratique ceux qui se rattachent à la méthode rétrocépitale, et depuis lors il a pu compter autant de succès que d'applications de rétroceps.

Ainsi donc, à part des cas fort exceptionnels où il doit céder la place à l'engin classique, agissant alors à la manière d'une tenaille (*fortiter capiens*), le rétroceps n'échoue que lorsqu'il est mis en œuvre contrairement aux règles qui doivent présider à son emploi.

S'il n'en était pas ainsi, eût-il trouvé un aussi grand nombre d'ardents panégyristes ?

Pour moi donc, fort du témoignage de tous mes confrères qui ont su se rendre familières les manœuvres du rétroceps, il convient de retourner la proposition par laquelle M. Tarnier termine son article. En conséquence, *je crois exprimer une opinion aussi juste qu'impartiale, en disant que le forceps croisé est loin de valoir le rétroceps dans la pratique ordinaire.*

§ 4. *Appréciation théorique du rétroceps, par M. le docteur Chassagny.*

Un seul accoucheur, jusqu'à ce jour, a bien voulu faire, sur le rétroceps, une étude sérieuse et scientifique. On doit lui savoir d'autant plus de gré d'une appréciation, en somme très-favorable, qu'il a créé lui-même un nouveau forceps, dont il a un intérêt bien naturel à démontrer la supériorité. J'ai nommé un éminent praticien, dont je m'honore de la précieuse amitié, M. le docteur Chassagny (de Lyon). Dans un récent et bel ouvrage, jugé digne d'une haute récompense (prix Monthyon), qui l'a si noblement vengé des détractions passionnées de quelques potentats jaloux, cet habile accoucheur n'a pas consacré moins de trente-deux pages à l'examen théorique de la méthode rétrocépitale.

Bien qu'en somme, ainsi que je viens de le dire, l'appréciation de M. Chassagny soit à l'avantage du rétroceps, mis en parallèle avec le forceps croisé, il est plus d'un point sur lequel je ne puis me trouver en communauté d'idées avec mon bienveillant critique. Je vais donc m'efforcer de répondre à ses objections, en faisant en sorte de ne pas me départir de cette urbanité, de ces formes exquises qui caractérisent l'argumentation de ce savant accoucheur.

Tout d'abord, il est un reproche que je suis fondé à adresser à M. Chassagny. C'est de n'avoir pas su éviter la faute dans laquelle sont tombés tous les accoucheurs qui ont critiqué le rétroceps, sans l'avoir expérimenté *sur le vivant* d'une façon suffisante, et conformément aux principes que j'ai posés.

Dans deux circonstances, seulement, l'accoucheur Lyonnais a tenté de mettre ses vertus à l'épreuve. Dans un cas, (1) le rétroceps a été mis en place et retiré aussitôt, sous prétexte que les premières tractions ont eu pour effet de faire former en avant, « *à l'état rudimentaire, il est vrai* », la bride membraneuse signalée dans l'une de mes observations. (V. p. 112). M. Chassagny *sentait bien qu'il était maître de l'opération* : mais il préféra retirer l'instrument et faire une application de son forceps.

Dans un second cas, (2) relatif à un vice de conformation du bassin, le forceps à traction soutenue et le rétroceps furent successivement employés avec le même insuccès.

Or, jugez de la bizarrerie de certains actes de la bonne nature ! Ajournement avait été pris pour pratiquer le lendemain la *version* ou la *crâniotomie*. Sur ces entrefaites, la famille fit transporter la malade à l'hôpital, où l'accouchement eut lieu spontanément.......

Au point de vue *pratique*, tel semble être tout le bilan de M. Chassagny, concernant le rétroceps. Il a, je dois le dire, expérimenté cet instrument avec le plus grand soin, sur ses mannequins mécaniques. Certes, je tiens comme très-concluantes la plupart de ses expériences, pour ce qui a trait à chacune des positions de la tête. Mais, nonobstant la perfection de tout appareil mécanique, peut-on s'empêcher de dire que, de ces ébauches toujours informes, quoi que l'on puisse faire, à la nature vivante, il y a tout un monde!......

En effet, là, tout est sec et aride. C'est la matière inerte,

(1) Méthode des tractions soutenues, p. 396.
(2) Loc. cit., p. 397-398.

subissant la seule loi de la force. Là, tout est lisse, doux, lubréfié, glissant. Les organes, en un mot, sont disposés par une main providentielle pour la perpétration de l'un des actes physiologiques les plus importants de la vie.

Encore une fois, j'accepte les expériences du docteur Chassagny pour ce qu'elles valent en réalité; mais leur demander autre chose que la détermination de ce qui se passe dans chacun des plans successivement occupés par la tête, serait aussi illogique que décevant.

L'argumentation, *toute théorique*, je le répète, de M. Chassagny, ne porte que sur les points suivants :

Le rétroceps, portant son action sur la partie postérieure de la tête fœtale, est impropre à opérer l'abaissement de la partie antérieure, ou rétro-pubienne de l'organe. Sollicitant ce dernier *a retro*, l'instrument le « tire tout d'une pièce, en tassant, en entraînant avec lui tous les replis membraneux qu'il ramasse, pour ainsi dire, sur son passage. » De là, « les efforts *considérables* de traction qu'accusent, en général, les partisans du rétroceps ; » de là, « la durée si souvent prolongée de l'opération, et la nécessité de suspendre, à chaque instant, la traction, pour laisser en réalité, à la nature, le temps de rectifier la direction vicieuse imprimée par l'instrument. » (P. 377-378).

Si des centaines de faits n'étaient pas de nature à établir tout ce qu'ont de spécieux de semblables arguments, les plus simples données de mécanique obstétricale suffiraient pour les réduire à leur juste valeur.

Et d'abord, la résultante de l'effort est loin d'agir uniquement dans le sens du diamètre antéro-postérieur de la tête. Les cuillers du rétroceps, agissant en tant qu'*ultrà-ceps*, comme l'a fort bien dit, ailleurs, M. le docteur Chassagny, exercent leur action, non pas suivant la *normale* élevée sur la face interne de l'arc pubien, mais suivant une direction oblique de haut en bas et d'arrière en avant.

Ainsi effectuée, la traction doit, avec d'autant plus de sûreté, déterminer l'abaissement de la portion rétro-pubienne de la tête, que diverses conditions favorables s'allient de la façon la plus heureuse pour réaliser cette indication si capitale.

En premier lieu, il faut tenir compte de cette disposition du pelvis, sur laquelle j'ai eu lieu, dans un autre chapitre, d'appeler l'attention. Non seulement la partie supérieure du sacrum présente un évasement qui contribue, pour une large part, à amplifier l'étendue du diamètre sacro-pubien au-dessous du détroit supérieur ; mais l'arc pubien lui-même présente une sensible obliquité en sens inverse, dont il convient non moins de tenir compte.

N'est-il pas bien manifeste que, sous l'influence d'un effort combiné, ainsi que je viens de le dire, la partie antérieure de la tête devra être entraînée sur ce plan incliné avec une facilité d'autant plus grande, que les surfaces de contact sont mieux lubréfiées, et que l'étendue d'un tel parcours est plus limitée par rapport à l'arc postérieur, dont la longueur n'est pas moins de sept à huit fois plus grande? Est-il possible d'admettre qu'il soit donné de faire exécuter, à la partie postérieure de la tête, un parcours aussi considérable, sans qu'il en résulte un abaissement forcé de sa partie antérieure? Quelque limité qu'il puisse être, cet abaissement ne suffira-t-il pas pour permettre cette évolution circum pubienne, sur laquelle j'ai tant insisté, attendu que, à mes yeux, elle constitue le principe de la méthode rétrocépitale ?

« Cette théorie, ajoute M. Chassagny, a le tort de considérer la paroi antérieure du bassin comme un point sans étendue, autour duquel on fait pivoter la tête immobilisée en avant, pour ne faire marcher que la partie correspondante à la paroi postérieure du pelvis. » Certes, je me défends bien d'avoir jamais commis une telle énormité! Il faut que je me sois exprimé d'une façon bien malheureuse, pour que mes paroles aient pu prêter à une semblable interprétation. Est-il possible de considérer comme un *point sans étendue*, une surface dont la hauteur ne mesure pas moins de quatre centimètres ?

Relativement parlant, néanmoins, personne ne saurait contester la justesse de cette manière de voir. Je me crois, en effet, fondé à considérer chacune des surfaces limitées, contre lesquelles viendra successivement s'arc-bouter l'extrémité antérieure du diamètre céphalique, comme autant de points mathématiques, par rapport aux arcs de cercle correspondants, relativement fort étendus, que devra parcourir l'extrémité postérieure de ce même diamètre. Ainsi comprise, la méthode rétrocépitale est inattaquable; car elle repose sur un fait matériel que l'on ne saurait contester.

Il est un autre inconvénient sur le compte duquel a fortement insisté M. Chassagny. C'est même là le point capital de son argumentation. Je veux parler des replis membraneux qui se forment en avant de la tête, entraînée par le rétroceps, et que l'habile accoucheur attribue à l'extrême excentricité de la traction. Il rappelle, à ce propos, l'accident regrettable dont j'ai, en son lieu (p. 109), donné la fidèle relation. Ce fait lui a paru même assez digne d'intérêt pour mériter les honneurs d'une intégrale reproduction. (Loco cit., p. 382-386).

A cette autre objection je ferai la réponse suivante:

Lorsque l'accoucheur effectue des tractions un peu énergiques au moyen du forceps croisé, l'organe n'entraîne-t-il pas aussi au-devant de lui diverses parties molles qui font obstacle à son passage? Ne détermine-t-il pas, en outre, la formation de cette double bride cervicale qui, d'après les expériences décisives du professeur Fabbri (V. p. 137), apporte à l'extraction un obstacle parfois considérable? Le forceps même de Chassagny saurait-il parer à un inconvénient qui, dans certaines conditions aisées à déterminer, doit être le propre de tous les agents de préhension?

Je dirai plus: En dehors de toute intervention instrumentale, ne voit-on pas, dans le cours de bien des accouchements laborieux, les parois du vagin, avec leurs saillies tranversales, proéminer, et se montrer à la partie supérieure de l'ouverture vaginale, par les seuls efforts du travail?

Dans le fait incriminé, du reste, M. Chassagny a eu le tort de se baser sur un cas exceptionnel. Une telle façon de raisonner est illogique, car elle serait la condamnation des méthodes les plus fertiles en heureux résultats.

Ainsi, pour ne parler que de l'appareil à tractions soutenues, dont personne plus que moi ne saurait être partisan, veut-on savoir les résultats auxquels conduirait une semblable manière de procéder ?

Dans son article sur le forceps, M. Tarnier établit le bilan de la traction mécanique. Sur un contingent de trente-sept applications de cette méthode, il enregistre la mort de huit mères et de *vingt-quatre enfants !* (1)

A s'en tenir à de telles données, si différentes de celles qui sont fournies par la mise en œuvre du rétroceps, ne serait-on pas autorisé à faire une inhumation de première classe à un système mécanique appelé pourtant à rendre, dans certains cas bien définis, les services les plus signalés ?

M. Chassagny a été d'autant moins fondé à m'opposer *un fait unique*, sur un effectif des plus imposants par le chiffre des résultats heureux, que ce même fait a trait à un cas de dystocie exceptionnel, par la difficulté que j'ai eue à surmonter. Je persiste à croire que cet enfant a dû la vie à l'emploi du rétroceps. Je dirai plus : s'il m'avait été donné de disposer d'un aide intelligent, il y a tout lieu de croire que l'extraction de la tête n'eût entraîné aucune déchirure. Il eût suffi, pour éviter ce malheur, de *repousser, ainsi qu'il est de règle, quand ils se forment*, les replis tégumentaires au-dessus de la tête, durant le cours des tractions.

Est-ce à dire, néanmoins, qu'il n'eut pas été possible d'opérer avec moins de labeur l'extraction de la tête ?

Lorsque l'accoucheur rencontre une résistance à ce point insolite, il doit se demander si elle ne pourrait pas tenir à un mode de traction devenu vicieux dans l'espèce ? En pareil cas, il serait d'une bonne pratique de suivre le conseil donné par M. Chassagny lui-même. « Dans le cas, dit cet estimable

(1) Nouveau diction. de Médecine et de Chir. t. XV, p. 405 (appareils de Chassagny, Joulin, moufles de Tarnier).

auteur (V. p. 395), où ces efforts seraient impuissants, le rétroceps devrait être réappliqué sur une région où son action s'exercerait d'une manière plus rationnelle et plus favorable. » Il conviendrait alors de tenter d'utiliser le rétroceps en tant qu'*antéroceps* ou *latéroceps*. Si ces manœuvres n'aboutissaient à aucun bon résultat, resterait, comme suprême ressource, l'emploi des appareils à traction.

Malheureusement, à l'époque où je recueillais l'observation dont il s'agit, je ne possédais aucun agent de traction mécanique. Il eût été indiqué d'utiliser cette précieuse machine. Reste à savoir toutefois si, en allégeant mes peines, ce mode d'extraction eût, avec autant de bonheur que le rétroceps, pris les intérêts de l'enfant ?

M. Chassagny parle des *efforts considérables* de traction qu'accusent, *en général*, les partisans du rétroceps. Le mot, *par exception*, eût été bien plus juste. Dans les conditions les plus ordinaires, est-il besoin de le rappeler? il suffit d'un ou de quelques doigts pour effectuer les tractions les plus efficaces. Les grands efforts, à l'aide des deux mains, ne deviennent nécessaires que lorsque de sérieux obstacles s'opposent au passage de la tête. Il y a loin de là, on le voit, à la manœuvre du forceps qui, *en général*, est un instrument de force.

Je sais que les appareils à traction évitent toute fatigue à l'accoucheur. Mais, en outre qu'ils sont loin de rendre d'aussi nombreux services que le rétroceps, et qu'ils doivent être surtout réservés pour des cas exceptionnels qui, avec l'emploi des instruments ordinaires, exigent un grand déploiement de force, il convient de raisonner surtout au point de vue de la majorité des praticiens. Le plus grand nombre d'entre eux se décideront toujours avec peine à faire les frais d'un appareil onéreux et d'une utilité d'ordre inférieur. Je reste malheureusement dans le vrai en affirmant que, par suite de leur prix élevé, ces précieux appareils ne sont destinés à trouver leur place que dans les maternités et dans l'*armentarium* des accoucheurs les plus répandus. Mon opinion, sur cet objet, doit être d'autant moins suspecte que, pour me tenir à la hauteur d'un art que je cultive avec prédilection, j'ai moi-même inventé un appareil à traction complet.

Une autre objection est tirée de la durée *si souvent considérable* de l'opération, et de la nécessité de suspendre à chaque instant la traction, *pour laisser à la nature le temps de rectifier la direction vicieuse imprimée par l'instrument.*

J'ai le regret de le dire, mon savant contradicteur prend encore ici l'exception pour la règle.

S'il est un fait acquis, c'est la rapide solution du travail de l'accouchement par l'emploi du rétroceps. Dans les cas ordinaires, il suffit d'une heure et demie à deux heures pour mener à bien, sans la moindre violence, et sans aucun danger, cette œuvre artificielle.

Que sont donc ces efforts *si considérables*, dont parle M. Chassagny, comparés à ceux que nécessite, trop souvent, la manœuvre de l'engin traditionnel ? Restent donc, encore une fois, les machines qui, dans les conjonctures épineuses, peuvent rendre de réels services. Mais pour tirer parti de ces précieux appareils, dont la statistique, j'ai le regret de le dire, est loin d'établir l'innocuité, la condition *sine qua non*, c'est de pouvoir en disposer.....

Quant à la nécessité de suspendre à chaque instant la traction pour permettre à la tête de rectifier la position vicieuse qui lui est imprimée, loin d'y trouver des inconvénients, je n'y vois que des avantages.

En premier lieu, un tel mode de faire n'est autre chose qu'une copie fidèle de l'acte de la nature. *Natura non agit saltatim.*

Je le répéterai jusqu'à satiété : la *manœuvre du rétroceps n'a rien de commun avec celle du forceps.* Ce dernier entraîne brutalement (le mot est fort, mais il est juste) la tête, telle qu'elle est saisie. Quelques instants doivent suffire pour l'extraction plus ou moins laborieuse de l'organe.

Une des plus précieuses qualités du rétroceps, c'est de n'exercer sur ce dernier aucune compression fâcheuse, et de lui laisser la plus grande latitude d'accommodation possible.

De là ces mouvements si étendus, qu'on lui voit souvent exécuter en avant des cuillers ; mouvements en vertu desquels s'effectue, d'une façon presque spontanée, la réduction de l'organe ? On conçoit à merveille que de tels déplacements ne sauraient s'effectuer d'une façon instantanée. Il en est ainsi surtout (conditions qui s'observent dans la plupart des applications de rétroceps), alors que le travail de l'accouchement n'est pas encore parvenu à sa période de maturité, et que diverses circonstances sont de nature à s'opposer au facile entraînement de la tête. Dans ces mêmes conditions, n'est-il pas d'une saine pratique d'opérer avec une sage lenteur ? La distension graduelle des parties molles, que l'on obtient en procédant de la sorte, ne constitue-t-elle pas le moyen le plus sûr de conserver l'intégrité de ces organes, superlativement vulnérables.

Ce serait ici le lieu de parler des phénomènes dynamiques qui se produisent, sous l'influence des tractions réitérées, au moyen du rétroceps. Ces effets dynamiques nous donneraient encore l'explication et de l'abaissement de la partie antérieure de la tête, et des diverses réactions en vertu desquelles elle peut exécuter, à l'insu même de l'accoucheur, son évolution intra-pelvienne.

Cette question de mécanique obstétricale, que je ne puis qu'effleurer ici, a été magistralement traitée par mon distingué confrère le Dr Phélippeaux, dans un mémoire, encore inédit, et destiné à un concours académique. (1) Je suis heureux de déclarer ici que j'ai puisé dans ce manuscrit quelques arguments nouveaux des plus probants.

L'extraction de la tête, au moyen du rétroceps, je l'ai dit ailleurs, reproduit assez fidèlement l'acte de la ponte des ovipares. Chez ces animaux, chacun le sait, l'œuf est presque toujours expulsé par sa plus petite extrémité.

Dans l'acte de l'accouchement, l'organe contractile est représenté par le rétroceps, aux sollicitations duquel s'associent

(1) Etude théorique et pratique sur le rétroceps.

l'utérus et les muscles abdominaux. Le corps étranger à expulser, c'est la tête fœtale. Sous l'influence de ces alternations de mouvement et de repos, que signale avec tant de raison M. Chassagny, cette dernière a d'autant plus de chances d'accommoder ses formes et ses dimensions, ses divers diamètres, en un mot, à ceux de la filière utéro-pelvienne, que les surfaces de contact sont plus lisses et lubréfiées par les divers produits utérins.

Il est, en outre de ces conditions avantageuses, un autre ordre de phénomènes qui se produisent dans la tête fœtale elle-même, sous l'influence des tractions opérées par le moyen du rétroceps. Je veux parler de l'élasticité générale de l'organe, et du jeu des sutures et des fontanelles.

A chaque traction, le rétroceps produit, sans grands efforts, puisqu'il porte son action sur l'extrémité postérieure même du diamètre embrassé, une notable réduction du volume de la tête (chevauchement des pièces osseuses, élasticité, jeu des sutures et des fontanelles). A cette action postéro-antérieure ou *sacro-pubienne*, succèdera, aussitôt la traction suspendue, un mouvement de réaction en sens inverse, ou antéro-postérieur. C'est cette succession d'actions et de réactions, dans un canal courbe, à parois obliques en sens inverse, à sa partie supérieure, à surfaces lubréfiées et glissantes, où tout est disposé par la divine Providence, pour l'œuvre de la parturition, ce sont, dis-je, toutes ces conditions si favorables, qui rendent compte : et de l'abaissement général de l'organe, et de son évolution intra-pelvienne, et de son mouvement pivotal circum-pubien.

Ces phénomènes complexes pourraient-ils se produire sans la grande latitude laissée à la tête, en avant des cuillers du rétroceps ? Seraient-ils compatibles avec le mode de traction énergique et à court délai, que comporte l'emploi du forceps classique ?

Donc, le processus opératoire du rétroceps est basé sur les plus saines notions théoriques. C'est pour ne s'être pas conformé à ce principe fondamental, que plus d'un accoucheur habile a pu éprouver une déception, qui eût été sans peine évitée, par le fait d'un *modus faciendi*, dans l'espèce, plus méthodique.

Au sujet des positions occipito-postérieures, M. Chassagny m'adresse une objection à laquelle il ne me sera pas difficile de répondre.

L'habile accoucheur reconnaît l'efficacité du rétroceps, alors que la voûte crânienne est descendue sur le plancher périnéal. A une période moins avancée du travail, il redoute la production d'un mouvement de rotation prématuré, dans lequel, selon lui, les cuillers devraient entraîner à la fois la nuque, le col et les épaules.

Pour répondre à cette vue de l'induction, je rappellerai à M. Chassagny : 1° Qu'il ne tient pas un compte suffisant des conditions dont j'ai parlé plus haut, et qui sont de nature à procurer une heureuse solution, non moins aux positions occipito-postérieures, qu'aux autres positions de la tête;

2° Que ces mêmes positions occipito-postérieures, aussi bien d'ailleurs que les positions occipito-pubiennes directes, au détroit supérieur, sont on ne peut plus rares. (1) Que les positions obliques, à cette élévation même, sont parfaitement justiciables de l'emploi du rétroceps;

3° Que, dans le sein de l'excavation, nul instrument n'est susceptible, avec aussi peu de frais, de mener à bien, sans le moindre risque pour l'enfant, l'extraction de la tête, quelle que soit la position qu'elle affecte, par cette simple raison que la plus grande latitude relative lui est laissée, en avant des cuillers.

Il est, du reste, un argument sans réplique, qui mettra toujours à néant les vues plus ou moins problématiques de la théorie : C'est l'*épreuve clinique*.

On a pu s'assurer, dans le chapitre consacré à cet objet (p. 96 et seq.; voir aussi p. p. 422, 434, 435), que le rétroceps s'est montré d'une fidélité éprouvée dans tous les cas de position

(1) Selon le professeur Stoltz, les positions OS et OP directes n'auraient été admises que théoriquement, car on ne les rencontre jamais dans la pratique. (Nouveau dict. de méd. et de chir. t, I, p. 247).

occipito-postérieure où il a été mis en usage. Il ressort, en même temps, de tous ces faits, que cet instrument ne s'est rendu coupable d'aucun de ces délabrements, d'aucune « de ces *vastes déchirures* qui, d'après M. Chassagny (loc. cit. p. 380), se produisent si facilement dans ces conditions. »

Dans une lettre en date du 20 mars 1873, le Dr Phélippeaux me donnait encore connaissance d'un fait de cette nature, brillamment terminé, l'avant-veille, par une application de rétroceps. En raison de son opportunité, je crois bon de reproduire ici, en substance, cette intéressante observation :

[Tertipare vigoureuse, âgée de quarante ans, n'ayant pas eu d'enfant depuis quatorze ans. Invasion du travail, trente-six heures. Rétrécissement du détroit supérieur à 0,095 ; présentation du sommet en OIDP (Variété frontale). Après trois heures d'attente, en présence de l'impuissance de l'utérus, des douleurs horribles de la femme, et du ralentissement des bruits fœtaux, la vessie et le rectum ayant été préalablement vidés, application facile du rétroceps sur la tête engagée au détroit supérieur. Pénétration des branches à vingt-deux centimètres. Tractions assez énergiques (45kilos de force), intermittentes, durant dix minutes. Jet d'urine spontané, et engagement complet dans l'excavation. Puis, pendant cinq minutes, tractions modérées, prudemment exécutées avec deux doigts. Rotation suivie, et parfaitement sentie avec l'index gauche, qui surveille la marche de l'organe ; enfin, extraction en *occipito-pubienne*, d'un bel enfant plein de vie, dont la région temporo-pariétale droite est déprimée et aplatie ; nulle déchirure du périnée.

De cette communication, je ne reproduirai textuellement que les conclusions suivantes de mon honorable confrère :

« Ma conviction, me marque le Dr Phélippeaux, sur les qualités précieuses, réelles, de votre instrument, s'est à ce point fortifiée, que je n'hésite pas à dire :

1° Que le rétroceps, employé par mes mains, a encore positivement sauvé un magnifique enfant ;

2° Que ceux qui nient sa sûreté d'action et la grande facilité de sa manœuvre, me semblent être, ou des aveugles ignorants, ou des orthodoxes malveillants. »]

Mais revenons à l'argumentation de mon savant critique.

Les réserves ci-dessus faites, M. Chassagny, avec une parfaite loyauté, fait ressortir les avantages du rétroceps dans un certain nombre de conditions différentes. « On peut être sûr, dit cet accoucheur distingué, de ne pas s'écarter de la vérité en disant que *l'intervention* de cet instrument *ne peut être nuisible, toutes les fois que la manœuvre doit consister à saisir une des régions de la tête, et à l'entraîner dans un mouvement de rotation s'exécutant autour d'un point fixe, représenté par la région opposée.* » (V. p. 390).

« Cette manœuvre, ajoute-t-il, peut être rendue nécessaire par les positions les plus variées de la tête ; elle est par conséquent appelée à triompher de difficultés plus ou moins considérables, qui peuvent permettre d'aborder une classification de diverses applications de l'instrument, en comparant son action avec celle du forceps. »

En conséquence, M. Chassagny admet trois catégories de faits.

Dans la première se rangent les cas où le rétroceps peut remplacer le forceps, mais sans présenter sur lui aucun avantage.

Dans la seconde, son action est préférable à celle de l'instrument classique.

Dans la troisième, enfin, l'habile accoucheur de Lyon « croit rendre hommage à la vérité en déclarant qu'on peut lui demander des services que l'on réclamerait vainement du forceps. »

Examinons rapidement chacune de ces conditions particulières.

1° *Accouchements dans lesquels le rétroceps peut remplacer le forceps, sans toutefois présenter sur lui aucun avantage.*

Ces cas sont relatifs aux positions occipito-sacrées, ou pubiennes, avec engagement et réduction marquée de la tête. C'est pour ces cas élémentaires que l'on a dit, avec raison, que tous les forceps sont également bons.

Dans ces conditions superlativement faciles, personne ne saurait contester encore au rétroceps un certain nombre d'avantages, qui ne sont point à dédaigner.

Sa manœuvre est d'une facilité sans égale. Il n'est jamais nécessaire de faire subir à la femme aucun déplacement. Les cuillers pénètrent comme d'elles-mêmes dans le sein maternel, et affectent, d'une façon en quelque sorte automatique, la place qui leur est assignée.

L'articulation des leviers se fait sans la moindre peine. Les tractions, d'ordinaire, se pratiquent au moyen d'un seul doigt. Les femmes, enfin, et les familles acceptent sans aucune répugnance l'application d'un instrument qui, par sa légèreté, son élégance, l'exiguité de son volume, n'a rien qui puisse jeter l'effroi dans les esprits.

Même dans ces cas si simples, il n'est donc pas juste de dire que le rétroceps n'offre sur ses aînés aucun avantage.

2° *Accouchements dans lesquels l'action du rétroceps est préférable à celle du forceps classique.*

Ces cas sont relatifs aux conditions dans lesquelles « la manœuvre doit consister surtout à modifier la position de la tête, en conduisant un de ses points dans une région plus ou moins éloignée du bassin. » « On ne doit pas oublier, ajoute M. Chassagny, que l'action de l'instrument s'exerçant sur la région de la tête qui doit être déplacée, l'accoucheur opère sur l'extrémité du levier représenté par le diamètre correspondant ; il agit donc avec une puissance beaucoup plus considérable qu'avec le forceps, dont l'action s'exerce sur la partie moyenne du même levier ; les sensations tactiles ne sont pas abolies par l'intensité d'une résistance dont il triomphe sans difficulté ; il sent de quel côté cette résistance cède plus facilement, et il entraîne la tête dans cette direction. C'est pour cela que l'on trouve dans les observations de M. Hamon et de ses confrères, un grand nombre de cas de transformations d'occipito-iliaques postérieures en occipito-pubiennes. » (Loco cit. p. 391-92).

3° *Accouchements dans lesquels le rétroceps peut rendre à l'accoucheur des services qu'il réclamerait vainemeut du forceps.*

« Dans des cas d'obliquité extrême du bassin et de l'utérus, dit M. Chassagny, dans les positions fortement inclinées du sommet et de la face, toutes les fois que la région postérieure de la tête doit regagner l'avance prise par la région antérieure, le rétroceps est admirablement combiné pour saisir cette région postérieure, lui faire suivre la grande circonférence du bassin, et ramener l'axe de la tête dans sa direction normale, perpendiculaire au plan du détroit. » (Loco cit. V. p. 394).

Cette catégorie, dans laquelle le mode d'action du rétroceps se rapproche sensiblement de celui de la précédente, cette catégorie, dis-je, embrasse toutes les positions anormales et défectueuses de la tête : positions diagonales de cet organe, engagement du pariétal, de l'oreille, de la face. Ces simples notions rendent compte, en outre, des succès du rétroceps signalés tant de fois, dans les cas de rétrécissement du détroit supérieur. Les recueils périodiques fourmillent, à la lettre, de faits de cette nature, qui constituent, en effet, presque toujours, pour le rétroceps, autant de faciles triomphes.

Je dois cependant enregistrer, pour y répondre, une réserve établie par mon bienveillant critique.

« Lorsque l'obliquité a cessé d'exister, reprend M. Chassagny, ou lorsque le rétroceps lui a substitué une obliquité en sens inverse, il est évident que son action doit devenir dangereuse, et qu'à ce moment, la manœuvre doit être inévitablement changée. »

A ces notions de la théorie, je me contenterai d'opposer les résultats décisifs de la pratique.

Je prendrai, pour type le plus probant, les présentations de la face, écueil des accoucheurs les plus distingués, munis du seul forceps symétrique.

Quatre fois je me suis trouvé en présence de cette difficulté, si justement redoutée, que la plupart des praticiens, sentant leur impuissance, se voient réduits à demeurer spectateurs résignés des efforts désespérés de la bonne nature.

Quatre fois il m'a suffi de quelques minutes pour extraire l'organe au moyen d'une seule main, voire même de quelques doigts.

Seize autres faits analogues, deux cas de présentation de l'oreille, m'ont été communiqués par divers confrères. Dans un seul cas (sur vingt-deux), le travail a été converti en une véritable dystocie, par le seul fait du monstrueux volume du produit de la conception.

Encore une fois, et toujours, M. Chassagny raisonne d'après ce qui se passe sur la matière inerte. S'il avait été à même d'utiliser le rétroceps dans une circonstance analogue, il aurait pu se convaincre que, une fois réduite, la tête, jouissant d'une certaine liberté en avant des cuillers, effectue comme d'elle-même son évolution intra-pelvienne, sous l'influence des tractions les moins savantes. La seule précaution qu'il convienne de prendre, en pareils cas, consiste à remonter, tout d'une pièce, s'il est possible, les cuillers de l'instrument, autant de fois qu'il est nécessaire, si l'on constate leur tendance à lâcher prise.

Tel est, d'ailleurs, souvent, tout le secret de la bonne et fructueuse application du rétroceps. Dans un certain nombre de cas, vient-on à opérer ses tractions brusquement, brutalement, surtout dans le sens dit des axes, ainsi que cela se pratique en principe pour le forceps ? On est bien exposé à déraper. Vient-on à constater la tendance des cuillers à lâcher prise ? Je dois le répéter jusqu'à satiété : il est de rigueur de tirer seulement de la main, et même du doigt, s'il est possible. Il faut s'efforcer, à la lettre, de faire les tractions avec les becs des cuillers, et avoir soin de remonter ces dernières autant de fois que l'on s'aperçoit que leur prise tend à manquer de solidité.

Quant à cette *obliquité en sens inverse*, dont parle M. Chassagny, je n'hésite pas, théoriquement, à admettre la judicieuse réserve de mon distingué confrère, pour ce qui a trait, au moins, aux cas les plus exceptionnels. Des faits nombreux, consignés dans cet ouvrage, témoignent assez, toutefois, que le rétroceps peut toujours avoir raison, quand même, et sauf de rares exceptions, sans trop de peine, d'un mode d'engagement d'autant plus défavorable que cette obliquité anormale est plus prononcée. Comme j'ai eu, à différentes reprises, notamment à propos des présentations du pariétal (V. p. 311), l'occasion de traiter de ce point de pratique, je dois me borner ici, à renvoyer le lecteur à ces passages.

Le rétroceps, ne réalisa-t-il que les avantages que veut bien lui reconnaître si loyalement M. Chassagny, une place d'honneur lui serait déjà assignée dans l'*armentarium* obstétrical de tout accoucheur jaloux de se tenir à la hauteur de son art.

Mais il est encore une catégorie très-nombreuse de conditions non signalées par l'habile accoucheur de Lyon, dans lesquelles cet instrument est susceptible de rendre des services importants, que l'on attendrait en vain d'aucun forceps connu jusqu'à ce jour.

Il est une foule de cas où le salut d'une ou de deux existences peut tenir à la prompte et intelligente intervention de l'accoucheur. Il en est ainsi, notamment, dans l'éclampsie, dans les cas de procidence du cordon, d'asphyxie imminente de l'enfant par diverses causes, d'insertion vicieuse du placenta, etc., etc.

Dans ces conditions si épineuses, chacun connaît le prix du temps. Mais il ne suffit pas de décider une application de forceps, il faut pouvoir encore l'effectuer. La première condition, c'est que le col soit assez perméable, non-seulement pour fournir un passage aux larges cuillers du forceps, mais pour permettre de les conduire à leur lieu d'élection, condition *sine qua non* de l'articulation des leviers.

Or, aucun instrument connu, autre que le rétroceps, n'est susceptible d'être appliqué à une époque aussi rapprochée du début du travail.

Non-seulement, en effet, le peu de largeur de ses cuillers (0,037) les rend aptes à franchir un orifice cervical fort peu dilaté, mais encore le mode d'articulation de l'instrument permet de ne s'occuper en rien de la position affectée par l'un et l'autre levier. Ce second temps qui, dans l'espèce, constitue une difficulté si réelle dans la manœuvre du forceps, est un jeu dans toute application du rétroceps.

Les leviers introduits et articulés, il ne reste plus qu'à les utiliser, et à mettre en pratique les manœuvres que j'ai plusieurs fois décrites, concernant l'accouchement artificiel instrumental.

Il est à regretter que M. Chassagny n'ait point fixé son attention sur l'un des plus précieux attributs du rétroceps, qui, sans nul danger, peut être utilisé avec avantage à une époque où il serait insensé de tenter même de mettre en œuvre aucun engin de délivrance.

« Pour épuiser les cas, ajoute M. Chassagny, où l'action du rétroceps me paraît préférable à celle du forceps, je dirai que son action me semble incontestablement favorable, alors que la tête reste engagée après l'expulsion du tronc. Autant l'application du forceps est difficile dans ces conditions, autant il doit être facile de placer le rétroceps dans la région postérieure du bassin, parfaitement libre et accessible. » (Loco cit. V. p. 395).

La justesse des remarques de M. Chassagny, se trouve sanctionnée par les deux faits probants dont j'ai reproduit l'histoire, dans un chapitre consacré à ces conditions si graves de dystocie (V. p. 271).

Pour compléter cette revue analytique, il me reste à faire connaître l'appréciation de M. Chassagny, pour ce qui a trait à l'*Accouchement physiologique artificiel*, dont la mise en œuvre devait découler des conditions mêmes de construction et de fonctionnement du rétroceps.

Cette innovation m'a valu, de plus d'un censeur jaloux, bien des sarcasmes. Plus d'un, aussi, m'a accusé de témérité. Je suis heureux de me trouver innocenté par le témoignage de l'un des hommes les plus compétents de notre époque en matière d'obstétricie. Je reproduis donc les propres termes dont s'est servi M. Chassagny, pour apprécier la nouvelle méthode.

« On comprend que, conduite avec prudence, *une semblable manœuvre doit être essentiellement inoffensive* , et que la malade et l'accoucheur pourront souvent en retirer profit. » (Loc. cit. V. p. 402).

M. Chassagny, toutefois, croit devoir poser quelques réserves. Il redoute certaines impatiences, et l'emploi prématuré de la force. Il revient encore une fois à son principal argument: le défaut possible d'abaissement de la portion rétro-pubienne de la tête par le rétroceps, agissant à l'opposite.

A ces notions théoriques, que je me suis efforcé de réfuter plus haut, je me contenterai, encore une fois, d'opposer le témoignage des faits. Sur quatre-vingt-six applications du rétroceps que j'ai effectuées jusqu'à ce jour, la moitié, peut-être, a été faite dans ces mêmes conditions, à la plus grande satisfaction de tous.

La plupart des partisans du rétroceps ont imité cette manière de faire, et n'ont pas eu moins lieu de s'en applaudir.

Je rappellerai, que le Dr Duval (de Gournay), a publié, dans la *Tribune Médicale*, un important travail sur cette matière, et que ses conclusions sont, en tous points, favorables à l'accouchement artificiel instrumental. (V. p. 81).

Un praticien, enfin, dont personne ne niera la compétence en pareille matière, le professeur Duplessy, de Rochefort, est tellement convaincu de l'innocuité d'une telle méthode, qu'il ne manque jamais une occasion de la mettre en œuvre. « Lorsque je suis appelé pour faire un accouchement, me répétait-il ces jours derniers, je suis bien assuré, toute réserve faite pour les cas exceptionnels, de mener à bien le travail, dans un laps de temps que j'évalue, en moyenne, à une heure et demie, deux heures. » (V. p. 435.)

En somme, on a pu s'en convaincre, l'appréciation de M. Chassagny est en tous points favorable, dans le parallèle qu'il s'est efforcé d'établir entre le rétroceps et le forceps classique. Quant aux quelques objections qu'il a adressées à la méthode rétrocépitale, elles ne sont basées que sur des expériences effectuées à l'aide d'un mannequin mécanique. Il convient donc de leur accorder une valeur d'autant plus restreinte, que les preuves théoriques et surtout cliniques, que j'ai invoquées à mon tour, sont en formelle contradiction avec de simples vues de l'induction.

Il ne faut pas l'oublier, du reste, M. Chassagny est le créateur d'une nouvelle et féconde méthode obstétricale. Il a pour elle une prédilection bien naturelle, qui me semble le conduire à se montrer un peu sévère pour toute innovation rivale. Toutefois, je le proclame bien haut, je sais un gré infini à mon savant confrère de l'exquise urbanité et de la méritoire loyauté avec lesquelles il a exposé sa manière de voir sur le rétroceps, dans le véritable monument qu'il a élevé à la science obstétricale.

Qu'il me permette d'invoquer, à mon tour, la devise sur laquelle il s'appuie pour justifier sa critique :

Amicus Plato, sed magis amica veritas.

Je dirai donc, après lui : *Ami sincère et dévoué du docteur Chassagny, j'apprécie trop sa valeur scientifique et l'élévation de son caractère pour ne pas lui avoir dit*, moi aussi, *toute la vérité* (p. 403). J'espère qu'il voudra bien prendre en bonne part des paroles dictées par une conviction aussi sincère que profonde, et que cette diversité d'opinions n'altérera en rien des rapports d'estime et d'affection auxquels je ne cesserai, pour ma part, d'attacher le plus grand prix.

§ 5. Leçon clinique sur le rétroceps, professée en 1868, par le Dr Delore, à l'hôpital de la Charité de Lyon. (1)

Messieurs,

« Lorsqu'on en vient à l'application du forceps, on s'aperçoit que, dans certains cas, cet instrument présente des *imperfections réelles* et des *difficultés sérieuses.* La symétrie de ses branches semble, dès la première inspection, devoir peu convenir à un corps de forme aussi irrégulière que la tête du fœtus, toutes les fois que cette tête ne sera pas saisie suivant deux *surfaces rigoureusement semblables*, c'est-à-dire suivant le diamètre bi-pariétal.

» Cette imperfection instrumentale se traduit, le plus souvent, dans la pratique, par des *difficultés plus ou moins considérables dans l'articulation des branches....* difficultés qui exigent des *efforts*, tout au moins des *tâtonnements inutiles*, et qui, *dans des mains peu exercées, peuvent devenir dangereux.*

» Ce sont ces difficultés qui ont fait naître l'idée d'un *instrument asymétrique.* Cette idée a présidé à la fabrication d'instruments plus ou moins imparfaits, mais n'a reçu sa *réalisation pratique* que *dans ces derniers temps, par le rétroceps de M. Hamon.* »

Ici M. Delore fait, du rétroceps, une description qu'il est inutile de reproduire.

« La courbure très-prononcée de ses branches, *leur légèreté*, rendent son application *facile et très-élégante.* La prise est largement suffisante, toutes les fois que l'instrument est appliqué sur la tête engagée dans l'excavation. La convexité de ses branches répond à la concavité de la partie postérieure du bassin, *de telles sortes qu'elles ne peuvent abandonner la place qu'elles occupent qu'en entraînant devant elles la tête du fœtus.*

(1) M. Delore a eu la gracieuse attention de m'adresser cette leçon, recueillie et rédigée par un de ses élèves.

» Aussi, dans mes expériences, ai-je pu exercer des tractions de 60 à 80 kilogrammes, sur le rétroceps appliqué de cette façon.

» Cet instrument présente quelques *desiderata* importants et surtout ne me semble pas devoir convenir à tous les cas.

» D'abord, la forte courbure de ses cuillers s'oppose à son application *symétrique*. C'est un instrument forcément *asymétrique*, et par conséquent, le forceps ordinaire lui est préférable dans les cas où l'application symétrique est facile et utile. De plus il présente des indications spéciales, suivant la place occupée par la tête.

» Son application, que j'ai faite *cinq fois*, a confirmé mes prévisions sur certains inconvénients que la théorie m'avait fait reconnaître.

» Une fois la tête était à la vulve. Le rétroceps a eu une infériorité réelle sur le forceps ordinaire. Le mouvement de bascule est moins facile et moins régulier : la prise n'est plus aussi solide que lorsque les branches sont engagées dans la concavité de la partie postérieure du bassin. (1)

» Une autre fois, j'ai appliqué le forceps asymétrique au détroit supérieur. Le résultat fut nul, *mais l'instrument à tractions continues fut aussi inutile, et je fus obligé d'en venir à la céphalotripsie.* Ce cas ne peut donc pas être considéré comme défavorable à l'instrument de M. Hamon ; néanmoins, je crois qu'au détroit supérieur, l'application du rétroceps doit être réservée à certaines positions inclinées. (2)

» Dans les trois autres cas, j'ai fait l'application du rétroceps

(1) Je ferai remarquer que le mouvement de bascule, dont parle M. Delore, ne saurait être effectué suivant le mode classique, car il aboutirait infailliblement au dérapement. En pareil cas, il est de rigueur de ne tirer qu'avec le bec des cuillers, en évitant de trop élever la main. Contrairement à l'opinion de l'habile praticien de Lyon, qui n'a pu acquérir sur ce point une expérience suffisante, tous les accoucheurs familiarisés avec la manœuvre du rétroceps, je puis le certifier, ont reconnu, dans l'espèce, à cet instrument, la supériorité la plus marquée sur le forceps classique.

(2) Je suis convaincu que, avec un peu plus d'expérience dans l'emploi du rétroceps, cette proposition eût été formulée sans réserve par M. Delore. Telle est, du reste, l'opinion du Dr Chassagny, qui considère que cet instrument est surtout utile au détroit supérieur. (*Tribune Médicale*, n° du 10 novembre 1867, p. 72.)

sur la tête engagée dans l'excavation, et c'est alors qu'il m'a présenté les plus sérieux avantages.

» *Introduction et application* INFINIMENT *plus faciles qu'avec le forceps ordinaire. Bien plus, tractions au moins aussi efficaces. Tels sont les résultats qui me font conseiller le rétroceps dans les cas semblables.* En résumé, le *forceps asymétrique ne me semble nullement destiné à remplacer, dans tous les cas, le forceps symétrique, mais il me semble répondre de la façon la plus heureuse à* UN BESOIN RÉEL *de la pratique obstétricale.* »

Dans une lettre qu'il m'a fait l'honneur de m'adresser ces temps derniers, mon savant confrère m'atteste de nouveau qu'il considère toujours le rétroceps comme un excellent instrument, susceptible de rendre de grands services dans la pratique obstétricale.

§ 6. Appréciation du rétroceps, par M. le professeur Duplessy (de Rochefort).

Je reproduis textuellement, et sans aucun commentaire, la lettre suivante qu'a bien voulu m'adresser le professeur Duplessy, au sujet du rétroceps.

« Très-honoré confrère,

» Je me fais un plaisir de vous transmettre le résultat de mes observations, ainsi que mon appréciation sur l'ingénieux instrument dont vous avez doté la pratique obstétricale.

» Depuis une année seulement, que vous êtes venu faire à Rochefort, dans l'amphithéâtre de notre école de médecine, une très-intéressante conférence sur le rétroceps, j'ai employé cet instrument toutes les fois que j'ai rencontré des circonstances favorables, sans toutefois renoncer pour cela à l'emploi du forceps, condition indispensable d'une comparaison impartiale.

» Quinze applications de rétroceps, et cinq de forceps (dont trois directes et deux obliques), voilà mon bilan de cette année, tant à la maternité de l'hospice civil , qu'en ville, et à la gendarmerie maritime.

» Ces diverses applications ont été faites, il est vrai, pour cause de lenteur du travail, d'inertie utérine, de résistance exagérée des parties molles à la distension : dans deux cas, rupture de la poche des eaux, avec dilatation incomplète du col ; une autre fois, position occipito-postérieure persistante, avec œdème considérable de la vulve et du vagin (l'enfant à demi asphyxié, a été rappelé à la vie par une insufflation de bouche à bouche, continuée avec persistance pendant trois-quarts d'heure. Sans l'intervention instrumentale, il eût certainement succombé) ; une autre fois, procidence du cordon, nécessitant une prompte terminaison, etc. etc.

» Chez toutes ces femmes, les suites de couches ont été très-heureuses , sauf une seule, morte de péritonite : mais c'était une fille publique, accouchée avant terme, et dans des conditions particulières très-défavorables (elle se trouvait en traitement au dispensaire de l'hospice civil, pour une affection syphilitique).

» Toutefois, il faut le reconnaître, aucune de ces applications n'a présenté d'obstacles bien sérieux à vaincre ; il me serait donc difficile de formuler une opinion sur l'emploi du Rétroceps, dans les cas qui nécessitent un certain degré de force. J'avoue même, qu'*a priori,* dans un cas d'angustie pelvienne (par exemple), je serais porté à recourir au vieux et classique forceps, aidé des moyens de traction artificielle (appareils de Joulin, de Chassagny, d'Hamon), ou tout simplement d'une moufle appliquée comme l'indique Tarnier dans son excellent article forceps du *Dict. de méd. pratique.*

» Mais, en définitive, ces cas dans la pratique sont les plus rares. Dans ceux au contraire qui se rencontrent journellement, il est incontestable que le Rétroceps peut rendre de très-sérieux services.

» Son application est généralement plus facile et plus simple que celle du forceps (toutefois les difficultés du forceps ont été exagérées, — les applications directes sont presque toujours très-faciles ; quant aux applications obliques, il est vrai que le placement de la branche antérieure, derrière le pubis, offre souvent quelques obstacles ; mais avec de la patience, beaucoup de lenteur dans la manœuvre et de l'attention on parvient presque toujours à les surmonter.)

» Son aspect moins effrayant que celui du forceps le fait plus facilement accepter par les malades et par les familles.

» Il peut s'employer sans changer la malade de position, sans aide, même sous la couverture.

» Indépendant du diagnostic des positions, il met à l'abri des conséquences fâcheuses que peut avoir dans ces applications de forceps une erreur d'appréciation.

» Il n'expose pas à la rupture du périnée. Je n'en ai pas eu une seule, sur quinze cas. Deux fois cependant la tête s'est dégagée en occipito-sacrée.

» Enfin il n'est sérieusement contondant ni pour la mère ni pour l'enfant.

» (J'ai toujours vu les marques des cuillers disparaître en vingt-quatre ou trente-six heures.)

» Pour tous ces motifs, je crois qu'il aura, comme principal avantage, de rendre plus fréquente dans la pratique, une intervention active, au lieu de cette expectation exagérée, ou de cet abus intempestif du seigle ergoté, si dangereux pour l'enfant au moins, sinon pour la mère.

» J'ajouterai que le rétroceps rend possible et facile, la méthode ingénieuse de l'*Accouchement physiologique artificiel*.

» Je possède en ce moment trois cas de ce genre, dans lesquels il m'a été possible de terminer rapidement l'accouchement par ce procédé, et d'épargner à la femme de longues et inutiles souffrances.

» Le dernier, dont je vais vous donner l'observation sommaire, a trait à une fille de dix-huit ans, primipare, bien conformée. Elle était en travail depuis huit heures du matin. A cinq heures du soir, la sage-femme me fait appeler : les eaux étaient écoulées depuis trois heures, les contractions utérines s'affaiblissaient ; le col résistant, épais (surtout par la lèvre antérieure), *avait à peine quatre centimètres de diamètre.* La tête était en deuxième position (OIDP) ; on sentait une bosse sanguine déjà assez volumineuse.

» L'expectation paraissait seule possible, car l'emploi du seigle ergoté, chez une primipare, avec un col résistant et non dilaté, était absolument contre-indiqué. Quant au forceps, il n'y fallait pas songer avec un orifice aussi étroit. Mais l'expectation, selon toute probabilité, nous conduisait au moins jusqu'au lendemain matin, et le fœtus n'étant plus protégé par les eaux de l'amnios, pouvait avoir fortement à en souffrir.

» Je procédai donc immédiatement à l'accouchement physiologique artificiel, en présence de mes confrères, MM. les Drs Ballot, Caiclière et Jousset (ceci se passait à l'hospice civil).

» Soulevant avec un doigt, la lèvre postérieure du col, je parvins à introduire successivement les deux cuillers dans l'aire postérieure du bassin, malgré la faible dimension de l'orifice.

» Après avoir articulé, placé la pivotante au deuxième trou du disque (un peu plus tard, je pus l'amener au troisième), j'exerçai avec une seule main des tractions très-légères, séparées par des intervalles assez longs (trois à quatre minutes), tandis qu'avec un doigt de l'autre main je soulevai et ramenai en avant la lèvre antérieure.

» En procédant ainsi avec lenteur et précaution j'obtins, en trois-quarts d'heure, la dilatation complète du col, et la descente de la tête dans l'excavation, presque jusqu'au plancher périnéal.

» Je désarticulai alors l'instrument, je retirai la branche pivotante, et à l'aide de la basculante comme levier, je déterminai, ou du moins je favorisai le mouvement de rotation de la tête qui ramena l'occiput sous le pubis. — La rotation complétement terminée, je remis en place la branche pivotante, et j'achevai sans peine le dégagement de la tête.

» L'accouchement avait duré en tout *une heure*. J'obtins un enfant du sexe féminin, dont la tête, allongée sans doute par les pressions subies dans la filière pelvienne, mesurait quinze centimètres de diamètre occipito-mentonnier.

» En somme, mon cher confrère, mon opinion peut se résumer ainsi :

» Le rétroceps est un bon et ingénieux instrument, qui, sans prétendre à annuler le forceps, ou à le remplacer dans tous les cas, doit prendre cependant à côté de lui une place honorable, dans la trousse de l'accoucheur.

» Sa vulgarisation sauvera chaque année la vie à un grand nombre d'enfants, en substituant à une temporisation excessive, ou à un emploi abusif (et dangereux pour l'enfant) du seigle ergoté, une intervention plus fréquente de la part d'accoucheurs qui reculent trop souvent devant les dangers et les difficultés (un peu exagérées peut-être), d'une application de forceps.

» Veuillez agréer, très-honoré confrère, l'assurance de mes meilleurs sentiments confraternels.

» Rochefort, 18 mars 1873.

» Dr P.-P. Duplessy,

» Médecin de première classe de la marine, professeur agrégé d'accouchement à l'école de médecine de Rochefort. »

Je ne saurais plus convenablement terminer cet ouvrage qu'en reproduisant ces quelques vers, consacrés au Rétroceps par un de mes anciens camarades du Val-de-Grâce, le Dr Fraissines, de Marseille. Cette pièce de poésie a été comme le chant du cygne pour ce malheureux confrère. Quelques mois après me l'avoir adressée, il a été enlevé, à la fleur de l'âge, à la tendresse de sa famille, à l'affection de ses nombreux amis. Au risque d'être accusé de manquer de modestie, je crois remplir un pieux devoir en reproduisant les derniers vers de mon regretté camarade.

Le génie est en Dieu, c'est de lui qu'il émane,
   Étincelle aux vivants rayons;
Il visite le pauvre au seuil de sa cabane,
Et tu le vis, Hamon, comme l'ange qui plane,
   Dans les célestes régions.

La femme doit souffrir lorsqu'elle devient mère ;
   Dieu le dit au commencement :
Mais pour toi, mon ami, ce n'est qu'une chimère ;
Et tu sais éloigner cette douleur amère ,
   A l'aide de ton instrument.

Inventeur plus heureux que ne fut Galilée,
   Relevant l'art contemporain,
Les siècles à venir feront ton mausolée,
Et ta statue, illustre alors, sera coulée,
   Tenant un Rétroceps en main.

FIN.

LÉGENDE

Fig. 1. — Cette figure représente le RÉTROCEPS monté et articulé, le piton du manche étant engagé dans le troisième trou d'arrêt du disque de la branche pivotante.

La pièce O est un système à baïonnette, destiné à rendre la branche pivotante immuable sur le manche, après son articulation.

Je dois signaler, dans cette figure, trois inexactitudes :

1° Le graveur a omis de figurer les deux petites ouvertures situées vers l'extrémité de la branche antérieure des cuillers, ouvertures destinées à l'attache des cordons de traction.

2° Le cintre sur le plat de la branche basculante, C, a été exagéré.

3° Lorsque la pivotante est articulée au troisième trou du disque, les becs des cuillers se touchent, ainsi que dans la figure ; mais la tige de la branche basculante est oblique, et en contact, à sa partie supérieure, avec la partie correspondante de la branche congénère.

Fig. 2. — FORCEPS SYMÉTRIQUE, à traction concentrique de l'auteur.

Les cuillers sont représentées à leur *summum* d'ouverture, la branche pivotante, B', articulée au premier trou du disque d'arrêt. La cuiller de la basculante est trop ouverte, la branche étant articulée.

Les deux cuillers, du reste, ont été représentées suivant leur face interne, pour bien faire comprendre le mode d'attache des liens attractifs.

Les cordons de traction sont, provisoirement, fixés sur l'une et l'autre branche, aux pitons, J,J', au moyen d'un petit anneau de caoutchouc. Pour opérer les tractions concentriques, les liens attractifs une fois détachés, on engage, dans chacune des anses des cordonnets, le crochet des poignées K,K', qui sont ensuite saisies à pleines mains.

La pièce H' a été figurée trop bas, pour la facile compréhension de la figure. Cet anneau coulant est constitué par une douille métallique, munie d'une courroie en cuir, percée d'un certain nombre d'ouvertures, pour s'accrocher à un piton d'arrêt, implanté sur cette même douille. Cet appendice a pour effet de prévenir l'écartement des tiges, et partant des cuillers. La vis latérale, D, a pour double effet, de bien fixer l'anneau, et au besoin, d'en augmenter encore la striction. Cette petite pièce qui, sur la figure, semble se confondre avec les cordons attractifs, en est indépendante. Elle est amovible ; mais pour éviter qu'elle ne s'égare, il est bon de la laisser en place sur la branche basculante.

PLANCHE I.

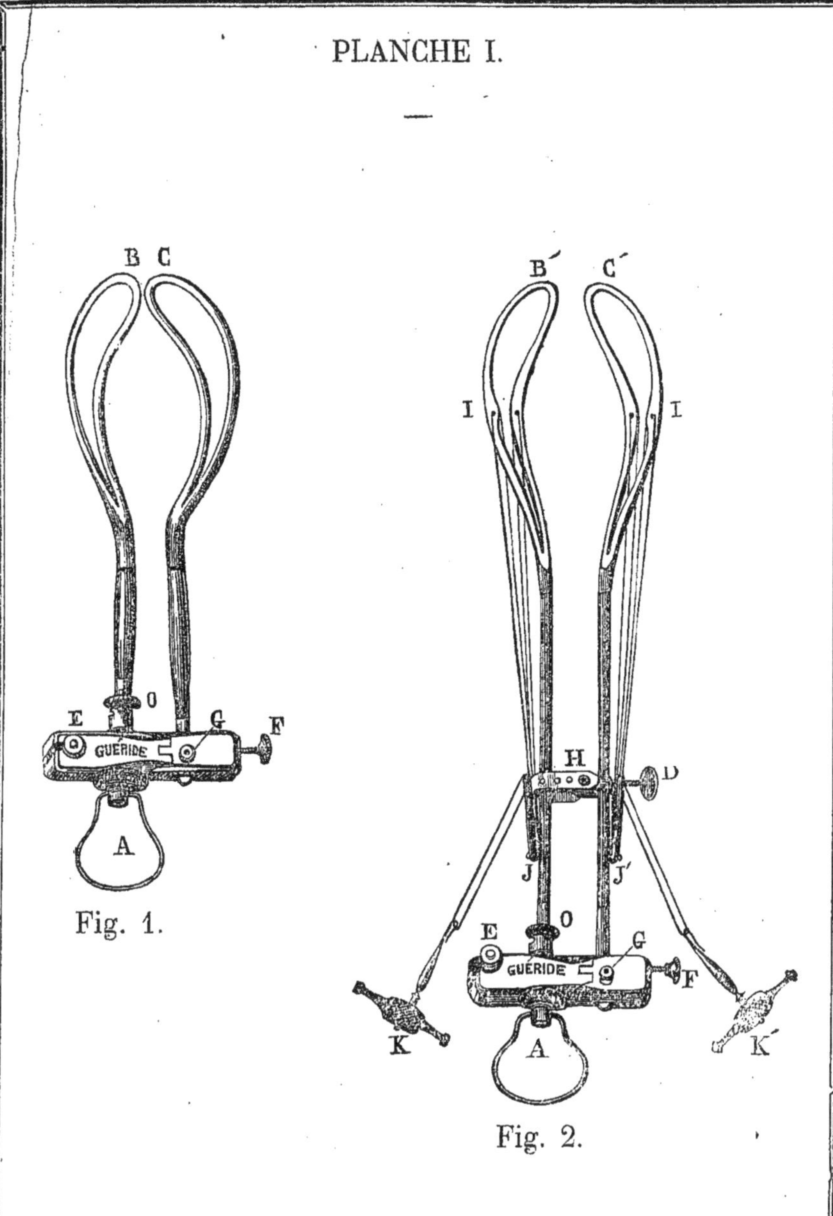

Fig. 1.

Fig. 2.

LÉGENDE

Fig. 1. — TRACTEUR OBSTÉTRICAL de l'auteur.

Cet appareil se démonte en huit pièces, ce qui le rend très-portatif.

E,E', montants, surmontés des deux béquilles, mobiles et amovibles, A,A'.

B traverse supérieure, pourvue de quatre crochets tournants, auxquels se fixent les cordons de traction soit immédiatement, soit médiatement, par l'interposition d'un seul, ou de deux dynamomètres.

C traverse inférieure munie, à sa partie moyenne, d'un pas de vis, dans lequel se meut une longue vis attractive, par le moyen d'une manivelle, D. A chacune de ses extrémités, cette traverse est pourvue d'un petit système soit à vis, soit à levier, qui permet de la fixer solidement sur les montants, où sont préparés, à cet effet, de petites ouvertures, ou des crans d'arrêt. Ce système permet d'opérer à volonté et *in situ*, le raccourcissement extemporané de l'un ou de l'autre montant, et de disposer l'appareil pour opérer des tractions latérales. La figure 2 donne une idée de la disposition du tracteur, dans cette condition particulière.

Fig. 3. — 5, 6, 7, TIRE-TÊTE SPHÉNOIDIEN, ou intra-crânien. Trois modèles d'un volume différent (*Endocrânioccpsie*).

2. — TARIÈRE, pour éviter la base du crâne (*Endocrâniotomie*).

La petite ouverture, simulée à la partie supérieure des quatre tiges (2, 5, 6 et 7), est destinée au passage des lacs, au moyen desquels doivent être effectuées les tractions soit manuelles, soit instrumentales (*tracteur obstétrical*). Cette disposition permet d'agir suivant le centre même de gravité de la tête.

4. — PERFORATEUR, revêtu de sa gaîne protectrice.

3. — CROCHET à volonté MOUSSE ou AIGU. Le bouton C est percé de deux ouvertures latérales ; D troisième ouverture, pratiquée à la partie supérieure de la tige. Ces trois ouvertures permettent, au moyen d'une balle B, percée d'un trou, d'établir un excellent porte-lacs.

Ces cinq pièces se vissent sur une poignée commune, A, où elles s'implantent solidement, au moyen d'un système d'arrêt particulier.

PLANCHE II.

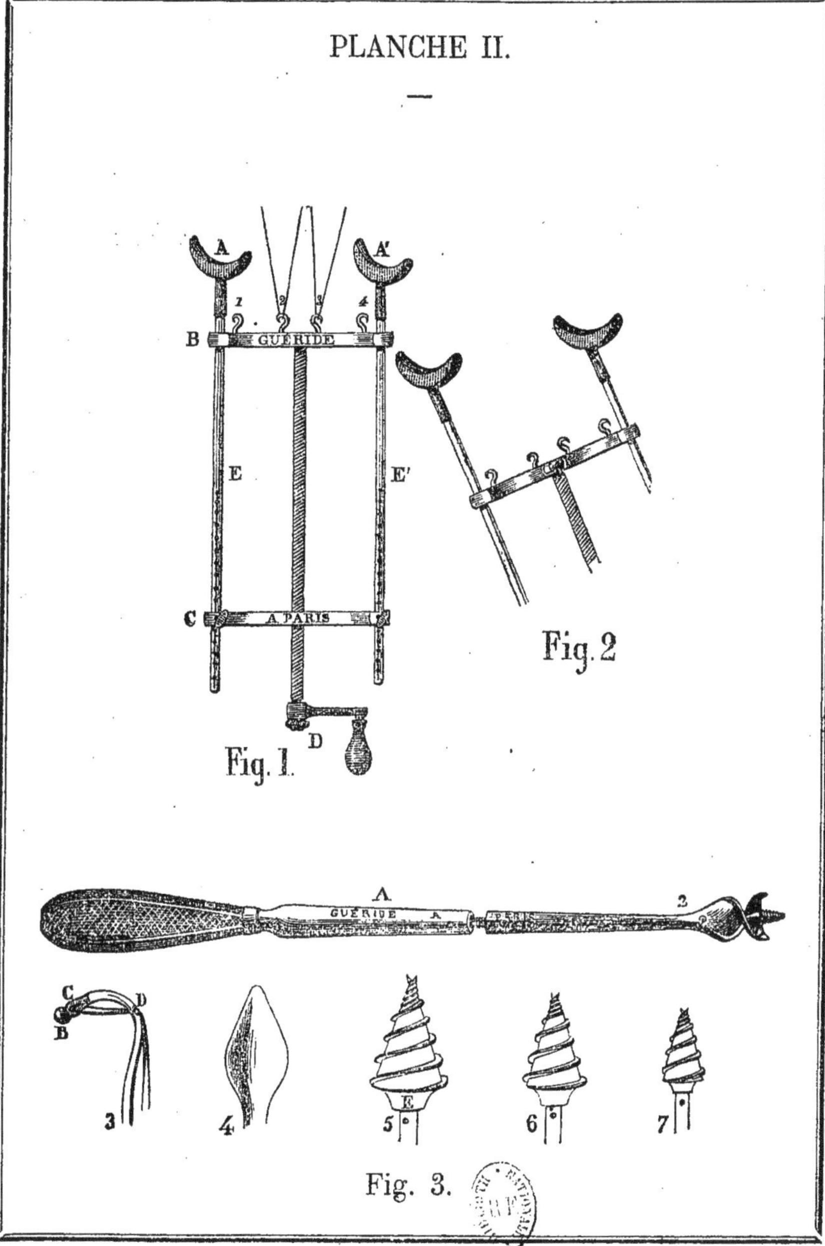

Fig. 1.

Fig. 2

Fig. 3.

TABLE DES MATIÈRES.

DEUXIÈME PARTIE.

De la dystocie et du rétroceps

Pages.

TROISIÈME PARTIE.

Données complémentaires.

La Rochelle, typ. G. Mareschal.

ERRATA.

Le peu de temps dont il m'a été donné de disposer pour la composition de cet ouvrage, permet de se rendre compte de quelques erreurs typographiques qui s'y sont glissées. J'en demande pardon à mes lecteurs, les priant de vouloir bien rectifier, ainsi qu'il suit, ces trop nombreuses inexactitudes :

Page 22, lignes 26 et 27, au lieu de : Dans ceux où l'instrument est employé en tant que symétrique, lisez : *plutôt, pour faciliter l'articulation des leviers.*

Page 33, ligne 20, au lieu de 57, lisez : *81.*
Page 34, ligne 4, — 57, lisez : *81.*
Page 58, ligne 9, — 14, lisez : *22.*
Page 58, ligne 9, — 13, lisez : *21.*
Page 327, ligne 17, — 84, lisez : *86.*
Page 328, ligne 3, — 81, lisez : *82.*
Page 328, ligne 4, — 81, lisez : *82.*
Page 330, ligne 25, — 84, lisez : *86.*
Page 335, ligne 35, — 84, lisez : *86.*
Page 336, ligne 19, — 84, lisez : *86.*
Page 336, ligne 20, — 25, lisez : *26.*

www.ingramcontent.com/pod-product-compliance
Ingram Content Group UK Ltd.
Pitfield, Milton Keynes, MK11 3LW, UK
UKHW012003240726
13965UKWH00001B/131

9 782012 932241